牛疾病の
超音波診断
ガイドブック

Bovine Ultrasound,
an issue of Veterinary Clinics: Food Animal Practice

Sébastien Buczinski

田口 清 訳

緑書房

W.B. SAUNDERS COMPANY
A Division of Elsevier Inc.

1600 John F. Kennedy Boulevard • Suite 1800 • Philadelphia, PA 19103-2899

http://www.vetfood.theclinics.com

VETERINARY CLINICS OF NORTH AMERICA: FOOD ANIMAL PRACTICE Volume 25, Number 3
November 2009 ISSN 0749-0720, ISBN-13: 978-1-4377-1284-1, ISBN-10: 1-4377-1284-3

Editor: John Vassallo; j.vassallo@elsevier.com
Developmental Editor: Theresa Collier

© 2009 Elsevier ■ All rights reserved.

This journal and the individual contributions contained in it are protected under copyright by Elsevier, and the following terms and conditions apply to their use:

Photocopying
Single photocopies of single articles may be made for personal use as allowed by national copyright laws. Permission of the Publisher and payment of a fee is required for all other photocopying, including multiple or systematic copying, copying for advertising or promotional purposes, resale, and all forms of document delivery. Special rates are available for educational institutions that wish to make photocopies for non-profit educational classroom use. For information on how to seek permission visit www.elsevier.com/permissions or call: (+44) 1865 843830 (UK)/(+1) 215 239 3804 (USA).

Derivative Works
Subscribers may reproduce tables of contents or prepare lists of articles including abstracts for internal circulation within their institutions. Permission of the Publisher is required for resale or distribution outside the institution. Permission of the Publisher is required for all other derivative works, including compilations and translations (please consult www.elsevier.com/permissions).

Electronic Storage or Usage
Permission of the Publisher is required to store or use electronically any material contained in this journal, including any article or part of an article (please consult www.elsevier.com/permissions). Except as outlined above, no part of this publication may be reproduced, stored in a retrieval system or transmitted in any form or by any means, electronic, mechanical, photocopying, recording or otherwise, without prior written permission of the Publisher.

Notice
No responsibility is assumed by the Publisher for any injury and/or damage to persons or property as a matter of products liability, negligence or otherwise, or from any use or operation of any methods, products, instructions or ideas contained in the material herein. Because of rapid advances in the medical sciences, in particular, independent verification of diagnoses and drug dosages should be made.

Although all advertising material is expected to conform to ethical (medical) standards, inclusion in this publication does not constitute a guarantee or endorsement of the quality or value of such product or of the claims made of it by its manufacturer.

This edition of **Bovine Ultrasound, an issue of Veterinary Clinics: Food Animal Practice** by Sébastien Buczinski is published by arrangement with Elsevier Inc through Elsevier Japan.

Sébastien Buczinski 編著 **Bovine Ultrasound, an issue of Veterinary Clinics: Food Animal Practice** の日本語版はエルゼビア・ジャパンを通じ Elsevier Inc との契約により刊行されました。

Japanese translation ©2014 copyright by Midori-Shobo Co., Ltd.

W.B.SAUNDERS COMPANY 発行の VETERINARY CLINICS OF NORTH AMERICA : FOOD ANIMAL PRACTICE Volume 25, Number 3 Bovine Ultrasound の日本語に関する翻訳・出版権は株式会社緑書房が独占的にその権利を保有します。

ご 注 意

本書中の検査法，診断法，治療法等については，最新の獣医学的知見のもとに，細心の注意をもって記載されています。しかし，獣医学の著しい進歩からみて，記載された内容がすべての点において完全であると保証するものではありません。実際の症例へ応用する場合は，使用する機器等が正常に作動しているかどうかに注意し，各獣医師の責任の下，注意深く診療を行ってください。
本書記載の検査法，診断法，治療法等による不測の事故に対して，著者，翻訳者，編集者，原著出版社ならびに出版社は，その責を負いかねます。（株式会社緑書房）

Bovine Ultrasound

Guest Editor

SÉBASTIEN BUCZINSKI, Dr Vét, DÉS, MSc

VETERINARY CLINICS OF NORTH AMERICA: FOOD ANIMAL PRACTICE

www.vetfood.theclinics.com

Consulting Editor
ROBERT A. SMITH, DVM, MS

November 2009 • Volume 25 • Number 3

SAUNDERS an imprint of ELSEVIER, Inc.

序　文

　牛の健康管理に従事する臨床家，外科医，内科医，動物繁殖医が共通して使用するものは何だろうか？　おそらく，聴診器，直検手袋，超音波装置ではないだろうか。1980年代初期，超音波は農場の繁殖モニターとして使用され始めた。そして絶え間ない技術の進歩とともに繁殖検査以外に利用する臨床研究がなされ，非侵襲的で情報量豊かな即時性検査となり，今や教育機関，内科医，外科医，動物繁殖医，臨床家に多目的に使用されるようになった。牛の超音波に関する出版物は多数あるが，生殖器以外の超音波像に関する英語の教科書は存在せず（ドイツ語で1冊，フランス語で2冊ある[1,2]），Veterinary Clinics of North America: Food Animal Practice で採り上げることは牛の超音波ユーザにとって意味のあることだろう。乳牛や肉用牛の医療は常に費用効果を強く意識して取り組んでいるため，より正確に診断ができ，不必要な治療を回避できる非侵襲的なツールである超音波には大きな意味がある。超音波は古典的適用対象である生殖器以外に牛の臨床で遭遇する主要疾病の診断（ときに予後）確定や治療経過のモニターに使用することができる。これらの理由から超音波は畜主のお金と時間を節約でき，動物に痛みを与えることなく現場で使用できる興味深いツールといえる。超音波が補助検査として実験や臨床研究に利用できるという情報が次々と学術専門誌に掲載されている。超音波ドプラは牛の臨床家の誰にでも利用されているというわけではないが，現在では機能に関する研究も進み，その使用の可能性も示唆されている。本書で示した超音波技術はすべてを網羅しているわけではないものの，往診や病院で牛の診療を行っている獣医師が実際に使用するために有用なものである。

　本書は Dr. Robert Smith の熱意がなければ完成しなかった。また編集チームが多くの写真を取り入れてすばらしい構成に仕上げてくれたことについて John Vassallo 氏にお礼申し上げる。本書の準備中，世界中の牛の超音波のリーダーから支援をいただいた。彼らからのかけがえのない支援によって本書が素晴らしいものとなったことにもお礼を申し上げる。本書は大変誇れるものであり，牛の医療に関心のあるすべての獣医師に読んでもらいたい。本書が診療の助けとなり，牛の臨床家すべてに役立つことを希望する。さあ，プローブを手にとって始めましょう。

Sébastien Buczinski, Dr Vét, DÉS, MSc
Clinique Ambulatoire Bovine/Bovine Ambulatory Clinic
Département des Sciences Cliniques
Faculté de Médecine Vétérinaire
Université de Montréal
CP 5000, Saint-Hyacinthe
Quebec J2S 7C6, Canada
E-mail address: s.buczinski@umontreal.ca

1) Braun U. *Atlas und Lehrbuch der Ultraschalldiagnostik beim Rind*. Atlas and text-book of ultrasonographic diagnosis in the cow. Berlin: Parey Buchverlag; 1997 [in German].
2) Buczinski S. *Échographie des bovins*. [Bovine ultrasonography]. Éditions du Point Vétérinaire. Rueil-Malmaison: Wolters-Kluwer France; 2009 [in French].

翻訳をおえて

　約30年前，初めて超音波装置を使用した。臨床家の私はこんなものいらないと思った。心嚢炎や心内膜炎は聴診器と血液検査でわかるし，第一，超音波でみたからといって治らないのだ。直腸検査には自信があり，それで十分だと思った。その頃は携帯型装置でなかったこともそう思わせたのだろう。さらに牛の超音波診断の技術や解釈に関する情報も少なく，すべて人間からの外挿でピンとこなかったと言った方がよいかもしれない。私は現在も相変わらず臨床家で，しかし超音波は診療に必須のアイテムになっている。そして牛の身体中どこにでも使う。牛医療において，超音波をどこにでも，どのようにでも使う方法が書かれているのが本書である。

　現代医療の潮流は分子と画像である。前者は眼にみえないが，後者は直接みることによって成り立ち，農場の人たちにさえ言葉を超える説得力がある。器械と医療の高度化・複雑化・高額化は牛においても急速に進んでいる。しかし牛医療に結果として求められるのは，それとは逆の単純化と低額化だ。高度・高額ツールを用いて単純化とコストパフォーマンスを得なければならない。そのためには超音波によって牛や農場から得られた情報が様々なレベルで今まで以上に実際に役立つ必要がある。また同時に，情報を照らし出す知識も必要になり，ここで初めて情報は知の一部となる。そして画像から得た情報と知をもう一度実際の世界に引き戻して使う。このような「情報→知→実際」の3つの契機を含んで超音波が使用できれば，30年前に私が感じたようなことにはならないだろう。それが本書の最大の利益である。

　本書が明らかにしているのは牛の身体中の超音波診断の技術・解釈・使用価値であり，超音波でどうみえるかというだけではない。たとえば馴染みのない対象部位の画像を次々と示される場合や初めてみる画像の理解は意外にストレスフルである。これはコンピュータソフトの使い方を習うとき，画面の内容を十分に理解する前に次から次へとクリックして進まれてしまうような苛立ちやもどかしさに似ている。しかし本書から3つの契機を得ることでそんなストレスもなくなるだろう。

　最近，私は「樹はその実によりて知られる」という言葉を知った。本書の内容が「樹」ならば超音波を使用することで得られる成果は「実」であり，読者の皆さん自身が「実」でもある。牛の超音波診断が，本書によって多くの人の腑に落ちて「知られる」ことを望んでいる。

2014年11月

秋深い札幌にて

田口　清

目 次

序文　4
翻訳をおえて　5
編者・執筆者一覧　8
索引　248

第1章　牛の診療における超音波画像の基礎とアーチファクト　10
超音波画像診断は非侵襲的，敏速に適用できる撮画手段で，牛の臨床に多く使用されるようになった。本章は超音波と組織の相互作用，検査モードの種類，良質の画像を得るテクニックに関して，超音波の基本的物理原理を記述している。また検査中によく遭遇する主要なアーチファクト（虚像）についても説明を加えた。最後には，超音波ドプラについて簡潔に記述した。本章は超音波検査を上手に使えるよう臨床家に役立つことを目的としている。

第2章　消化管の超音波画像　24
超音波は牛の消化器病の理想的な診断ツールである。超音波で外傷性第二胃腹膜炎牛の炎症性線維素と膿瘍を描出できる。また第四胃の大きさ，位置，内容を評価することができる。この章では第二胃，第三胃，第四胃，小腸，大腸の超音波描出法を説明する。これらの臓器の正常所見のあとに，最重要疾病について記述してある。

第3章　牛の肝の超音波画像　48
超音波は肝疾患の診断に有用である。超音波で散在性病変も瀰漫性病変も描出でき，画像を見ながら吸引，生検することができる。肝の超音波検査は起立位の動物の右側から 3.5～5.0MHz のリニアまたはコンベクストランスジューサーを用いて実施する。超音波は肝蛭症の診断のための胆嚢からの胆汁の吸引にも使用される。しかしながら肺で肝の遮られている部分は評価できない。

第4章　牛の心脈管の超音波画像　66
心臓の位置や深い胸郭が臨床診断の障害となって，牛の心脈管系の評価を難しいものとしている。超音波の進歩によって，牛の心血管系の正常および異常所見が記載されるようになった。心脈管系の超音波は，殊に臨床所見で結論がでない場合に，非侵襲的ツールとして有用である。本章は牛の最も一般的な心脈管疾患の診断と予後に関する心エコーと脈管エコーの最新の概説である。

第5章　牛の呼吸器系の超音波画像とその臨床適用　88
呼吸器系の超音波画像は胸膜と肺の表面病変を正確に評価できる非侵襲的で，容易に使用できるツールである。牛が罹患する種々の胸部病変の診断と治療に役立てることができる。

第6章　牛の尿路疾患の超音波画像　106
超音波画像は牛の尿路疾患の診断支援ツールである。腎盂腎炎，尿石症，水腎症，腎嚢胞，腎腫瘍，アミロイドーシス，膀胱炎，膀胱麻痺，膀胱破裂，膀胱腫瘍，時にネフローゼ，糸球体腎炎，塞栓性腎炎の診断に使用される。本章では牛尿路の解剖，走査テクニック，適応症，超音波検査の制約，正常および病的超音波画像について記述する。牛で報告されている尿路疾患の超音波所見の理解に役立つ場合には，馬と人の文献を加えてある。

第7章　牛の乳房と乳頭の超音波画像　124

超音波は牛の乳房と乳頭を検査する非侵襲的テクニックである。起立位の動物に高周波数（7.5～10.0MHz）スキャナーを用いて乳頭構造（乳頭管，フルステンベルグロゼット，乳頭乳槽，乳腺乳槽）を，5.0MHzプローブを用いて乳腺実質を検査できる。超音波画像は乳腺の炎症，粘膜病変，組織増殖，異物，乳石，先天性病変，血腫，膿瘍などの乳房の病的変化の診断に有用である。一方，乳頭の超音波画像は病的変化の位置と境界を特定する重要な診断検査テクニックである。

第8章　牛の筋骨系疾患の超音波診断　142

先の15年間で，牛の超音波画像は世界中の多くの獣医教育病院でルーチンな診断法として確立した。筋骨系疾患では広範な軟部組織の腫脹や炎症性滲出を伴うので，その評価に超音波画像は理想的である。本章の目的は，獣医師に牛の整形外科疾患の評価に超音波画像を用いることを促すことである。超音波画像は診断を確かなものにするだけでなく，超音波の使用を増やすことで，超音波装置の購入費用を回収することができる。

第9章　雌牛の生殖管の超音波画像　188

本章は雌牛の生殖管の超音波検査に興味のある読者に役立つことを目的としている。第1項では動物の保定と準備，使用する超音波装置の種類，走査方法などの野外で超音波を使用する臨床的事項を記載した。第2項では様々な卵巣構造の超音波診断について概説した。第3項は発情周期中の子宮の変化を検討し，加えて子宮の病的状態に言及した。第4項は妊娠初期，双胎，胚と胎子の生死判別，胎子奇形を取り上げた。最終項では胚移植，体外受精，カラードプラ技術など超音波の先進技術利用や乳牛の繁殖同期化プロトコルの補足手段としての使用についても考えた。

第10章　妊娠後期牛の超音波画像評価　208

妊娠後期牛の超音波検査では腹壁および直腸からの超音波画像によって，胎子，子宮付属器，母牛の健康に関連する情報が収集できる。これらすべての項目は胎子の健康評価に役立つ。胎子の健康とは胎子と子宮胎盤装置間の多くの相互関係を明示する総括的な用語であり，これらは超音波画像を含む多くの補助検査で評価される。母牛または胎子の様々な疾病は妊娠に悪影響を及ぼす。人と羊の広範な研究にもかかわらず，妊娠最後の3カ月の異常に関する超音波画像データはわずかである。本章では牛の妊娠後期胎子の健康を評価する超音波画像のうち利用可能な最新データを概説する。

第11章　雄牛生殖管の超音波画像：重要な獣医専門領域　220

雄の生殖器疾病では罹患部位，重症度，予後の診断が容易でなく，釈然としないことも多い。超音波検査を行えば，このような重要な問題に立ち向かうことができる。超音波検査は人工授精用の雄牛だけでなく，農場にいるすべての雄牛に実施すべきである。この検査は牛の繁殖用にデザインされた汎用性の超音波装置で容易に行える。しかしながら組織の異常を理解するためには，十分な生殖器系の解剖学的知識がなければならない。本章では雄の生殖管検査の基本的な超音波テクニックを説明する。外部および内部生殖器の生理的および病理的状態の超音波診断を示した。

第12章　臍疾患の超音波画像　234

臍疾患は出生後早期の子牛に極めて関連の深い問題である。それらは（1）ヘルニア，尿膜管シストのような非感染性疾患，（2）腹腔内および腹腔外の臍構造を含む感染性疾患，（3）これらの合併疾患に分類される。臨床診断に加えて，臍の超音波画像は罹患構造を確定し，高い診断精度で種々の疾患を鑑別することができる。臍疾患の治療法，予後，治療費用は疾病の種類と罹患構造に左右されるので，臍疾患の明確な診断は極めて重要である。

編者・執筆者一覧

CONSULTING EDITOR

ROBERT A. SMITH, DVM, MS
Diplomate, American Board of Veterinary Practitioners; Veterinary Research and Consulting Services, LLC, Stillwater, Oklahoma

GUEST EDITOR

SÉBASTIEN BUCZINSKI, Dr Vét, DÉS, MSc
Diplomate, American College of Veterinary Internal Medicine; Clinique Ambulatoire Bovine/Bovine Ambulatory Clinic, Département des Sciences Cliniques, Faculté de Médecine Vétérinaire, Université de Montréal, Saint-Hyacinthe, Quebec, Canada

AUTHORS

MARIE BABKINE, DMV, MSc
Diplomate, European College of Bovine Health Management; Clinical Instructor, Centre Hospitalier Universitaire Vétérinaire, Faculté de Médecine Vétérinaire, Université de Montréal, Saint-Hyacinthe, Québec, Canada

LAURENT BLOND, Dr Vét, MSc
Diplomate, American College of Veterinary Radiology; Département des Sciences Cliniques, Faculté de Médecine Vétérinaire, Université de Montréal, Saint-Hyacinthe, Quebec, Canada

UELI BRAUN, Prof Dr med vet, Dr med vet h c
Diplomate, European College of Bovine Health Management; Department of Farm Animals, University of Zürich, Zürich, Switzerland

SÉBASTIEN BUCZINSKI, Dr Vét, DÉS, MSc
Diplomate, American College of Veterinary Internal Medicine; Département des Sciences Cliniques, Clinique Ambulatoire Bovine, Faculté de Médecine Vétérinaire, Université de Montréal, Saint-Hyacinthe, Quebec, Canada

JILL COLLOTON, DVM
Bovine Practitioner and Ultrasound Instructor, Bovine Services, Edgar, Wisconsin

LUC DESCÔTEAUX, DMV, MSc
Diplomate, American Board of Veterinary Practitioners (Dairy); Professor, Department of Clinical Studies; and Medical Coordinator, Food Animal Ambulatory Clinic, Faculté de Médecine Vétérinaire, Université de Montréal, St-Hyacinthe, Québec, Canada

MARTINA FLOECK, DVM
Department for Farm Animals and Veterinary Public Health, Clinic for Ruminants, University of Veterinary Medicine Vienna, Vienna, Austria

SONJA FRANZ, DVM
Professor, Department for Farm Animals and Veterinary Public Health, Clinic for Ruminants, University of Veterinary Medicine Vienna, Vienna, Austria

GIOVANNI GNEMMI, DVM, PhD
Diplomate, European College of Bovine Health Management; Bovine Practitioner and Ultrasound Instructor, Bovinevet Studio Veterinario Associato, Chiovenda (VB), Italy

MARGARETE HOFMANN-PARISOT, DVM
Assistant Professor, Department for Biomedical Sciences, Institute for Physics and Biostatistics, University of Veterinary Medicine Vienna, Vienna, Austria

JOHANN KOFLER, DVM
Diplomate, European College of Bovine Health Management; Associate Professor of Orthopedics in Large Animals, Clinical Department of Horses and Small Animals, Clinic of Horses, Large Animal Surgery and Orthopedics, University of Veterinary Medicine Vienna, Vienna, Austria

RÉJEAN C. LEFEBVRE, DMV, PhD
Diplomate, American College of Theriogenologists; Département des Sciences Cliniques, Faculté de Médecine Vétérinaire, Université de Montréal, St-Hyacinthe, Quebec, Canada

BEATRICE LEJEUNE, Dr med vet
Clinical Instructor, Clinic for Ruminants, Vetsuisse-Faculty of Bern, Bern, Switzerland

ADRIAN STEINER, Dr med vet, MS, Dr Habil
Diplomate, European College of Veterinary Surgeons; Diplomate, European College of Bovine Health Management; Professor and Head, Clinic for Ruminants, Vetsuisse-Faculty of Bern, Bern, Switzerland

ROBERT J. VAN SAUN, DVM, PhD
Diplomate, American College of Theriogenologists; Diplomate, American College of Veterinary Nutrition; Professor of Veterinary Science and Extension Veterinarian, Department of Veterinary and Biomedical Sciences, Pennsylvania State University, University Park, Pennsylvania

第1章 牛の診療における超音波画像の基礎とアーチファクト

Laurent Blond, Dr Vét, MSc[a,*], **Sébastien Buczinski**, Dr Vét, DÉS, MSc[b]

> ▶ Keywords
> ・超音波 ・物理学 ・アーチファクト ・牛 ・ドプラ

　近年，超音波は獣医診療に広く使用されるようになった。牛の診療では最初に生殖管の検査に用いられ[1]，この20年間で他の多くの部位にも適用されるようになった[2]。超音波画像はX線画像よりコントラスト分解能がよく，リアルタイムに臓器の様々なスライス面の像が得られ，携帯可能，非侵襲的，非電離性の装置によって撮画することができる。この章では超音波の物理的原理，装置，超音波の画像モード，日常検査でみられるアーチファクトを手短に概観する。詳細はより詳しい論説や教科書を参照されたい[3〜6]。

物理的原理

　超音波画像は組織内を超音波（人の耳で聞くことのできる範囲を超える周波数の音波）が伝搬されることによって作られる。音波の周波数とは1秒間の音波の反復（サイクル）数と定義される。1秒間に1サイクルであれば1Hzである。超音波画像に用いられる一般的な周波数は2〜10MHzである。波長とは1サイクルの音波の長さであって，音波が組織内を貫通する能力を決定する（図1-1）。

　組織内の音波の伝搬速度は：速度（m/秒）＝周波数（Hz）×波長（m）で定義される。

　特定の組織内の超音波速度は一定で，検査時に使用される超音波の周波数と波長によっ

---

[a] Département des Sciences Cliniques, Faculté de Médecine Vétérinaire, Université de Montréal, CP 5000, Saint-Hyacinthe, Quebec J2S 6K9, Canada
[b] Clinique Ambulatoire Bovine/Bovine Ambulatory Clinic, Département des Sciences Cliniques, Faculté de Médecine Vétérinaire, Université de Montréal, Saint-Hyacinthe, Quebec, J2S 7C6, Canada
* Corresponding author.
E-mail address: laurent.blond@umontreal.ca (L. Blond).

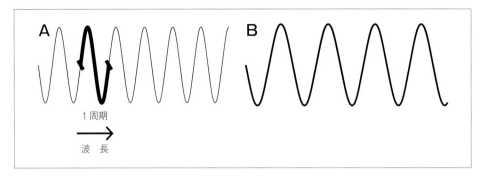

図 1-1　音波の略図.
A　高周波．波長とは 1 サイクル中（太線）の 1 音波の長さのこと．B　低周波．波長は長い．

て決まる（**表 1-1**）．たとえば速度が一定の軟部組織臓器では周波数が小さい超音波は長い波長を有し，深部まで画像化できる．反対に，周波数が大きいと画像の解像度がよくなるが，超音波は急速に減衰するので深部まで検査することができない．検査部位の深度に基づいて可能な限り大きな周波数を選択することが重要である．一般的には最大走査深度は 20 〜 25 cm である．超音波が動物の体を伝搬するとき，組織の影響を受けて減衰する．超音波が受ける主な影響は反射，屈折，散乱，吸収である．

　反射とは超音波が反射面に垂直に当たってトランスジューサーに戻ってくることをいう．この戻ってきた超音波ビームが画像を結ぶもとになる．組織で反射する超音波の割合はその組織での速度と密度の積で定義される音響インピーダンスの関数である．反射波の大きさは超音波が横切る隣接する 2 つの組織の音響インピーダンスの差に比例する．音響インピーダンスに大きな差があるほど（たとえば軟部組織とガスの境界面），反射する超音波が多くなる．通常，腹部軟部組織間の音響インピーダンスの差は小さい．したがって少しの割合の超音波しか反射されないので，ほとんどが伝搬されて深部に達し，深部構造まで画像化する．反射された超音波は臓器間の境界を画像化することに寄与する．もし軟部組織臓器に巣状の密度差があれば，周囲の実質との音響インピーダンスの差によってこの巣状の病変が画像化される．

　屈折は超音波が伝搬速度の異なる 1 つの介在物から他の介在物を斜めの角度で通過する

表 1-1　様々な媒体中の音速.

媒　体	速度 (m/秒)
空　気	331
脂　肪	1,450
軟部組織（平均）	1,540
骨	4,080

際に生じる。屈折によって超音波の伝搬方向が変化し，アーチファクトを生じることがある。

散乱は細胞組織のように表面が粗であったり，不均質な介在物によって超音波が予想のつかない方向に向きを変えることをいう。散乱によって必ずしも入射ビームの方向に垂直ではない組織の境界が画像化され，組織境界に加えて組織実質が画像化される。

吸収は超音波ビームのある部分が熱に変換されることである。吸収は超音波が減衰する主要な原因である。吸収は軟部組織より骨で多く生じる。発熱は超音波の強度や周波数が大きくなるほど増加するが，獣医超音波診断研究では産生熱量は知られていない。

プローブ

超音波はプローブ内にある圧電性結晶から放射される。結晶に機械的または電気的インパルスが加えられると結晶は形状を変え，振動して超音波ビームを放射する。結晶が安定したあと，組織に反射してプローブに向かって（こだまのように）戻ってきた超音波は再び結晶を振動させ，電気的インパルスを放射する。これが増幅され，コンピュータによって画像化される。様々なタイプのプローブがあるが，リアルタイムのセクタ型スキャナが多い。これはビームの形状と描出画像がセクタ形状または一般的にはセクタ角度が90度の三角形であることを意味する。他のプローブにはリニア型があり，長方形の画像を作る（図1-2）。

古い型のスキャナは機械的にインパルスを発するもので，超音波は1つまたは複数（普通3〜4つ）の結晶の回転や往復振動によって放射されるものが多い。最近のプローブは振動しない結晶を含む数個のエレメントからなっている。これらはアレイと呼ばれる。エ

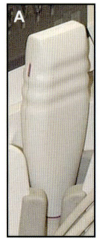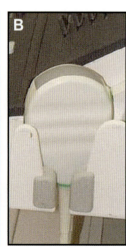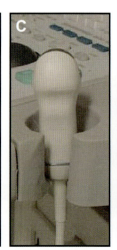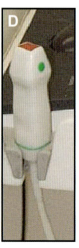

図1-2　超音波検査に利用できる各種プローブ.
A　リニア型プローブ．B　カービリニア型プローブ．C　セクタ型スキャナ．D　フェーズドアレイ．

レメントは電気的に発火される。アレイにはリニア，カービリニア，アニュラなど様々な形状がある。カービリニア型プローブは曲線型のリニアアレイでリニアプローブより幅広いセクタ画像が得られる。フェーズドアレイ（位相配列）は複数のエレメントを電気的に正確な順序で発火させることで超音波ビームを発する。このビームは走査部位に応じて様々な方向に拡大または縮小させることができる。このタイプのトランスジューサーは小さいサイズで広い視野があり，肋間から画像を描出するような胸腔内の観察（たとえば心臓の観察）に便利である。セクタ型スキャナはリニア型やカービリニア型アレイに比べて浅部の視野は狭いが，深部まで評価することができ，超音波の挿入部が狭い場合でも使用できる。牛の診療では 3.5 〜 8 MHz のリニア型またはカービリニア型のプローブが一般的に使用される。同時に数種の周波数を使用でき，最大 8.5 MHz まで周波数を変えられるプローブ（可変型トランスジューサー）もある。

画像のコントロール

B モード

　画像は通常，グレースケールで表示される B モード（明るさ）で評価される。画像ドットのグレーレベルと輝度は反射波の振幅に依存する。エコーのほとんどが透過する組織は低エコー性（黒っぽい）で，エコーのほとんどが反射する組織は高エコー性（グレー〜ホワイト）である。

　液＜筋＜腎皮質＜肝＜脂肪＜脾＜血管壁＜骨の順でエコー性が高くなる。画像ドットの画面上の位置は超音波の送信とその反響の受信間の遅滞時間に依存する。画像ドットは遅滞時間が長いほど画面の低い部位に描出される。

　臓器を適正に走査するために，関心部位が画像の中央にくるようにプローブを正しい位置において，検査深度を適正に調節する必要がある。1 秒当たりの画像生成数（フレーム / 秒）は深度とともに減少し，これはパルスの繰り返し周波数（1 秒間の超音波パルス数）を増加させることで代償されることを知っておくべきである。ほとんどの超音波装置で走査制御の操作が可能で，画面全体が一様な輝度と良好な分解能を得るために使用される。

画像輝度

　もし関心臓器が深い位置にあれば，反射波は著しく減衰し，画質が劣化する。これは入射波の振幅を増加させること（パワー）または反射波の信号を増幅すること（ゲイン）によって代償される。パワーコントロールは圧電性結晶に加える電圧を変え，トランスジューサーによって生成される超音波ビームの強度を変える。過剰のパワーは推奨されず，できるだけ低いパワーを用いるべきである。反射波を増幅する方がよりよい。このためにグローバル方式およびディファレンシャル方式の 2 つのゲインがある。グローバルゲインコントロールはすべての反射波を均一に増幅するものである。ディファレンシャルゲインは減衰

補正と呼ばれ，コントロールパネル上にある一連のスライドまたはノブによって特定の深度の反射波を増幅させる。一般的にゲインは画面全体が均一の輝度になるようにするために遠い視野を高く，近い視野を低く設定する。

● 画像分解能

　画像分解能には方位分解能，距離分解能，スライス方向分解能，の3つのタイプがある（図1-3）。方位分解能はプローブに対して垂直軸方向の2つの近接する点を分離して表示できる能力である。超音波ビームの直径に依存し，焦点領域（通常，画面右側に小さい三角印で表示される）で最も狭くなる。焦点を調節することでその部位の超音波ビーム幅が減少して，方位分解能が向上する。超音波装置によっては1つまたは複数の焦点領域を設定することができる。周波数の大きいプローブは狭い超音波ビームを出すので，高い方位分解能を有することになる。

　距離分解能は超音波ビーム軸方向の2点を分離して表示する能力である。ほとんどのスキャナでは距離分解能は方位分解能またはスライス方向分解能より優れているので，距離分解能に沿って計測を行うべきである。距離分解能はパルス長によって決定されるので，周波数を高めることで分解能を向上させることができる。

　スライス方向分解能は超音波ビーム軸および走査面に垂直な2点を分離して表示する能力である。スライス方向分解能は超音波ビームの厚さで決まり，ビーム幅を狭め，周波数を高めることで改善される。

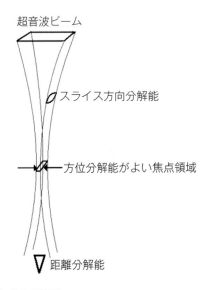

図1-3　超音波ビームの3方式の分解能.
スライス方向分解能はビーム幅で決まる．方位分解能はビームが最狭になると向上する．距離分解能はビーム軸に沿うもので，パルス長で決まる．

M モード

牛の心臓の評価には M モードが使用されることがある[7,8]。M モードはエコーの経時的変化を表示して診断に用いるもので，ある線上の画像形成面を垂直軸に，時間を水平軸に表示する（図 1-4）。トランスジューサーに接近する動きとそれが遠ざかっていくのを記録することができる。M モードは心室や壁の計測に有用である。

アーチファクト

超音波のアーチファクトは以下の2つに大きく分類される。(1) 超音波装置の誤った設定（パワー，ゲイン，周波数）や不適切な動物の準備など検査者に関連し，画質を損なうもの，および(2) 超音波と組織の相互作用によるもの（吸収，反射，屈折）で，アーチファクトを適切に認識すれば，病変の特長を知るために有用である。

多重反射

多重反射は1つの超音波パルスが超音波ビーム軸内で2つ以上の強反射構造間を行ったり来たりして複数の反射波を作るものである。プローブと皮膚間に存在する空気は多重反射の主要な原因である（外側の多重反射）。腸管のガスや骨などの反射物は内側の多重反射の原因となる。このアーチファクトでは複数の高エコー線が等間隔に描出され，しだいに減衰する（図 1-5A）。

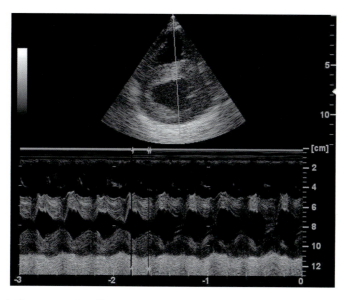

図 1-4　子牛の心臓の M モード画像.
上図の B モード画像上の一線で切った画像が時間の関数として表示されて関心領域の運動図が描かれる（下図）．

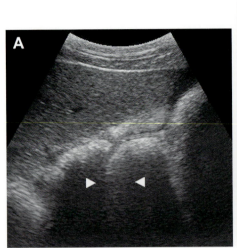
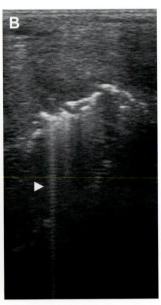

図 1-5　多重反射.
A　結腸内のガスによって，等間隔で徐々に減衰する複数の高エコーの線（白矢頭間）として多重反射がみられる．B　コメットテールアーチファクトは間隔が狭い個々の高エコー線からなる幅の狭いビームである（白矢頭）．

　コメットテールアーチファクトはガス泡や小さな金属物のような小さい反射面の場合にできる多重反射で，間隔が狭く，幅の狭い，複数の高エコー線が形成されるのが特徴である（**図 1-5B**）．

サイドローブ

　超音波の放射ビームは実際には大きい一次ビームと様々な大きさのいくらかの二次ビームからなる．二次ビームが高反射体の表面に当たると，反射してプローブに戻り，一次ビームからの反射波のように解釈される．つまり一次ビーム画像にこの画像が付け加えられる．低〜無エコー性構造内の高エコー性の線または点としてみられることが多く（**図 1-6**），たとえば膀胱や胆囊内の物質と類似する．サイドローブはパワーまたはゲインを下げることでなくすことができる．

スライス幅によるアーチファクト

　超音波画像は超音波ビーム幅内にある構造からの反射波によって成り立っている．超音波ビームはそのビーム幅内に異なったエコー源性を有する 2 つの構造を含んでいることがあり，より強いエコー性の構造が画像の一部として描出されている（**図 1-7**）．胆囊を走査するときに，肝実質が一次ビームの幅内に含まれてしまう場合などがその例である．エコー性の肝実質が胆囊内に描出されてしまい，堆積物と間違えることがある（疑似堆積物

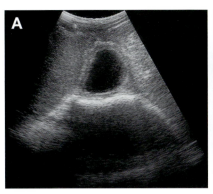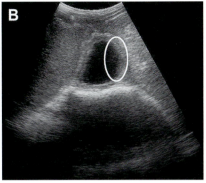

図 1-6　格子ローブアーチファクト.
A　肝腹側の胆嚢の横断像．B　楕円内にみられる高エコー巣は二次ビームによるエコー像である．これらの像は無エコー構造内の胆汁の懸濁物のように画像化され，一次ビームによるものと解釈されてしまう．

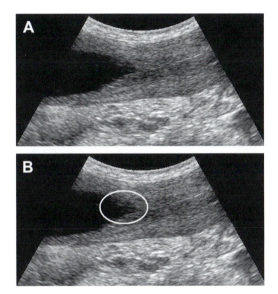

図 1-7　スライス幅によるアーチファクト.
A　感染尿膜管近くの膀胱の長軸像．B　白色楕円内に示した胆嚢壁の不整はアーチファクトであり，実際は尿膜管壁の一部がビーム幅に含まれたため無エコーの内腔に描出されたものである．

として知られている）。プローブを回転させるとアーチファクトを取り除くことができる。

音響陰影

　音響陰影は骨，石灰化もしくは高密度の組織（たとえば，金属，木片，線維化）のような超音波を著しく減衰させる構造の遠位にできる無エコーの領域である（**図 1-8**）。組織の異栄養性石灰化や結石の検出に役立つ。

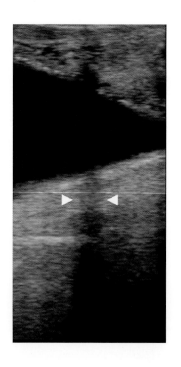

図 1-8　音響陰影.
この画像には超音波ビームが近位で高密度病巣（石灰化または線維組織）を通ったことで部分的減衰が起こり，低エコー帯（白矢頭間）を生じている．

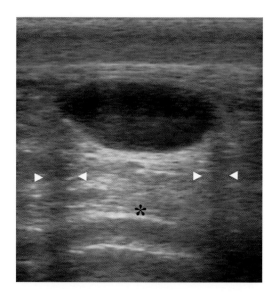

図 1-9　外側陰影.
低エコー帯（白矢頭間）は湾曲した頸静脈壁境界面で超音波が屈折した結果である．頸静脈の遠位では音響増強のために組織のエコー源性が増している（＊）．

外側陰影

外側陰影は円形または楕円形構造の外側縁の遠位にみられ，超音波が湾曲した境界面で屈折することに起因する。これらの超音波はランダムな方向に散乱し，プローブに戻ってこないために，信号がなく黒色の画像となる（図1-9）。

遠位の音響増強

遠位の音響増強は被検体による減衰が小さいために（多くは液体），被検体遠位の反射波の振幅が増強される（明るく，白く描出される）ことによって起こる。これは嚢胞のような液で満たされた構造を識別するのに有用である（図1-10）。音響増強は被検体遠位のゲインを下げることによってみえにくくなる。

ドプラの原理

ドプラ効果の基本は動いている反射体からの反射／散乱波の周波数が変化することにある（周波数偏移）。一般的に偏移の大きさと方向によって反射物の動きに関する情報が得られる。反射体は獣医療では，通常，赤血球である。超音波ドプラは血流を検出し，必要であれば血流を測定できる。ドプラ偏移周波数（Df）は送信波と受信波の差であり，

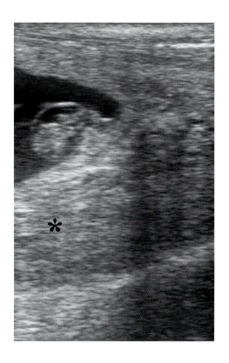

図1-10　音響増強.
子宮妊角遠位のエコー源性の増加（＊）は超音波の減衰が小さい尿膜腔液および羊水によるエコー振幅の増強のためである.

次のドプラ方程式によって表される。

$$Df = \frac{2fv\cos\theta}{c}$$

fは送信周波数，vは血流速度，cは超音波速度，θは超音波ビームと血流方向のなす角度である。ドプラ方程式は以下のように書き替えられる。

$$V = \frac{Dfc}{2f\cos\theta}$$

角度θは検査者が二重画像上（Bモード画像にドプラカーソルを重ねた）で血管の長軸に沿って調整する指標であり，これは角度補正として知られるものである（**図1-11**）。Cos 90°は0なので，もし超音波ビームが血流と直行するならば，ドプラ偏移がなく血管内に血流がないという誤ったものになる。コサインカーブは60度を超えると急峻になり，角度補正による誤差が大きくなるので，角度は常に60度未満にすべきである。

血流のドプラ画像にはカラードプラ，パルスドプラ，パワードプラなどのいくつもの表示方式がある。カラードプラは符号化したカラー情報をグレースケール画像上に重ねて表示することよって血管内の平均流速を表示している。血流の方向は赤または青に任意に割り当てられ，それぞれトランスジューサーに向かうか，遠ざかることを意味する（**図1-12**）。

パルスドプラはグレースケール画像上に描出される血管内から血流をサンプリングし，その血流速度の全範囲（カラードプラにおける平均速度とは異なる）を時間の関数として

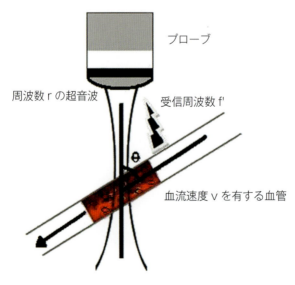

図1-11　ドプラ画像の原理.
角度θは超音波ビームと血管の長軸との角度である．この角度は血流速度の計算に重要である．ドプラ偏移周波数（DF）は送信（f）と受信（f'）周波数の差である：Df = f − f'.

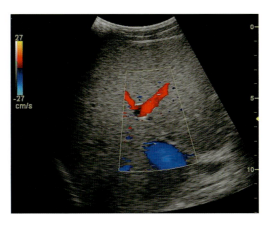

図 1-12　肝臓血管のカラードプラ画像.
近位にある血管（赤色）は門脈血管で，血流はプローブに向かっている．遠位にみられる血管（青色）は肝静脈で，血流はプローブから遠ざかっている．

表示するものである．信号の振幅はおよそ赤血球数に比例し，グレー色調で表示される．

　連続波ドプラには2つの結晶を有する特殊なトランスジューサーを用いる．超音波は送信用と受信用の別々の結晶で連続的に送受信される．これには深度識別能はなく，ビームが通過する部位の動いているものすべてをサンプリングすることを意味する．連続波ドプラは血流の方向を識別でき，サンプリングが連続的で反射波が戻ってくるのを待つ必要がないのでパルスドプラより速い流速を測定することができる．

　パワードプラは偏移周波数よりはむしろドプラ信号の振幅，パワーを表示する．そのため広い範囲のドプラ偏移を検出し，小さい血管を描出することができるが，血流方向と速度の情報は失われる．カラー輝度は動いている赤血球の数と関連する．パワードプラは角度には依存しないが，人為的な動きに鋭敏で，フレーム速度はカラードプラより遅い．

エイリアシングアーチファクト（折り返し現象）

　エイリアシングはドプラ画像で遭遇する主要なアーチファクトの1つで，ここではこれだけを説明する．このアーチファクトはサンプリング速度が不十分なことに起因し，測定される偏移周波数がパルス繰り返し周波数の2倍より大きい場合に生じる（ナイキスト周波数または制限周波数）．その結果，パルスまたはカラードプラのドプラスペクトラムの巻き付きを生じる．パルスドプラ時のエイリアシングでは高速のスペクトラムがより低く表示されてみえる．カラードプラのエイリアシングは血管内の混色または点として明示され，これは逆方向の流れを示すことになる．エイリアシングはパルス繰り返し周波数を増やすか，あるいは低周波プローブを用いることで減少させることができ，ドプラ偏移を小さくする．

患畜の準備

経皮的超音波検査では常に検査部位の毛を刈り，水またはアルコールで洗浄する。プローブと皮膚の接触を良好にするために音響ジェルを適用する。検査者が三次元画像を想像できるように臓器は縦断および横断面で走査する。このことによって結節状と管状の構造を鑑別できる。超音波は組織の変化を評価する感度は高いが，特異的なものでないことを忘れてはならない。細胞検査のために病変画像部位からサンプリングして，診断を確定しなければならないこともよくある。

要約

良好な超音波画像を得るためには，使用する超音波装置，検査者の技術，医用画像技術に関する物理的原理などの知識が必要である。検査者が診断過程で誤った解釈をしないためにはアーチファクトを理解することも極めて重要である。

引用文献

1) Fraser AF, Nagaratnam V, Callicott RB. The comprehensive use of Doppler ultrasound in farm animal reproduction. *Vet Rec* 1971; 88 (8) : 202–205.
2) Braun U. *Atlas und lehrbuch der ultraschalldiagnostik beim rind* [*Atlas and text-book of ultrasonographic diagnosis in the cow*]. Berlin: Parey Buchverlag; 1997. p. 279 [in German].
3) Herring DS, Bjornton G. Physics, facts, and artifacts of diagnostic ultrasound. *Vet Clin North Am Small Anim Pract* 1985; 15 (6) : 1107–1121.
4) Nyland TG, Mattoon JS, Herrgesell EJ, et al. Physical principle, instrumentation, and safety of diagnostic ultrasound. In: *Small animal diagnostic ultrasound*. 2nd edition. Philadelphia: WB Saunders; 2002. p. 1–18.
5) Kremkau FW. Ultrasounds. In: *Diagnostic ultrasound, principles and instruments*. 7th edition. Philadelphia: WB Saunders; 2006. p. 17–53.
6) Penninck DG. Artifacts. In: Nyland TG, Mattoon JS, editors. *Small animal diagnostic ultrasound*. 2nd edition. Philadelphia: WB Saunders; 2002. p. 19–29.
7) Amory H, Jakovljevic S, Lekeux P. Quantitative M-mode and two-dimensional echocardiography in calves. *Vet Rec* 1991; 128 (2) : 25–31.
8) Pipers FS, Reef VB, Hamlin RL, et al. Echocardiography in the bovine animal. *Bovine Pract* 1978; 30: 114–118.

第2章 消化管の超音波画像

Ueli Braun, Prof Dr med vet, Dr med vet h c

> ▶ *Keywords*
> ・牛 ・超音波 ・第二胃 ・第三胃 ・第四胃 ・腸

　超音波は牛の消化器疾患の診断に格好のツールで，とりわけ外傷性第二胃腹膜炎，第四胃左方・右方変位，小腸のイレウス，盲腸の拡張・変位の検査に使用できる。超音波検査は非鎮静下の起立位牛に3.5～5.0 MHzのリニア型またはコンベクス型トランスジューサーを用いて行う。臨床所見に基づいて暫定的診断がなされれば，疑問のある部位だけを検査することも多い。たとえば外傷性第二胃腹膜炎が疑われれば，胸骨とその周辺，胆汁鬱滞を疑えば，右側腹壁の肋軟骨部を検査することになる。しかし経験を積んだ臨床家でも腹部疾患が疑われる牛の罹患臓器をピンポイントで診断をすることは難しい。このような場合は腹部の両側を検査することになる。正常では，腹部の左側からは，第二胃[1,2]，脾[1～4]，第一胃[2]，第四胃の一部分[5,6]を，腹部の右側からは肝[7～9]，第三胃[10,11]，第四胃の一部分[5,6]，小腸[12,13]，大腸[14,15]，右腎[16]を描出することができる。子宮は妊娠時期によってどちらからでも描出される。

　本章では第二胃，第一胃，第三胃，第四胃，小腸および大腸の超音波テクニックを記述する。これら臓器の正常所見を述べ，次に重要な疾病を記述する。

第二胃／第一胃

第二胃の超音波検査と正常所見

　第二胃の超音波検査は胸部腹側の胸骨の左右および肘の高さまでの左右の胸部外側にトランスジューサーを適用して実施する[1,2,17,18]。第二胃は最初に左側から検査し，次に右側から行う。正常な第二胃の輪郭幅は等しく，半月形をしている（**図2-1**）。第二胃は

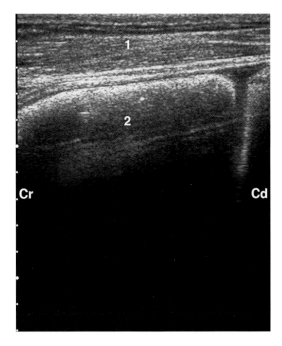

図 2-1　胸骨左側部から描出した正常な第二胃の超音波像.
1：腹側腹壁，2：第二胃，Cd：尾側，Cr：頭側.

定期的に収縮し，弛緩しているときは横隔膜と腹壁腹側部に近接して存在する．通常，第二胃壁の各層を描出することはできず，蜂巣状の粘膜構造が明瞭にみえることはあまりない．腹水が貯留した牛では，第二胃漿膜は細いエコー源性の線として，筋層は低エコー性の線として，粘膜層はエコー源性の幅広い線としてみとめられる（**図 2-2**）．第二胃内容はガスを含んでいるので，正常では画像化されない．第二胃内の異物やマグネットもガスを含んだ第二胃内容のために描出されない．金属異物やマグネットを発見するにはレントゲン画像を選択する[19]．

　第二胃の尾側には第一胃前背盲嚢と第一胃腹嚢への移行部がみられる（**図 2-3**）．第二胃の直後で第一胃前背盲嚢または第一胃と腹側腹壁との間に第四胃がみられる場合もある．第二胃の運動を評価するためにはトランスジューサーは胸部腹側の左側におく．トランスジューサーを固定したまま 3 分間，第二胃を観察する．第二胃収縮の回数，振幅，速度，二相性収縮間（第二胃は弛緩している）の時間を評価する．第二胃は正常では 1 分間に 1 回の二相性収縮があり，1 回目の収縮は不完全である[1,2]．したがって 3 分間の観察期間で 3 回の二相性収縮がある．2 回目の収縮直後には第一胃前背盲嚢の収縮がみられる．反芻時には二相性収縮直前に別の第一胃収縮が起こる．

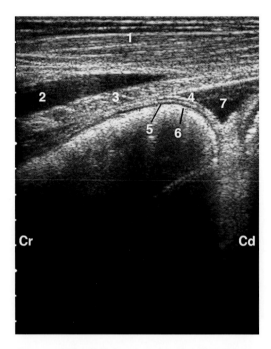

図2-2 胸骨左側部から描出した少量の腹水をみとめる正常な第二胃の超音波像.
1：腹側腹壁，2：筋横隔膜静脈，3：横隔膜，4：第二胃漿膜，5：第二胃筋層，6：第二胃粘膜，7：少量の腹水，Cd：尾側，Cr：頭側.

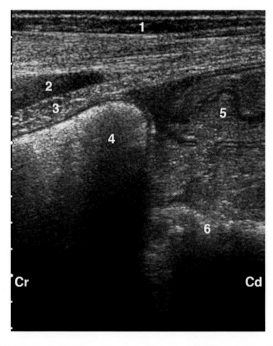

図2-3 胸骨左側部から描出した第二胃，第一胃前背盲嚢，第四胃の超音波像.
1：腹側腹壁，2：筋横隔膜静脈，3：横隔膜，4：第二胃，5：第四胃，6：第一胃前背盲嚢，Cd：尾側，Cr：頭側.

第二胃運動の制御

第二胃運動は迷走神経の働きによって開始され，また，制御されているが，この働きは延髄のガストリックセンターの支配を受けている[20]。採食，反芻，ストレスなどの要因も第二胃運動に影響を及ぼす[21,22]。第二胃の収縮頻度は採食時に最も多く（約1.5回/分），ストレスを受けたとき最も少ない（1回/分未満）。

迷走神経性消化障害では第二胃運動頻度は減少したり，正常であったり，あるいは増加したりする[21,23]。迷走神経性消化障害牛144頭の第二胃運動頻度は0〜12回/3分であった。第二胃第三胃狭窄牛の第二胃収縮頻度（4.6回/3分）は幽門の機能的狭窄牛（3.6回/3分）より有意に多かった。第二胃の運動亢進は第二胃の物理的閉塞でもみとめられ[24]，ロープ塊による第二胃第三胃閉塞牛3頭中2頭で，3分間に6回の収縮がみられた（p.30「外傷性第二胃腹膜炎」の第二胃運動の記述を参照）。

薬物もまた第二胃運動に影響を与える。アトロピン，スコポラミン，キシラジンは第二胃運動を抑制する[25,26]。これらの薬物を静脈内投与すると3分以内に第二胃のアトニーが起こり，3〜111分間持続した。薬物投与量はこの効果発現までの時間と持続時間に比例する。

第一胃

第一胃は左側腹壁の肋間部から描出することができる。背側から腹側にかけて，第一胃背嚢，第一胃縦溝，第一胃腹嚢の順にみられる。第一胃壁はエコー源性で，第一胃背嚢のガス部では第一胃壁と平行する多重反射のアーチファクトがみられる[27]。第一胃の中央には食びが存在し，ガスを含んだエコー源性に描出される。第一胃腹嚢の液体は低エコー性である[27]。

脾臓

脾臓は第一胃の頭背方にあり，第七〜十二肋間で描出される[3,4]。脾臓の被膜はエコー源性の線としてみられる。実質は規則的に並ぶ多数の小エコーからなり，実質内の脈管は円形，楕円形あるいは細長い無エコー像を呈する（図2-4）。長軸像では脈管は尾背側から頭腹側に斜めに走行する。

外傷性第二胃腹膜炎

超音波は外傷性第二胃腹膜炎による第二胃壁頭側，腹側，尾側の形態的変化を検出することができる[28]。形態的変化は第二胃壁の後腹側で最も多くみられ，ときに第一胃前背盲嚢に及ぶ。炎症性変化の程度によって第二胃輪郭が変化する。第二胃漿膜や第二胃周囲組織上の液貯留部にフィブリンの沈着がみられることも多い（図2-5〜図2-8）。炎症性病変の範囲は一様ではないが，ときに膵部の陥凹部にまで及ぶこともある。これらの炎症性病変は治療によって6カ月間で治癒する[29]。16頭中9頭では治療後6カ月で癒着が消

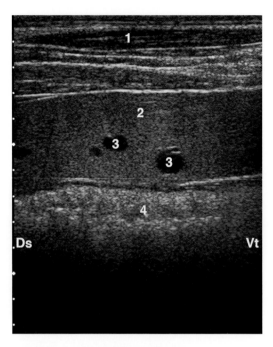

図 2-4　第六肋間遠位部から描出した正常な脾臓の超音波像.
1：外側胸壁，2：脾，3：脾臓の血管，4：第一胃，Ds：背側，Vt：腹側.

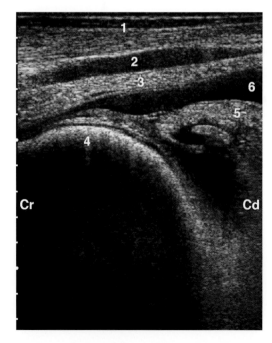

図 2-5　外傷性第二胃腹膜炎牛の左側胸部腹側から描出した第二胃のエコー源性沈着物と液貯留の超音波像.
1：腹側腹壁，2：筋横隔膜静脈，3：横隔膜，4：第二胃，5：フィブリンによるエコー源性沈着物，6：液貯留，Cd：尾側，Cr：頭側.

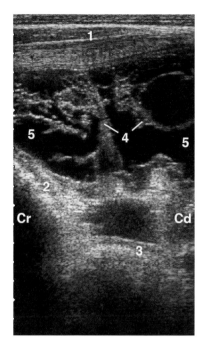

図 2-6　外傷性第二胃腹膜炎牛の左側胸部腹側から描出した超音波像.
フィブリンの散在と液貯留がみられる.
1：腹側腹壁, 2：第二胃後壁, 3：第一胃前背盲囊, 4：フィブリン鎖, 5：液貯留, Cd：尾側, Cr：頭側.

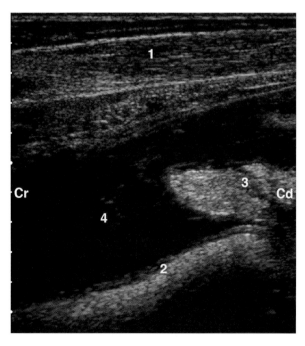

図 2-7　外傷性第二胃腹膜炎牛の左側胸部腹側から描出した超音波像.
第二胃上のエコー源性沈着物と液貯留がみられる.
1：腹側腹壁, 2：第二胃, 3：エコー源性のフィブリン沈着物, 4：液貯留, Cd：尾側, Cr：頭側.

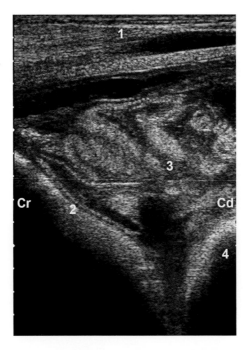

図 2-8　外傷性第二胃腹膜炎牛の左側胸部腹側から描出した超音波像.
第二胃と第一胃前背盲嚢間のエコー源性沈着物がみられる.
1：腹側腹壁, 2：第二胃, 3：エコー源性のフィブリン沈着物, 4：第一胃前背盲嚢, Cd：尾側, Cr：頭側.

失し，7頭は著しく癒着が減じていたことが超音波で確かめられている[29)]。

　第二胃の膿瘍は低～中等度のエコー源性の均質な中心部を被嚢する様々な厚さのカプセルを有する（**図2-9**,**図2-10**）。しばしば膿瘍内はエコー源性の隔壁で区画されている。通常，膿瘍は第二胃の尾腹側にあるが，頭側あるいは外側にある場合もある。また膿瘍はたびたび第二胃脾間，第二胃肝間，第二胃第三胃間または第二胃第四胃間にもみられる。第二胃膿瘍の直径は数cmのものから15cmくらいまで様々である。超音波ガイド下で皮膚を切開して排膿できる例もある[30)]。膿瘍は必ず腹壁のすぐ近く，あるいは腹壁に接して存在し，膿瘍が肋間にあれば排膿が可能である。

　外傷性第二胃腹膜炎は常に第二胃運動に影響を与える。収縮の頻度，振幅，速度のうち1つまたは複数に異常がみられる。収縮頻度は3分間に3回から2～0回に減少する。収縮の振幅の減少は様々で，癒着が広範囲にあれば第二胃の収縮は超音波でははっきりとみとめられない。第二胃の二相性収縮はしばしば維持されるが，収縮は1～3cm程度である。第二胃収縮の速度は正常な場合もあるが，顕著に減退する。

　外傷性第二胃炎において第二胃付近の滲出はよくみられる所見である。腹腔の滲出は超音波では第二胃領域に限定され，エコー源性の縁に囲まれた液体貯留として描出される（**図2-11**）。この液体はフィブリンや細胞成分によって無エコー性または低エコー性である。液体中のフィブリン沈着は容易に識別でき，滲出液中にフィブリンの帯としてみられるこ

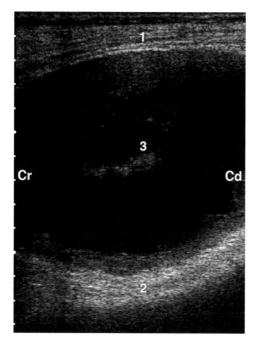

図 2-9 外傷性第二胃腹膜炎牛の左側胸部腹側から描出した第二胃腹側膿瘍の超音波像.
1：腹側腹壁，2：第二胃，3：膿瘍，Cd：尾側，Cr：頭側.

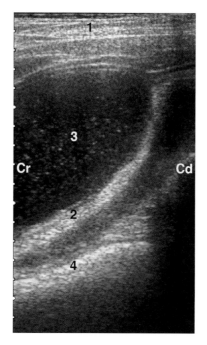

図 2-10 外傷性第二胃腹膜炎牛の左側胸部腹側から描出した第二胃腹側膿瘍の超音波像.
1：腹側腹壁，2：膿瘍壁，3：膿瘍内腔，4：第二胃，Cd：尾側，Cr：頭側.

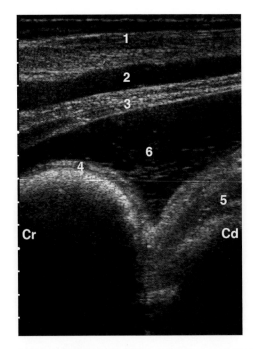

図 2-11　外傷性第二胃腹膜炎牛の腹部腹側の胸骨部から描出した超音波像.
第二胃後方に少量の液貯留がみられる.
1：腹側腹壁, 2：筋横隔膜静脈, 3：横隔膜, 4：第二胃, 5：フィブリンの沈着した第一胃前背盲嚢, 6：低エコー液の貯留（炎症による）, Cd：尾側, Cr：頭側.

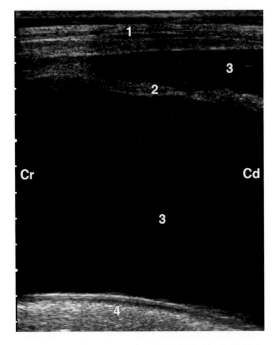

図 2-12　外傷性第二胃腹膜炎牛の腹膜炎による多量の腹水貯留の超音波像.
第一胃は左側腹部腹側から描出した.
1：腹側腹壁, 2：大網, 3：貯留腹水, 4：第一胃, Cd：尾側, Cr：頭側.

ともある。しばしば滲出液は多量で腹部の後方まで存在する（図2-12）。病変部は大網の内側（網嚢炎）あるいは外側（腹膜炎）に存在する場合もある。このような例では大網は液体で囲まれたエコー源性の構造として描出される。

外傷性第二胃腹膜炎では脾臓の遠位部分がしばしば侵される。脾臓と第二胃または第一胃間で液体に囲まれた様々な厚さのエコー源性の沈着として線維素性病変がみられる（図2-13）。脾臓がフィブリンの沈着で覆われることもある。しばしば脾臓に1つまたは複数の膿瘍がみられ（図2-14），脾炎を示唆する脈管の拡張がみられることもある。

第三胃

第三胃は第六～十一肋間で描出することができる[10, 11]。トランスジューサーに最も近い第三胃壁だけが太いエコー源性の弧状の線としてみえる（図2-15）。第三胃の大きさは肋間によって16.3 ± 1.5 ～ 56.9 ± 10.0 cmと様々である。第九肋間で最大であり，これより頭側および尾側では大きさを減じる。第三胃は右側腹壁の第八および第九肋間に近くに存在し，多くの牛でこの部位に接触している。第二胃と異なり，第三胃自体の明瞭な運動性はない。第三胃の内腔はガスを有するので描出されない。ときに第三胃内壁から飛び出るエコー源性の短い円錐形の第三胃葉が付着するのがみられる。また第三胃葉は病牛において（図2-16），第四胃液が逆流することによって第三胃内に液体が増えるとみることができる。第三胃の位置と大きさは第四胃右方および左方変位，第四胃捻転，外傷性第二胃腹膜炎，イレウス，第二胃第三胃口狭窄で変化する[10, 31]。第二胃第三胃口狭窄ではまれに第三胃運動がみられることがある。第三胃の原発性疾患はまれで，平滑筋腫の超音波所見だけが報告されている[32]。

第四胃

超音波は第四胃の大きさ，位置，内容を評価することができる。第四胃は剣状突起から10 cm後方で，左右の傍正中および正中から描出される[5, 6]。第四胃の多くは正中右側に存在する。第四胃は第二胃の直後で，第一胃前背盲嚢または第一胃と腹側腹壁との間にみられることが多い（図2-3参照）。第四胃壁は最も細いエコー源性の線としてみえる。第四胃は超音波で容易に周囲臓器と識別できるが，それはエコー源性の斑点を含んだ中等度のエコー源性のマスにみえる内容を有するからである。第四胃襞はエコー源性の構造として第四胃内容と同時にみえる。第四胃内容の受動的または緩徐な運動がよくみられる。妊娠末期では子宮が大きくなるので第四胃の位置が変化する[33～35]。

第四胃は体軸に対して長軸状から短軸状の位置に変わるが，分娩14日以内には元の長軸状の位置に復する。

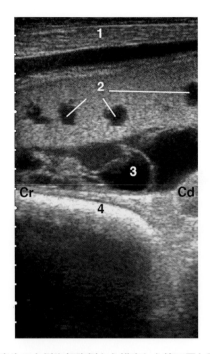

図2-13 外傷性第二胃腹膜炎牛の左側胸部腹側から描出した第二胃と脾間の炎症性病変の超音波像.
1：腹側腹壁，2：血管の拡張した脾臓，3：第二胃と脾間の液中フィブリン，4：第二胃，Cd：尾側，Cr：頭側．

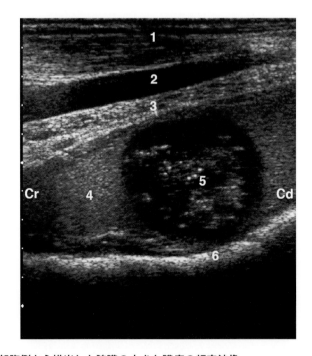

図2-14 左側胸部腹側から描出した脾臓の大きな膿瘍の超音波像.
1：腹側腹壁，2：筋横隔膜静脈，3：横隔膜，4：脾臓，5：脾臓の膿瘍，6：脾臓によってくぼんだ第二胃，Cd：尾側，Cr：頭側．

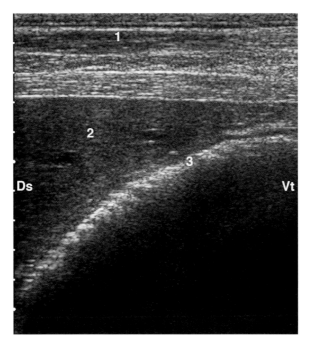

図 2-15　右側第八肋間から描出した正常な第三胃の超音波像.
第三胃壁は湾曲したエコー源性の線としてみられる．第三胃の背外側に肝が存在する．
1：肋骨部の腹壁，2：肝，3：第三胃壁，Ds：背側，Vt：腹側．

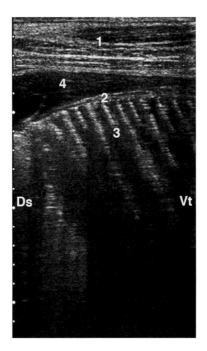

図 2-16　第十肋間から描出した第四胃捻転牛の第三胃の超音波像.
第三胃葉が細いエコー源性の線としてみえる．
1：肋骨部の腹壁，2：第三胃壁，3：第三胃葉，4：大網，Ds：背側，Vt：腹側．

第四胃穿刺

超音波ガイド下の経皮的第四胃穿刺は第四胃内容の性状と化学的成分を検査するために実施される[36]。穿刺は第四胃が大きく描出され、他の臓器が邪魔することのない部位で行う。第四胃液は色調、臭気、血液の混入、pH などについて検査する。正常な第四胃液には血液は含まれていない。ほとんどの場合、血液は第四胃潰瘍に由来するが[36]、まれには第一胃や小腸によることもある。

第四胃左方変位

超音波検査は不明瞭な第四胃左方変位の確定診断に有用である[37]。左側の最後の3つの肋間で、腹側から背側にトランスジューサーを肋骨に平行に保持して走査する。正常では腹壁直下には第一胃が存在する。超音波で第一胃は腹壁の内側で、背側から腹側にかけて太く平滑な線として描出され、この線は左側の縦溝によってくぼみができている。第四胃左方変位では、第一胃壁は腹側部分では腹壁直下に接触して存在するが、トランスジューサーを背側に移動すると第一胃壁は内側に押しやられて、描出できなくなる。その代わりに腹壁と第一胃の間に第四胃が描出される。さらにトランスジューサーを背方に動かすと第四胃は画面から消え、再び第一胃が描出されるようになる。

第四胃内容は腹方では液性、背方は様々な程度にガスがあるので一様ではない。第四胃腹方の食びは低エコー性にみえる（**図2-17**）。しばしば第四胃襞がエコー源性の細長い曲線として第四胃内容内に描出される。第四胃内容の内側に第一胃壁がみられることもよくある。背方にある第四胃のガスは肺の超音波検査で観察されるものと同様の多重反射（**図2-18**）として描出される。

第四胃右方変位および第四胃捻転

超音波は第四胃右方変位や第四胃捻転が疑われる場合にも有用である。右側の最後肋骨直後および最後の4つの肋間部で、トランスジューサーを肋骨と平行に腹側から背側に向かって移動させる[18,38,39]。正常では小腸の横断面やまれに縦断面が腹腔腹側で描出される。背方では右側腹壁直下に肝がみられる。第四胃右方変位および第四胃捻転では肝は腹壁から離れて存在する。正常では腹壁直下の肝がある部位に第四胃がみられる。第四胃の超音波像は第四胃左方変位で記述したものと同じである。

第四胃右方変位の超音波像と第四胃捻転のそれを区別することはできない[38,39]。どちらの場合にも第四胃の大きさによって、肝、第三胃、小腸、大腸は位置を変える。健康牛では肝は常に右側で描出されるが、第四胃変位や捻転では肝がどの肋間からも描出されにくくなる。事実、肝は第四胃によって腹壁から離れてしまうので、右方からまったく描出されないこともある。第四胃右方変位および第四胃捻転では第三胃、小腸、大腸も健康牛と比べて描出される頻度は少ない。

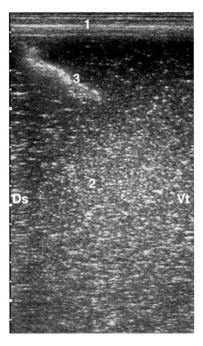

図 2-17　第十二肋間の腹側から描出した第四胃左方変位の超音波像.
1：腹壁，2：低エコー性の第四胃の食び，3：第四胃襞，Ds：背側，Vt：腹側.

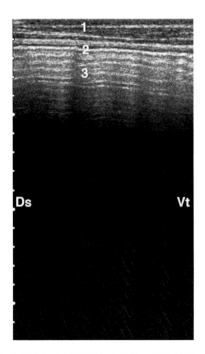

図 2-18　第十二肋間の背側から描出した第四胃左方変位の超音波像.
第四胃ガスキャップは第四胃表面での多重反射としてみられる.
1：腹壁，2：第四胃壁，3：多重反射，Ds：背側，Vt：腹側.

第四胃内容排出不全

第四胃内容排出不全は機能的または物理的幽門狭窄によって起こる。また小腸イレウスに続発して起こることもある。これらでは第四胃は拡張するが,変位も捻転も起こらない。第四胃の充満程度によって拡張した第四胃は右側第八～十二肋間の腹側から,あるいは肋骨後方の腹部腹側からも描出される。第四胃左方変位や右方変位とは異なり,変位することなく拡張している第四胃にはガスの貯留はない。第四胃内容はほとんどの場合で低エコー,均一にみえ,胃液が隔離されるため内容は液状のことが多い。この場合,第四胃襞がエコー源性の波状の薄線としてよくみえる(図2-19)。イレウスでは拡張した腸ループが明瞭に描出される。幽門の狭窄では小腸は空虚である。

第四胃炎／第四胃潰瘍

慢性第四胃炎,寄生虫性結節,びらん,タイプ1潰瘍などの第四胃粘膜の散在性病変は3.5または5.0 MHzのトランスジューサーでは画像化できない。タイプ3の第四胃潰瘍は膿瘍形成を伴った線維素性外傷性第二胃腹膜炎と同様の変化が腹部にみられる。タイプ4の第四胃潰瘍では腹水,線維素性癒着,腸管壁の肥厚を伴う全身性の腹膜炎の症状がみられる。第四胃潰瘍は超音波で画像化されたことはない。

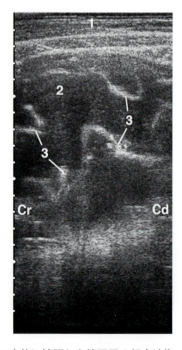

図2-19　空腸イレウスのため二次的に拡張した第四胃の超音波像.
第四胃内容は低エコー源性,第四胃襞は細い,エコー源性の波状の構造として明瞭にみえる.
1：腹壁,2：第四胃,3：第四胃襞,Ds：背側,Vt：腹側.

腸管

正常な小腸

　牛の小腸の超音波像を得るためには，寛結節から第八肋間までの椎骨横突起から白線までの間を検査する[12,13]。小腸ループとその直径，内容，運動性を評価する。正常な小腸壁は厚さ2～3 mm，内腔の直径は2～4 cmである[13]。牛の小腸内容はガスを含まないので容易に認識できる。小動物や人と違って，反芻動物では炭水化物は主に前胃で消化され，ガスは第一胃から曖気として排出される[41]。小腸内容の超音波像は様々であるが，小腸は粘液や食びを含んでいるので高エコー性にみえるのが最も一般的である。このとき，トランスジューサーに近い腸管壁だけでなく，腸管内容とトランスジューサーから遠い腸管壁も描出される。腸管が液体で満たされている場合も同様であるが，低エコー性に描出される。腸管内容にガスがあるようなまれな例では，トランスジューサーに近い腸管壁は高エコー線として描出され，これに近接して音響陰影がみられる。超音波は軟部組織─空気境界面で反射されるので腸管内容とトランスジューサーから遠い腸管壁は描出されない。犬の場合と異なり，牛では小腸の直径は採食前後で変わらない[42]。これはおそらく前胃が食びのリザーバーとなり，摂食に関係なく食びが連続的に腸管に送られるために超音波で測定される腸管内腔の直径が変化することがないからである。

　十二指腸の近位部は第四胃から続く部分で肝と胆嚢に近接しているので容易に識別できる。ほとんどの場合，第十または十一肋間から胆嚢の内腹側にその横断または縦断面が描出される。十二指腸の近位部の直径は0.9～5.5 cmである[13]。下行十二指腸もほとんどの牛で容易に描出できる。第十，十一，十二肋間および右側膁部背側から横断または縦断面を観察でき，以下の特徴によって正確にそれと分かる。それは腹壁の直下にあり，周囲をエコー源性の大網の漿膜層で覆われており，水平に尾側に向かって走行することである。そして寛結節の位置で後十二指腸曲を形成する。このあと，頭内方に向かって走行する上行十二指腸となる。下行十二指腸の直径は1.5～3.5 cmである。上行十二指腸は右側腹壁から20 cm以上離れており，超音波で描出することはできない。

　空腸と回腸は小腸で一番長い部分で，超音波で区別できない。典型的には膁部，右側腹壁，第九～十二肋間から互いに接触した10本以上のループとしてみられる[13]。小腸ループは普通，横断面がみえるが，ときに縦断面もみえる。これらは大網で囲まれていないこと，および絶え間なく動いていることで下行十二指腸と区別される（**図2-20**）。空腸と回腸ループは約70％の牛で第十肋間から，約10％の牛で第九肋間から描出することができる。空腸と回腸の直径は2～4 cmである。膁部および第十二肋間からみえる空腸と回腸ループの縦断面と横断面の数はほぼ等しいが，これより頭側の肋間では減少する。

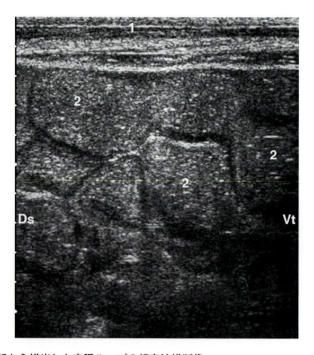

図 2-20　右側膁部から描出した空腸ループの超音波横断像.
いくつもの空腸ループの横断が互いに隣接して存在する．1：腹壁，2：空腸ループ，Ds：背側，Vt：腹側．

小腸イレウス

　小腸のイレウスが疑われる場合には，超音波検査では小腸の直径，運動性および解剖学的配列，腹膜炎の有無，イレウスの原因などについて評価すべきである[18,43]。最も重要な項目は小腸の直径と運動性であり，超音波でイレウスの原因が分かることは滅多にない。イレウス牛では少なくとも小腸の一部分が拡張して，直径が 3.5 cm 以上になる[43]。小腸の運動は常に減退するか，静止する。ときに腸管ループ間に滲出による低エコー性の液体がみられる。イレウスの場所や原因にかかわらず小腸ループはほとんど横断像が描出されるが（**図 2-21**），ときに横断像と縦断像ともにみられ（**図 2-22**），縦断像だけのことはまれである。

　イレウスの部位によって拡張した横断像や縦断像ループの数がどちらの膁部のどの肋間から描出されるかが決まる。1 または 2，3 本の小腸ループしかみえない場合（**図 2-23**）はたいがい十二指腸のイレウスである[43,44]。一領域に 5 本より多い小腸ループがみられれば空腸か回腸のイレウスである。まれに近位の空腸イレウスの場合に，1，2 本の小腸ループだけ拡張がみられる。イレウスの部位が遠位であるほど拡張した小腸ループの数が多くみられるが，第八，九肋間からみられる拡張した小腸ループ数は逆に減少する。

　近位の小腸のイレウスではループの拡張は著しい。第十二肋間から走査した腸管の最大直径は十二指腸イレウスで 6.5〜9.9 cm（7.9 ± 1.9），空腸イレウスで 3.5〜9.8 cm（5.5

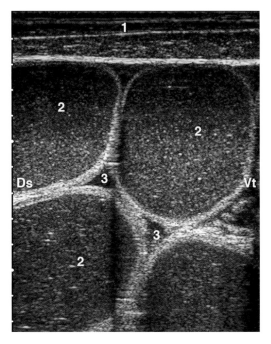

図 2-21　第十二肋間から描出したイレウス牛の拡張した空腸ループの超音波横断像.
空腸ループ内容はエコー源性で，ループ間には無エコーの液体が存在する．
1：腹壁，2：拡張した空腸ループ，3：空腸ループ間の無エコーの液体，Ds：背側，Vt：腹側．

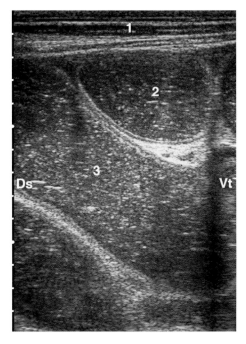

図 2-22　第十二肋間から描出したイレウス牛の拡張した空腸ループの超音波横断および縦断像.
空腸ループ内容はエコー源性である．
1：腹壁，2：空腸ループの横断像，3：空腸ループ間の縦断像，Ds：背側，Vt：腹側．

± 1.7），回腸イレウスで 4.4 〜 5.5 cm（5.0 ± 0.4）であった[43]。腸管の直径を解釈するとき，食びが充満している健康牛の腸管はどこでも直径が等しいことを思い出さなければならない。反対に，イレウス牛ではイレウス部位より近位では拡張した腸管ループがあるのに加えて，イレウス遠位の腸管は常に空虚である。健康牛の腸管内腔は持続的に変化しているのに対して，イレウス牛では腸管運動が激減または静止するので腸管の直径は増加したままである。

　大部分の小腸内容はエコー源性で，無エコー性のことは滅多にない。同一動物においても腸管の部位によってはエコー源性の部位もそうでない部位も存在する。小腸内腔のガスは多重反射アーチファクトを起こすが，滅多に存在しない。小腸イレウスのほとんどの牛では小腸運動は著減するか停止する。しかし腸管の収縮がみられなくとも，しばしば腸管内容の流動が存在する。この流動はおそらく呼吸運動による受動的運動や，第一胃や第四胃などの隣接臓器の運動によるものである。

　イレウスの原因はトランスジューサーの走査能が及ばない腹壁から遠く離れたところに存在することが多いので超音波でイレウスの原因が分かることは滅多にない。イレウスの一般的原因に重積があり，重積は超音波横断像では腸管内に腸管がみられ，牡牛の眼状，的状，多層状，玉葱輪状の塊で様々なエコー源性にみえる。腸管罹患部は浮腫の程度や走査断面によって高エコー性または低エコー性にみえる。典型的な長軸像では明らかに内腔内に内腔があるようにみえ，サンドイッチ像と記述される。まれな例では肝領域の膿瘍による小腸の圧迫，肝と胆嚢間での十二指腸の圧迫などを識別することができる。イレウスは広範な腹膜炎による小腸の線維素性癒着によっても起こる。このような例では腸管壁の肥厚，線維素沈着，腹水の貯留が常にみられる。出血性腸管症候群牛では，ときに小腸内腔に凝血塊がエコー源性塊としてみられる（図 2-24）[45]。育成牛の十二指腸イレウスでは胆嚢が正常位置にないことが超音波で認識され，胆嚢の変位は十二指腸閉塞によることが診断開腹術で確認されている[46]。

　小腸での食びの通過が停止すると，第四胃，第三胃，第一胃での食びの通過も遅くなり，拡張が起こる（p.38「第四胃内容排出不全」参照）。

　腸管の不完全な穿孔は慢性腹膜炎を起こす。これは超音波でフィブリンバンドを含む腹腔内の液体としてみられ，小腸ループや臓器間に蜘蛛の巣が張った様にみえる。腸管内のガスが破裂部から漏れると腹腔内の遊離ガスは多重反射としてみられる。

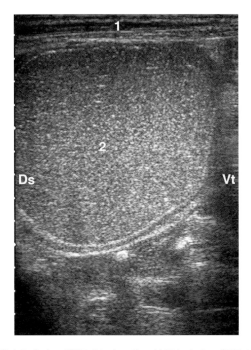

図2-23　第十肋間から描出した十二指腸イレウス牛の拡張した十二指腸の超音波横断像.
1：腹壁，2：拡張した十二指腸ループの横断像，Ds：背側，Vt：腹側.

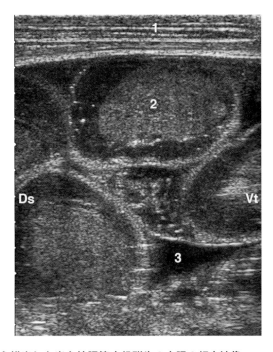

図2-24　右側腹壁から描出した出血性腸管症候群牛の空腸の超音波像.
1：腹壁，2：小腸内腔の凝血塊，3：小腸ループ間の液体，Ds：背側，Vt：腹側.

正常な大腸

食びは第一胃を通過後，食び内に残る炭水化物が大腸内で発酵してガスが産生されるので大腸断面を画像化することは困難である[12]。大腸は常に膁部から画像化でき，下行十二指腸の内側に存在する。結腸は背側に，結腸の近位ループと盲腸は腹側にある。大腸内容はガスを含んでいるので容易に小腸と区別することができる[12, 14, 15]。ガスのためにトランスジューサーに近い大腸壁だけが太いエコー源性の線として描出される。しかし組織―ガス境界面による多重反射が大腸壁と重なってしまい不明瞭になってしまう。トランスジューサーより遠い側にある大腸壁は描出することができない。通常，大結腸の近位ループ，盲腸，結腸はみることができる。大結腸の近位ループと盲腸壁は太く，エコー源性で，連続するやや湾曲した線にみえる。結腸円盤は数個の連続するエコー源性のアーチが花綱状に繋がった線のようにみえる。活発な蠕動と分節状運動を示す小腸と違って大腸にはわずかな収縮しかみられない。

盲腸拡張

盲腸拡張の診断は容易であるが，後屈のある場合には難しい。この場合には直検で異常を触知できないか，指先で拡張部を触れるのみである。どちらも小腸イレウスや第四胃右方変位との鑑別が必要である。臨床診断だけでは鑑別できないが，超音波で第四胃右方変位，小腸イレウス，盲腸拡張の鑑別診断が可能である。拡張した盲腸は常に右側腹壁から画像化が可能で[14, 47]，第十二，十一，十肋間から描出される例もある。拡張した盲腸と結腸の近位ループはほとんどの場合，腹壁直下に接触して存在する。ガス性の内容のために超音波ではトランスジューサーに近い盲腸と結腸の近位ループの腸管壁のみがエコー源性のアーチ状の太い線として描出される（**図 2-25**）。ガス性ではなく液性内容の場合は，内腔は中等度のエコー源性にみえる。超音波による盲腸と結腸近位ループの鑑別は，これらの間にある腹膜の回盲襞が確認できなければ困難である。

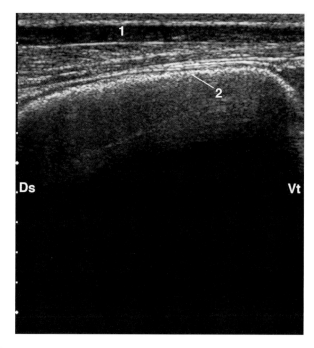

図 2-25　右側膁部から描出した盲腸の拡張および捻転牛の拡張した盲腸の超音波像.
トランスジューサーに近接した盲腸壁は湾曲したエコー源性の線としてみられる. トランスジューサーから遠い側の盲腸内容と盲腸壁はみえない. 1：腹壁, 2：盲腸壁, Ds：背側, Vt：腹側.

引用文献

1) Götz M. *Sonographische untersuchungen an der haube des rindes* [dissertation]. Zurich: Faculty of Veterinary Medicine, University of Zurich; 1992.
2) Braun U, Götz M. Ultrasonography of the reticulum in cows. *Am J Vet Res* 1994; 55(3): 325-332.
3) Sicher D. *Sonographische untersuchungen an lunge, mediastinum und milz des rindes* [dissertation]. Zurich: Vetsuisse Faculty, University of Zurich; 1995.
4) Braun U, Sicher D. Ultrasonography of the spleen in 50 healthy cows. *Vet J* 2006; 171(3): 513-518.
5) Wild K. *Sonographische untersuchungen am labmagen des rindes* [dissertation]. Zurich: Vetsuisse Faculty, University of Zurich; 1995.
6) Braun U, Wild K, Guscetti F. Ultrasonographic examination of the abomasum of 50 cows. *Vet Rec* 1997; 140(4): 93-98.
7) Braun U. Ultrasonographic examination of the liver in cows. *Am J Vet Res* 1990; 51(10): 1522-1526.
8) Gerber D. *Sonographische befunde an der leber des rindes* [dissertation]. Zurich: Vetsuisse Faculty, University of Zurich; 1993.
9) Braun U, Gerber D. Influence of age, breed, and stage of pregnancy on hepatic ultrasonographic findings in cows. *Am J Vet Res* 1994; 55(9): 1201-1205.
10) Blessing S. *Sonographische untersuchungen am psalter des rindes* [dissertation]. Zurich: Vetsuisse Faculty, University of Zurich; 2003.
11) Braun U, Blessing S. Ultrasonographic examination of the omasum in 30 healthy cows. *Vet Rec* 2006; 159(24): 812-815.
12) Marmier O. *Sonographische untersuchungen am darm des rindes* [dissertation]. Zurich: Vetsuisse Faculty, University of Zurich; 1993.

13) Braun U, Marmier O. Ultrasonographic examination of the small intestine of cows. *Vet Rec* 1995; 136(10): 239–244.
14) Amrein EM. *Ultraschalluntersuchungen bei kühen mit blinddarmdilatation* [dissertation]. Zurich: Faculty of Veterinary Medicine, University of Zurich; 1999.
15) Braun U, Amrein E. Ultrasonographic examination of the caecum and proximal and spiral ansa of the colon of cattle. *Vet Rec* 2001; 149(2): 45–48.
16) Braun U. Ultrasonographic examination of the right kidney in cows. *Am J Vet Res* 1991; 52(12): 1933–1939.
17) Kaske M, Midasch A, Rehage J. Sonographic investigation of reticular contractions in healthy sheep, cows and goats and in cows with traumatic reticulo-peritonitis. *Journal of Veterinary Medicine* 1994; 41(10): 748–756.
18) Braun U. *Atlas und lehrbuch der ultraschalldiagnostik beim rind [Atlas and text-book of ultrasonography in cattle]*. Berlin: Parey Buchverlag; 1997.
19) Braun U, Flückiger M, Nägeli F. Radiography as an aid in the diagnosis of traumatic reticuloperitonitis in cattle. *Vet Rec* 1993; 132(5): 103–109.
20) Constable PD, Hoffsis GF, Rings DM. The reticulorumen: normal and abnormal motor function. Part I. Primary contraction cycle. *Comp Cont Educ Pract Vet* 1990; 12(7): 1008–1015.
21) Rauch S. *Haubenmotorik bei gesunden kühen und bei kühen mit Hoflund-syndrom* [dissertation]. Zurich: Vetsuisse Faculty, University of Zurich; 2007.
22) Braun U, Rauch S. Ultrasonographic evaluation of reticular motility during rest, eating, rumination and stress in 30 healthy cows. *Vet Rec* 2008; 163(19): 571–574.
23) Braun U, Rauch S, Haessig M. Ultrasonographic evaluation of reticular motility in 144 cattle with vagal indigestion. *Vet Rec* 2009; 164(1): 11–13.
24) Braun U, Schweizer G, Flückiger M. Radiographic and ultrasonographic findings in three cows with reticulo-omasal obstruction due to a foreign body. *Vet Rec* 2002; 150(18): 580–581.
25) Gansohr B. *Untersuchungen zur eingabe von fremdkörpernacktmagneten beim rind* [dissertation]. Zurich: Vetsuisse Faculty, University of Zurich; 2001.
26) Braun U, Gansohr B, Haessig M. Ultrasonographic evaluation of reticular motility in cows after administration of atropine, scopolamine and xylazine. *J Vet Med A* 2002; 49(6): 299–302.
27) Tschuor A, Clauss M. Investigations on the stratification of forestomach contents in ruminants: an ultrasonographic approach. *Eur J Wildl Res* 2008; 54: 627–633.
28) Braun U, Götz M, Marmier O. Ultrasonographic findings in cows with traumatic reticuloperitonitis. *Vet Rec* 1993; 133(17): 416–422.
29) Herzog K, Kaske M, Bischoff C, et al. Post surgical development of inflammatory adhesions and reticular function in cows suffering from traumatic reticuloperitonitis. *Dtsch Tierärztl Wochenschr* 2004; 111(2): 57–62.
30) Braun U, Iselin U, Lischer C, et al. Ultrasonographic findings in five cows before and after treatment of reticular abscesses. *Vet Rec* 1998; 142(8): 184–189.
31) Braun U, Blessing S, Lejeune B, et al. Ultrasonography of the omasum in cows with various gastrointestinal diseases. *Vet Rec* 2007; 160(25): 865–869.
32) Mohamed T, Oikawa S, Koiwa K, et al. Ultrasonographic diagnosis of omasal leiomyoma in a cow. *Vet Rec* 2004; 155(17): 530–531.
33) Van Winden SC, Brattinga CR, Müller KE, et al. Position of the abomasum in dairy cows during the first six weeks after calving. *Vet Rec* 2002; 151(15): 446–449.
34) Sendag S, Seeger T, Wehrend A. Sonographische untersuchung über die lageänderungen des labmagens bei kühen im peripartalen zeitraum. *Dtsch Tierärztl Wochenschr* 2005; 112(9): 351–354.
35) Wittek T, Constable PD, Morin DE. Ultrasonographic assessment of change in abomasal position during the last three months of gestation and first three months of lactation in Holstein-Friesian cows. *J Am Vet Med Assoc* 2005; 227(9): 1469–1475.
36) Braun U, Wild K, Merz M, et al. Percutaneous ultrasound-guided abomasocentesis in cows. *Vet Rec* 1997; 140(23): 599–602.
37) Braun U, Pusterla N, Schönmann M. Ultrasonographic findings in cows with left displacement of the abomasum. *Vet Rec* 1997; 141(13): 331–335.

38) Feller B. *Sonographische untersuchungen bei kühen mit rechtsseitiger labmagenverlagerung mit und ohne torsion* [dissertation]. Zurich: Vetsuisse Faculty, University of Zurich; 2006.
39) Braun U, Feller B. Ultrasonographic findings in cows with right displacement of the abomasum and abomasal volvulus. *Vet Rec* 2008; 162(10): 311–315.
40) Braun U, Feller B, Haessig M, et al. Ultrasonographic examination of the omasum, liver and small and large intestines in cows with right displacement of the abomasum and abomasal volvulus. *Am J Vet Res* 2008; 69(6): 774–784.
41) Gürtler H. Die physiologie der verdauung und absorption. In: Kolb E, editor. *Lehrbuch der physiologie der haustiere*. Stuttgart: VEB Gustav Fischer; 1980. p. 177–339.
42) Penninck DG, Nyland TG, Fisher PE, et al. Ultrasonography of the normal canine gastrointestinal tract. *Vet Radiol* 1989; 30(6): 272–276.
43) Braun U, Marmier O, Pusterla N. Ultrasonographic examination of the small intestine of cows with ileus of the duodenum, jejunum or ileum. *Vet Rec* 1995; 137(9): 209–215.
44) Lejeune B, Lorenz I. Ultrasonographic findings in 2 cows with duodenal obstruction. *Can Vet J* 2008; 49(4): 386–388.
45) Dennison AC, VanMetre DC, Callan RJ, et al. Hemorrhagic bowel syndrome in dairy cattle: 22 cases (1997–2000). *J Am Vet Med Assoc* 2002; 221(5): 686–689.
46) Boerboom D, Mulon PY, Desrochers A. Duodenal obstruction caused by malposition of the gallbladder in a heifer. *J Am Vet Med Assoc* 2003; 223(10): 1475–1477.
47) Braun U, Amrein E, Koller U, et al. Ultrasonographic findings in cows with dilatation, torsion and retroflexion of the caecum. *Vet Rec* 2002; 150(3): 75–79.

第3章 牛の肝の超音波画像

Ueli Braun, Prof Dr med vet, Dr med vet h c

> ▶ *Keywords*
> • 牛 • 超音波 • 肝 • 胆嚢 • 胆嚢穿刺

　牛の肝疾患は極めて重要で，肝蛭症，肝膿瘍，肝腫瘍，代謝障害（脂肪肝など），肝膿瘍が静脈内に破裂した大血管病（後大静脈血栓症）などがある。多くの肝疾患の症状は非特異的で最近まで診断が困難であった。特異的酵素検査のような診断法はほとんどの例で不十分である。肝の超音波検査によって肝臓の大きさ，位置，実質の画像パターン，胆嚢の位置，肝内および肝外の胆管，大血管の画像に関する詳細な情報を得ることができる。また超音波ガイド下で肝生検，膿瘍の穿刺吸引，胆嚢穿刺と胆汁吸引（肝蛭卵の検査や胆汁酸の測定）を安全に実施することができる。本章では最初に肝の超音波検査法および正常な肝の超音波像について述べ，次に肝疾患について記述する。

肝の超音波検査および正常所見

　牛の肝は右側体壁に接した内側にあり，頭側面は肺に隠れている。肝の超音波検査は3.5～5.0 MHリニアまたはコンベクストランスジューサーを用いて，最後肋骨の後方から始めて第五肋間までを尾側から頭側に向かって，また各肋間の背側から腹側に向かって実施する[1~4]。最初に個々の肝構造を主観的に評価し，次にそれらのサイズを測定する。患畜に応じて，胆嚢穿刺と胆汁吸引による細菌検査，肝生検，膿瘍の吸引を行うことができる。

肝構造の主観的評価

　肝の主観的評価対象には，肝実質，肝の位置，横隔面および臓側面，肝の角度，後大静脈，肝静脈，肝内門脈とその分枝，胆嚢，胆管系などの構造がある。背方では肝は肺の腹側縁に描出される。肺の下部にある肝の一部分は超音波で描出することができない。第二

Department of Farm Animals, University of Zurich, Winterthurerstrasse 260, CH-8057 Zürich, Switzerland
E-mail address: ubraun@vetclinics.uzh.ch

胃は肝に隣接して第六,七肋間から描出され,半月状で規則的な二相性収縮がみられる[5,6]。第八〜十肋間では,肝は第三胃に隣接していて,第三胃壁はエコー源性の太く明瞭な線としてみえる[7,8]。第十一,十二肋間からは腸管ループが肝に隣接してみえる[9,10]。ほとんどの例で第十二肋間の一番背側で右腎が描出され,この部位は肝の腎圧痕部で,いわゆる肝の音響窓である[11]。

　肝が最大に描出されるのは第十〜十二肋間で,頭側に行くほど肺が重なるので小さくなる。正常な肝実質パターンは肝全体に均一に分布する多数の低エコーからなる。門脈枝と肝静脈は肝内にみられ,門脈と後大静脈に近いほどそれらの直径は大きくなる。これらの内腔は無エコーにみえる。門脈壁は肝静脈とは異なり,エコー源性の縁があることで鑑別される。門脈は放射状に分岐する領域によってのみ肝静脈と明瞭に区別される。肝内胆管は石灰化があるか,あるいは胆汁の鬱滞がある場合にのみ描出される。

　後大静脈は常に門脈より背側内方にあり,通常,第十二,十一肋間から描出される(**図3-1**)。第十肋間からみえることはまれで,これより頭側では肺に覆われるため描出できない。後大静脈は肝の後大静脈溝にはめ込まれているので,その横断像は特徴的な三角形を呈する。第十二〜十肋間からみえる後大静脈の直径は変化することなく,1.8〜5 cmである(**表3-1**)[1]。肝静脈が肝に近づきつつ後大静脈と接合するのがみられる。左側胃静脈と脾静脈の共通幹またはそれぞれの静脈が接合する前の横断面が後大静脈の内側で,肝実質の外側に観察される。これらの静脈の横断面は通常,円形である。

　門脈は常に後大静脈の腹側外方にあり,第十二〜八肋間からみられる(**図3-2**)。門脈の横断面は円形で,肝実質内で放射状に分岐する。第十二,十一肋間からみられる門脈の

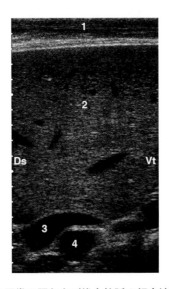

図3-1　第十一肋間から描出した正常の肝および後大静脈の超音波像.
1:腹壁, 2:肝, 3:後大静脈, 4:後大静脈に流入する前の脾静脈と左側胃静脈の共通幹, Ds:背側, Vt:腹側.

表 3-1 牛 186 頭の後大静脈および門脈直径の超音波検査成績.

項目	肋間（牛頭数）	直径（cm） 平均	標準偏差	正常範囲（平均±2標準偏差）
後大静脈	12 (174)	3.6	0.6	2.2 ～ 5.0
	11 (179)	3.7	0.7	2.3 ～ 5.1
	10 (40)	3.4	0.8	1.8 ～ 5.0
門脈	12 (157)	4.3	0.5	3.2 ～ 5.3
	11 (186)	4.0	0.5	2.9 ～ 5.1
	10 (186)	3.4	0.6	2.3 ～ 4.5
	9 (165)	2.6	0.5	1.7 ～ 3.6
	8 (79)	2.0	0.4	1.1 ～ 2.8

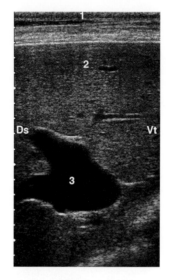

図 3-2 第十肋間から描出した肝および後大静脈の超音波像.
1：腹壁，2：肝，3：後大静脈，Ds：背側，Vt：腹側.

直径は 2.9 ～ 5.3 cm で，頭側では減少する．門脈壁は肝静脈と違って，エコー源性に縁取られているので容易に識別できる．肝静脈と門脈の鑑別は門脈が放射状に分岐する領域でのみ可能である．

　胆嚢は第九～十一肋間に存在し，通常は 1 つ，ときに 2 つ，まれに 3 つの肋間から描出される．正常な胆嚢は様々な大きさの洋梨様で囊胞状の構造を有し，容易に識別できる（**図 3-3**）．超音波で胆嚢は典型的には液を満たした小嚢で，画像上，ほぼ無エコーで周囲が白く縁取られている．胆嚢は肝の臓側面に存在し，胆汁貯留量によって肝腹側縁を超えて拡張し，腹壁に接して位置するようになる．胆嚢の大きさはかなりまちまちである．胆嚢頚と胆嚢管を追って行くと，総肝管を特定することができる．通常は総胆管を描出するこ

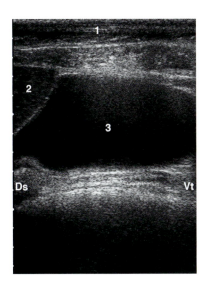

図 3-3　第九肋間から描出した肝および胆嚢の超音波像.
1：腹壁，2：肝，3：胆嚢，Ds：背側，Vt：腹側.

とはできない。総胆管は胆嚢頸の数 cm 離れた胆嚢管から起始している。ときにこの部位の横断像で総胆管が直径約 0.3 cm の円形にみえる。正常では総胆管の十二指腸乳頭への経路を描出することはできない。

肝とその脈管の位置と大きさの評価

　主観的評価で得られた所見を数量化するために，種々の構造を計測することによって肝とその脈管の位置と大きさを測定することができる。たとえば，様々な肋間からの肝の背側と腹側縁の計測から肝サイズを確定する，あるいは後大静脈と門脈の直径の計測からこの部位の肝の厚さを確定するなどである。測定法については詳細な記述がある[1~4]。肝の背側縁および腹側縁と背中の正中からの距離を測定する。たとえば肝背側縁から背正中までの距離をテープで測定して背側縁を決める。肝腹側縁も同じようにして決める。ある肋間における画像上の肝臓の大きさは肝腹側縁と背正中までの距離から肝背側縁と背正中までの距離を差し引いたものである[1,2,4]。後大静脈と門脈の直径およびこれら脈管部の肝の厚さの測定には最大吸気時の画像を保存する。次に超音波画像上で 2 つのカーソル間の距離を画面上で電子的に測定する。186 頭の牛の平均値と範囲が報告されている[2~4]。この結果では品種と年齢の影響はみられなかったが，体の大きさ，き甲部での体高，乳量と数種の超音波測定項目との間に有意差がみとめられた。また妊娠ステージとも有意差があった。後大静脈の直径は妊娠期が進むとともに増加したが，門脈の直径は減少した。

超音波ガイド下の胆囊穿刺

　胆囊穿刺は肝疾患が疑われ，とくに肝蛭症の可能性がある場合に実施すべき検査である。胆汁中の肝蛭卵の顕微鏡検査が最も信頼できる肝蛭症診断法である[12〜14]。糞便の虫卵検査が陰性である慢性の肝蛭症では，胆囊穿刺と胆汁の顕微鏡検査が最良の診断法である。胆囊炎や化膿性胆囊炎を疑う牛では，胆汁の細菌検査と細胞検査は重要である。胆汁鬱滞牛では炎症性変化や *Fusobacterium necrophorum* のような細菌が検出される[15]。経皮的胆囊穿刺は超音波ガイド下で注意深く行えば，胆汁性腹膜炎のリスクは低い。牛の胆囊穿刺による合併症は短期的でも長期的研究でもみとめられなかった[3]。

　牛の胆囊は超音波検査と穿刺によって容易に接近可能である。胆囊の背側部分は肝の臓側面にあるので，肝を介してのみ接近が可能である。胆汁の貯留量によっては，胆囊は肝腹側縁を超えて腹壁に接して位置するので，腹腔経由の接近が可能である。胆囊は肝経由でも腹腔経由でも穿刺が可能である。人では肝経由で胆囊穿刺をすれば肝が穿刺部位をシールして胆汁の腹腔への漏出による胆汁性腹膜炎のリスクが減少するので，肝経由の穿刺が最も安全だとされている[16]。

　1,000頭以上に及ぶわれわれの胆囊穿刺の経験では，腹腔経由の穿刺は肝経由と同じように安全である。経皮的胆囊穿刺は超音波で胆囊が最もよく描出される部位で行う。部位は通常，第十，十一肋間である。スタイレット付きの脊髄針（20ゲージ，3.5インチ）を超音波ガイド下で皮膚，腹壁を貫通して胆囊を穿刺する（**図3-4**）。胆囊の位置によって針を肝経由または腹腔経由で胆囊壁まで進めて，少し勢いをつけて穿孔する。超音波で胆囊内の針の先端を確かめることができる。スタイレットを抜き，注射器で胆汁を10 ml吸

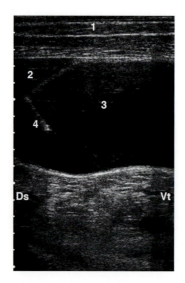

図3-4　第十肋間から描出した超音波ガイド下の肝を経由した胆囊穿刺の超音波像．
1：腹壁，2：肝，3：胆囊，4：脊髄針，Ds：背側，Vt：腹側．

引する.胆汁サンプルは細菌検査と細胞検査に用いるか,あるいは胆汁酸を測定する.しかし,肝蛭卵は胆汁中に均一に分布せず,胆嚢底に沈殿しているので顕微鏡検査に向いていない.肝蛭卵検査には胆嚢内に 10 ml の生理食塩水を注入して肝蛭卵を撹拌させてから,その直後に 10 ml の稀釈胆汁を吸引する.胆汁は遠沈管に移し,冷蔵庫に一晩保存する.次に胆汁の沈殿をパスツールピペットで吸い,スライドグラス上に滴下して鏡検する.

肝膿瘍

　超音波は牛の肝膿瘍の診断に極めて重要である.肝膿瘍の超音波像はフィードロット牛[17〜21],乳牛[22,23],種雄牛[24]で記述されている.門脈に超音波ガイド下で F necrophorum を接種して実験的に肝膿瘍が作出されている[17,19].肝膿瘍の発生と超音波像を定期的に検査したところ,超音波像は疾病経過とともに変化した.

　膿瘍は肝実質内に限局性の構造的変化をもたらす(**図 3-5**).牛の肝膿瘍の超音波像は様々である.膿瘍内容は無エコーから高エコーにみえる.膿瘍は均一または不均一である.単一または複数の高エコー性病巣で被膜が存在しない不均一な像は膿瘍発生の初期段階である.長期間経過したものでは均一で被膜があり,かなりの大きさがある(**図 3-6**).膿瘍は隔壁で数個の部屋に分かれていて,肝が部分的に破壊されていることを示す.個々の膿瘍は疾病の過程で融合することもある.膿瘍の直径は 3〜20 cm で,1〜5 つの肋間にわたって存在することもある[22].

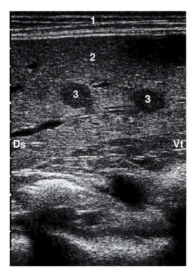

図 3-5　第十一肋間から描出した肝の多発性膿瘍牛の超音波像.
1:腹壁,2:肝,3:肝膿瘍,Ds:背側,Vt:腹側.

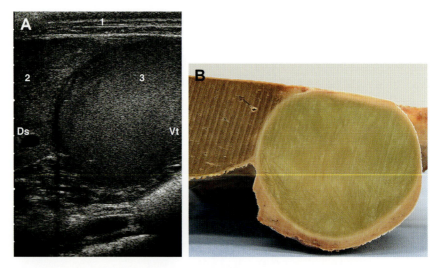

図3-6　肝右葉の肝膿瘍牛の超音波像（A）と剖検材料（B）．
A　1：腹壁，2：肝，3：肝膿瘍，Ds：背側，Vt：腹側．B　肝は横断前に凍結してある．

肝膿瘍の吸引

　肝膿瘍の超音波像は様々で，かつ時間とともに変化するので，超音波だけで肝膿瘍を診断することができないことも多い．肝内の限局性変化で類症鑑別を要するものには腫瘍と嚢胞がある．これらは超音波ガイド下の穿刺によって確定診断する必要がある[22]．穿刺に使用する針（20ゲージ，3.5インチ）をスタイレット付きのまま病巣に穿刺し，それから吸引する．ほとんどすべての例で，吸引物の肉眼的所見によって肝膿瘍の確定診断ができる．疑わしい場合には，吸引物の細菌検査と細胞検査を行う．

肝膿瘍の治療

　筆者の経験では，直径が3 cmより小さい複数の膿瘍はしばしばみられる．広菌域抗生物質（たとえばアモキシリン）による14日間の治療が奏効する．1つだけの大きな膿瘍は，それが腹壁直下に位置していれば経皮的超音波ガイド下で穿刺，吸引治療が行われる．腹壁から遠い膿瘍でも開腹術[25]または第二胃[26]から排膿できることもある．しかし牛ではしばしば複数の膿瘍（たとえば後大静脈または肺）があり，この場合には，治療は推奨できない．肝以外の臓器も検査する必要がある．

肝腫瘍

　牛の肝腫瘍はまれである．ほとんどは消化管から門脈を介するか，または肺から肝動脈を介する転移腫瘍である．まれに肝原発性の腫瘍がある．肝腫瘍は肝細胞性および胆管細胞性の腺腫および癌に分類される[27]．肝細胞癌は通常，孤立性で，肝内転移癌に囲ま

ていることもある．ときに腫瘍は被膜を穿孔し，腹膜に固着する．肝細胞癌は大きな肝静脈や後大静脈内に破裂するのが特徴である[27)]．腫瘍は門脈，脾臓，胃に広がり，門脈圧の亢進をみることもある．胆管細胞癌は常に多巣性または瀰漫性で，孤立性のことはまれである．この種の腫瘍をもつ動物の肝は正常でさえある．

　肝腫瘍の超音波像は単一または複数の限局性構造であるのが特徴である[28)]．牛の胆管癌，腺癌，肝細胞腺腫の超音波像が報告されている[28)]．肝腫瘍の超音波像は肝の形状や質の変化と脈管や胆管の変位として描出される[29)]．腫瘍性変化は均一または不均一である[28)]．肝表面にある腫瘍は肝輪郭の限局性の隆起としてみとめられる．肝へのほとんどの腫瘍転移の超音波像は肝とは異なったエコー源性にみえる（図3-7）．肝転移の中には肝のエコー源性と同じものもあり，肝輪郭の隆起として認識される．肝転移のエコー源性パターンは血管状態と増殖速度によってかなり異なる．ほとんどが腫瘍細胞からなる急速に増殖する転移では音響面はわずかしかないので低エコー性にみえる．反対に，血管と結合織を含む緩徐な転移ではもっとエコー源性にみえるのが普通である．腫瘍が血管内に破裂した例ではエコー源性の塞栓がみられることもある．ときに肝の灌流が減少すると門脈の鬱滞がみられる[28)]．腫瘍の確定診断には経皮的超音波ガイド下の肝生検を実施するのがよく，ほとんどの例で腫瘍のタイプが確定できる．

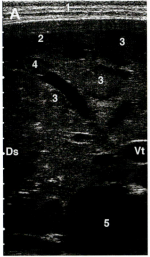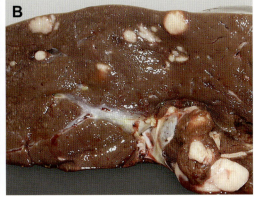

図3-7　第十一肋間から描出したリンパ肉腫牛の肝の超音波像（A）と剖検材料（B）．
A　1：腹壁，2：肝，3：腫瘍結節，4：肝静脈に浸潤した腫瘍，5：門脈，Ds：背側，Vt：腹側．

肝の瀰漫性疾患

多くの疾病は肝に瀰漫性の障害をきたすが，超音波ではエコー源性が増加または低下する非特異的な超音波像が得られる。肝には病変が均一に存在するため限局性の構造的変化とは異なる。肝の脂肪変性は病変が瀰漫性に分布する最も一般的な肝疾患である。肝硬変と肝鬱血はあまり一般的ではない。

瀰漫性の肝疾患は超音波でしばしばみられるが，その画像は特異的なものではない[29]。診断のためには常に肝生検が行われる。瀰漫性肝疾患ではしばしば肝の腫大と重量の増加がみられる。超音波計測を用いて肝重量を評価すれば瀰漫性肝疾患の診断に役立つかもしれない。より信頼できる尺度は後大静脈および門脈部で測定した肝の厚さである[2]。肝重量 y（kg）は $y = -3.97 + 1.036 \times$ 第 11 肋間で測定した肝の厚さ（cm）の式で算出される（$r = 0.76$, $P < 0.01$）。肝腫大を示すその他の指標は肝縁が丸く，鈍性になり，肝の腹側角が増すことである。

脂肪肝

瀰漫性の脂肪肝の動物では，疾病が重度であるほど肝内部からのエコーの反射数と強さが増加する[30〜32]。疾病が進行すると肝は白く描出され，周りの組織と区別できなくなる。重度の脂肪肝では脂肪を含んだ肝細胞の音響インピーダンスが増強するので腹壁から遠くなるほどエコーが減衰する。この結果，腹壁から近い領域は高エコー性であるが，遠い部位は低エコー性またはまったく画像化されない（図 3-8）。

肝と血管とのコントラストも減少する。しばしば大きな血管しかみえず，小血管はわずかに画像化されるか，まったくみえない。これは小血管が腫脹した肝組織に押しつぶされるからである[29]。脂肪肝の高エコー領域では，散乱エコーが増え，これが脈管に投影されることで肝実質と肝の脈管とのコントラストが損なわれる。肝のエコー源性によって肝脂肪量を測定する試みは中等度の成功を収めている[30〜33]。B モード超音波像をコンピュータで標準化する方法が優れているようである[34]。経皮的肝組織エコーの平均値は肝脂肪スコアと相関性がある（$r = 0.80$）。肝脂肪量の最も信頼できる測定法は肝生検サンプルの組織検査である。まれな例では肝に脂肪沈着の多発病巣が存在するものもある（図 3-9）[35]。これらの脂肪領域はエコー源性が高く，肝実質の他の部分とのコントラストの差異がみとめられる。

肝の鬱血

全身性の鬱血によって液量が増加することで肝は腫大し，肝実質のエコー源性は著しく減弱する。慢性肝鬱血は最終的には肝の結合組織量が増加する。超音波像は急性の鬱血か

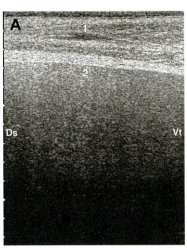
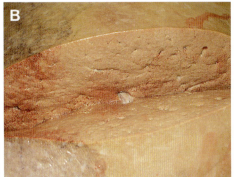

図 3-8　重度の脂肪肝牛の肝の超音波像（A）と剖検材料（B）.
A　肝は腹壁近くで高エコー性で，腹壁から遠い部位は画像化できない．
1：腹壁，2：肝，Ds：背側，Vt：腹側．

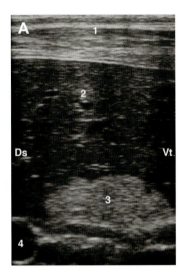
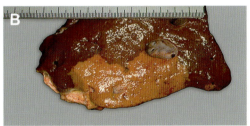

図 3-9　第十肋間から描出した限局性脂肪肝の超音波像（A）と剖検材料（B）.
A　1：腹壁，2：肝，3：肝の限局性脂肪変性，4：門脈，Ds：背側，Vt：腹側．

ら肝硬変でみられるような像に変化する．それは肝実質が不均一で，個々のエコーが強い高エコー性になる．

セネキオーシス

　毒性植物であるセネキオ属の摂取で起こる疾病は一般的な植物中毒で，経済的影響も大きい．セネキオ属の植物はピロリディジンと呼ばれる中毒性物質を含んでいて[27,36]，これ

は肝内でピロール代謝物に変換され，蓄積性肝臓毒となる。これらは肝細胞の有糸分裂を阻害し，肝の巨細胞症を起こす。中心葉静脈と肝静脈内皮の増殖はこれらの脈管の閉塞および静脈閉塞性の線維化を起こす。他には汎発性線維症や胆管の過形成などの肝変化があり，肝灌流障害と腹水貯留を伴う門脈圧亢進が起こる。セネキオーシスの肝は超音波で腫大したエコー源性の結節性病変を伴う不均一な像を呈する（**図3-10**）[37]。中心葉静脈内皮の増殖および静脈閉塞性線維化は肝静脈から後大静脈への灌流を減少させる。肝静脈および後大静脈内腔は正常の超音波像より明らかに狭くなる。同時に存在する門脈の鬱血が肝内門脈圧亢進と門脈直径の増加をもたらす。この結果，超音波では大小網，腸間膜，消化管，胆嚢壁の浮腫がみられる[37]。進行すると肝生検で重度の肝線維化がみられ，このような場合には臨床家はセネキオーシスの可能性を考えなければならない。

胆管および胆囊

胆管の石灰化

胆管の石灰化の最も一般的な原因は慢性の肝蛭症である。胆管が石灰化すると超音波で肝実質に散在性変化がみられる。それらは強いエコー源性とその遠位の音響陰影である。石灰化した胆管は横断像で輪状（**図3-11**），縦断像で管状の高エコー性構造としてみられる。

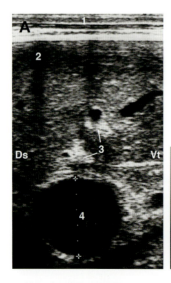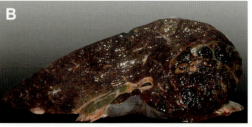

図3-10　第十一肋間から描出したセネキオーシス牛の肝の超音波像（A）と剖検材料（B）.
A　多数の高エコー源性の結節があり，門脈圧亢進による門脈の拡張がみとめる．1：腹壁，2：肝，3：高エコー性の結節性変化，4：拡張した門脈，Ds：背側，Vt：腹側．B　剖検材料は腫大した肝の横断面である．肝実質には小結節（1～2 cm）および大結節（2～4 cm）が存在する．組織学的には肝実質中に様々な数の巨細胞性肝細胞の多発性結節性の再生性過形成がみとめられる．門脈三管の約3分の2および胆管にはそれぞれ明瞭な線維増殖症および増殖がみられる．

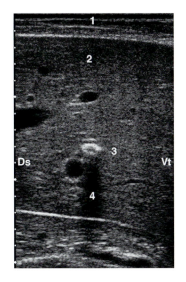

図 3-11　肝蛭症牛の胆管石灰化（横断）の超音波像.
石灰化した胆管は音響陰影を伴う輪状のエコー源性構造として描出される.
1：腹壁，2：肝，3：石灰化した胆管，4：音響陰影，Ds：背側，Vt：腹側.

胆汁の鬱滞

　閉塞性の胆汁鬱滞では，胆汁流が物理的に障害される．牛の胆管閉塞の最も一般的な原因には肝蛭症，線維性または化膿性産物，固形沈殿物があり，まれな原因には胆石，増殖組織などがある[38]．胆管炎からの炎症性産物も胆汁流障害を起こす．まれな例では，腫瘍，膿瘍，腹膜の変化による大きな胆管の圧迫が胆汁流を遅滞させる．胆汁の鬱滞が疑われる牛の診断には肝酵素値の測定，肝の超音波検査，肝生検材料の組織検査，超音波ガイド下胆囊穿刺による胆汁サンプルの検査などがある[39]．

　閉塞性の胆汁鬱滞はほとんどの場合，胆管の拡張によって診断される．肝内および肝外胆管や胆囊の拡張パターンを超音波で評価することによって閉塞部位や肝膿瘍のような他の部位の異常を明らかにすることができる．肝門部で起こる近位の閉塞と十二指腸乳頭部で起こる遠位の閉塞とを鑑別することができる．近位の閉塞では肝内胆管だけが拡張する．遠位の閉塞は総胆管と胆囊が拡張し，それが肝内胆管の拡張を起こす場合もある．正常では門脈の分枝と平行して走る肝内胆管は超音波でみとめることができないが，拡張するとみえるようになる（図 3-12）．重度の鬱滞は胆管の小腔状の拡張を起こす（図 3-13）．

　胆囊の拡張だけでは胆汁鬱滞とはいえない．食欲不振の多くの牛では胆汁を排出する反射刺激を欠いており，胆汁流障害がなくても胆囊容積は増加する．胆囊内容は均一にも不均一にもみえる．均一の内容は常にエコー源性にみえ，不均一な内容はエコー源性の沈殿と低エコー性の上澄みからなる（図 3-14）．その他の胆汁鬱滞の徴候を欠く胆囊壁の肥厚は炎症性変化というより浮腫を示唆する．胆囊壁の浮腫は右心不全，後大静脈血栓症，低蛋白血症の動物でみられる．胆汁鬱滞を疑う牛では，超音波ガイド下の胆囊穿刺を実施

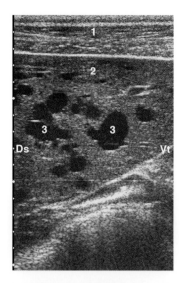

図3-12 第十肋間から描出した胆汁鬱滞牛の肝の胆管拡張の超音波像.
1：腹壁, 2：肝, 3：拡張した胆管, Ds：背側, Vt：腹側.

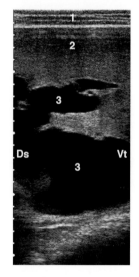

図3-13 第十肋間から描出した胆汁鬱滞牛の肝の胆管拡張の超音波像.
1：腹壁, 2：肝, 3：拡張した胆管, Ds：背側, Vt：腹側.

する（p. 52「超音波ガイド下の胆囊穿刺」参照）。胆汁サンプルは顕微鏡検査と細菌検査を行い，肝蛭卵検査を実施する。

　閉塞性の胆汁鬱滞が改善されなければ，胆囊破裂が起こり，汎発性腹膜炎や腹腔内出血を伴う。胆囊破裂牛3例の主要な超音波所見は腹水とフィブリン沈着を伴う汎発性腹膜炎であった[40]。黄疸，ビリルビン尿，肝酵素値の増加などの特徴的症状を伴った1例は生存中に胆囊破裂と仮診断された[38,40]。超音波所見では限界不明瞭な胆囊壁の肥厚と肝内お

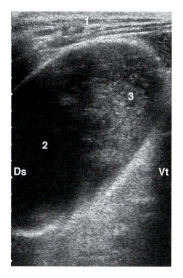

図 3-14　第九肋間から描出した胆汁鬱滞牛の胆嚢の超音波像.
1：腹壁，2：無エコーの胆嚢の上清，3：胆嚢の沈渣，Ds：背側，Vt：腹側.

よび肝外胆管の拡張がみられた。腹腔穿刺によって胆汁を含んだ液も得られた。

気胆

　気胆は胆管へのガスの貯留をいい，種々の原因によって起こり[41]，化膿性胆管炎のガス産生菌によることもある。牛では化膿性胆管炎による個別の胆管の気胆が報告されている[39]。超音波では中心から末梢に向かう胆管分岐が高エコー性の構造として描出される[39]。これらのエコーはトランスジューサーの位置によって帯状または粟粒状にみえ，多重反射または遠位への音響陰影を伴う。

後大静脈

　後大静脈の内腔は拡張するか，または狭小化する。全身循環の鬱滞では後大静脈は拡張する。原因には右心不全，後大静脈血栓症，胸部または横隔膜下の占拠性病変による後大静脈の圧迫などがある。後大静脈の超音波所見は全身循環不全の診断に極めて有用である。後大静脈の鬱滞がある例では横断像の変形が重要な診断所見である。後大静脈に鬱滞があると，その正常な三角形の超音波形状が円形または楕円形になる（**図 3-15**）と同時に静脈の直径が増す。

　また後大静脈の鬱滞はこれに注ぐ肝静脈の著しい拡張（**図 3-16**）や胆嚢壁の浮腫などの肝鬱血の症状を呈する（p. 56「肝の鬱血」参照）。ときに腹水がみとめられる。後大静脈の鬱滞のある動物で頸静脈の拡張があれば右心不全であり，頸静脈の拡張がなければ肝

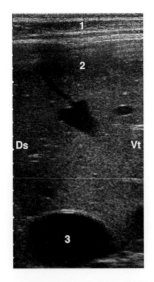

図 3-15　第十二肋間から描出した後大静脈血栓症牛の後大静脈の超音波像.
後大静脈は鬱血のため楕円形となり,直径が拡大している.1:腹壁,2:肝,3:後大静脈,Ds:背側,Vt:腹側.

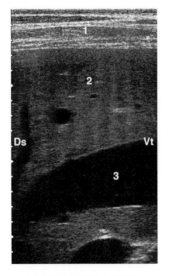

図 3-16　第十一肋間から描出した後大静脈血栓症牛の右側肝静脈の超音波像.
右側肝静脈は鬱血のために顕著に拡張している.1:腹壁,2:肝,3:右側肝静脈,Ds:背側,Vt:腹側.

臓から心臓間の後大静脈の閉塞または圧迫である.後大静脈血栓症の牛で血栓を超音波でみとめることはまれで,成牛[44],育成牛[47] 各1頭の報告があるのみである.育成牛の報告では血栓は右側の肝静脈でもみとめられている.血栓は後大静脈の頭側にあり,肺の像が重なって不明瞭になるので描出することが難しい.しかしながら後大静脈血栓症牛で肝膿瘍が描出されることもある.他の報告では2頭の牛の後大静脈血栓が生前の術中超音波

で診断されている[48]。

　後大静脈の狭小化もみられるが，多くの原因は拡張した第一胃による圧迫である。重度の肝硬変による肝静脈循環障害も静脈流量が顕著に減少すると後大静脈の狭小化を起こすことがある[37]。このような例では鬱血によって門脈が拡張する。

門脈

　門脈圧亢進では門脈が拡張し，直径が増大する。原因には，肝前の門脈圧亢進である門脈血栓，肝内の門脈圧亢進である肝硬変，腫瘍，膿瘍，および肝後の門脈圧亢進である右心不全または後大静脈血栓または圧迫がある。これらでは門脈内腔は異常に拡張し，第十二肋間から描出される直径が5.5 cmを超える。しばしば門脈の放射状の分岐および肝内門脈の拡張も起こる。門脈大静脈シャントによって血清アンモニア値が上昇した10週齢のホルスタイン子牛では超音波で肝内の門脈が描出されなかった[49]。その代わり前腸間膜静脈が明瞭で，カラードプラで門脈大静脈シャントを確認することができた。

門脈穿刺およびカテーテル挿入

　経皮的超音波ガイド下の門脈穿刺とカテーテル挿入は様々な実験のために実施される技術である[19,50〜54]。

要約

　超音波は肝疾患の診断に有用なツールである。超音波によって孤立性または瀰漫性病変が描出でき，超音波ガイド下で吸引，生検することもできる。また肝蛭症診断のために胆嚢から胆汁を吸引することもできる。しかし肺がかぶさる部分の肝は超音波で評価することはできない。

引用文献

1) Braun U. Ultrasonographic examination of the liver in cows. *Am J Vet Res* 1990; 51(10): 1522–1526.
2) Gerber D. *Sonographische befunde an der leber des rindes* [dissertation]. Vetsuisse faculty, University of Zurich, 1993.
3) Braun U, Gerber D. Percutaneous ultrasound-guided cholecystocentesis in cows. *Am J Vet Res* 1992; 53(7): 1079–1084.
4) Braun U. Ultrasonographic examination of the liver and gallbladder in cows: normal findings. *Compendium on Continuing Education for the Practicing Veterinarian* 1996; 18(2): S61–72.
5) Götz M. *Sonographische untersuchungen an der haube des rindes* [dissertation]. Faculty of veterinary medicine, University of Zurich, 1992.
6) Braun U, Götz M. Ultrasonography of the reticulum in cows. *Am J Vet Res* 1994; 55(3): 325–332.
7) Blessing S. *Sonographische untersuchungen am psalter des rindes* [dissertation]. Vetsuisse faculty, University of Zurich, 2003.

8) Braun U, Blessing S. Ultrasonographic examination of the omasum in 30 healthy cows. *Vet Rec* 2006; 159(24): 812–815.
9) Marmier O. *Sonographische untersuchungen am darm des rindes* [dissertation]. Vetsuisse faculty, University of Zurich, 1993.
10) Braun U, Marmier O. Ultrasonographic examination of the small intestine of cows. *Vet Rec* 1995; 136(10): 239–244.
11) Braun U. Ultrasonographic examination of the right kidney in cows. *Am J Vet Res* 1991; 52(12): 1933–1939.
12) Wolfensberger R. *Vergleichende untersuchungen auf fasziolose und dikrozöliose in galle, kot und leber beim rind* [dissertation]. Vetsuisse faculty, University of Zurich, 1993.
13) Braun U, Wolfensberger R, Hertzberg H. Diagnosis of liver flukes in cows: a comparison of the findings in the liver, in the feces, and in the bile. *Schweiz Arch Tierheilk* 1995; 137(9): 438–444.
14) Rapsch C, Schweizer G, Grimm F, et al. Estimating the true prevalence of *Fasciola hepatica* in cattle slaughtered in Switzerland in the absence of an absolute diagnostic test. *Int J Parasitol* 2006; 36(10–11): 1153–1158.
15) Braun U, Götz M, Guscetti F. Ultrasonographic findings in a cow with extrahepatic cholestasis and cholangitis. *Schweiz Arch Tierheilkd* 1994; 136(8): 275–279.
16) Martin EC, Getrajdman GI. Does the gallbladder have a future? *Radiology* 1989; 170(3): 969–973.
17) Itabisashi T, Yamamoto R, Satoh M. Ultrasonogram of hepatic abscess in cattle inoculated with *Fusobacterium necrophorum*. *Jpn J Vet Sci* 1987; 49(4): 585–592.
18) Jönsson G, Bergsten C, Carlsten J, et al. Ultrasonic diagnosis of liver abscesses in intensively fed beef cattle. In: *Proceedings of the 15th World Congress on Cattle Diseases*. Palma de Mallorca; 1988. p. 1428–1430.
19) Lechtenberg KF, Nagaraja TG. Hepatic ultrasonography and blood changes in cattle with experimentally induced hepatic abscesses. *Am J Vet Res* 1991; 52(6): 803–809.
20) Liberg P, Jönsson G. Ultrasonography and determination of proteins and enzymes in blood for the diagnosis of liver abscesses in intensively fed beef cattle. *Acta Vet Scand* 1993; 34(1): 21–28.
21) Tan ZL, Lechtenberg KF, Nagaraja TG, et al. Serum neutralizing antibodies against *Fusobacterium necrophorum* leukotoxin in cattle experimentally induced or naturally developed hepatic abscesses. *J Anim Sci* 1994; 72(2): 502–508.
22) Braun U, Pusterla N, Wild K. Ultrasonographic findings in 11 cows with a hepatic abscess. *Vet Rec* 1995; 137(12): 284–290.
23) Dore E, Fecteau G, Helie P, et al. Liver abscesses in Holstein dairy cattle: 18 cases(1992–2003). *J Vet Intern Med* 2007; 21(4): 853–856.
24) Tromp JF, Loeb E, Kuiper R. Een geval van leverabcessen bij een stier [A case of liver abscesses in a bull]. *Tijdschr Diergeneeskd* 2005; 130(24): 758–761.
25) Fubini SL, Ducharme NG, Murphy JP, et al. Vagus indigestion syndrome resulting from a liver abscess in dairy cows. *J Am Vet Med Assoc* 1985; 186(12): 1297–1300.
26) Dirksen G. Bakteriell bedingte lebernekrosen und -abszesse. In: Dirksen G, Gründer HD, Stöber M, editors. *Innere medizin und chirurgie des rindes*. 4th edition. Berlin: Parey Buchverlag; 2002. p. 631–634.
27) Stalker MJ, Hayes MA. Liver and biliary system. In: Grant Maxie M, editor. *Jubb, Kennedy, and Palmer's pathology of domestic animals*. 5th edition. Edinburgh: Saunders Elsevier; 2007. p. 297–388.
28) Braun U, Nuss K, Soldati G, et al. Clinical and ultrasonographic findings in four cows with liver tumours. *Vet Rec* 2005; 157(16): 482–484.
29) Kremer H, Dobrinski W, Schreiber MA. Leber. In: Kremer H, Dobrinski W, editors. *Sonographische diagnostik, innere medizin und angrenzende gebiete*. 4th edition. München: Urban & Schwarzenberg; 1993. p. 63–88.
30) Grote D. *Sonographische untersuchungen zur leberdiagnostik beim rind unter besonderer berücksichtigung des fettlebersyndroms* [dissertation]. Hannover, Germany: University of Veterinary Medicine; 1992.
31) Lauener JW. *Zweidimensionale sonographie in der fettleberdiagnostik bei milchkühen: untersuchungen zur diagnostischen sensitivität und spezifität* [dissertation]. Hannover, Germany: University of Veterinary Medicine; 1993.
32) Acorda JA, Yamada H, Ghamsari SM. Ultrasonographic features of diffuse hepatocellular disorders in dairy cattle. *Vet Radiol Ultrasound* 1994; 35(3): 196–200.
33) Delling U. *Intraoperative ultraschalluntersuchung der leber und der gallenblase des rindes* [dissertation]. Leipzig, Germany: University of Leipzig; 2000.

34) Thijssen JM, Starke A, Weijers G, et al. Computer-aided B-mode ultrasound diagnosis of hepatic steatosis: a feasibility study. *IEEE Trans Ultrason Ferroelectr Freq Control* 2008; 55(6): 1343–1354.

35) Mohamed T, Oikawa S, Kurosawa T, et al. Focal fatty liver in a heifer: utility of ultrasonography in diagnosis. *J Vet Med Sci* 2004; 66(3): 341–344.

36) Radostits OM, Gay CC, Hinchcliff KW, et al. Pyrrolizidine alkaloid poisoning. In: Radostits OM, Gay CC, Hinchcliff KW, et al, editors. *Veterinary medicine: a textbook of the diseases of cattle, horses, sheep, pigs, and goats.* 10th edition. Philadelphia: WB Saunders; 2007. p. 1878–1881.

37) Braun U, Linggi T, Pospischil A. Ultrasonographic findings in three cows with chronic ragwort (*Senecio alpinus*) poisoning. *Vet Rec* 1999; 144(5): 122–126.

38) Dirksen G. Gallengangs- und gallenblasenentzündung. In: Dirksen G, Gründer HD, Stöber M, editors. *Innere medizin und chirurgie des rindes.* 4th edition. Berlin: Parey Buchverlag; 2002. p. 634–639.

39) Braun U, Pospischil A, Pusterla N, et al. Ultrasonographic findings in cows with cholestasis. *Vet Rec* 1995; 137(21): 537–543.

40) Braun U, Schweizer G, Pospischil A. Clinical and ultrasonographic findings in three cows with ruptured gallbladders. *Vet Rec* 2005; 156(11): 351–353.

41) Banholzer P, Weigold B. Gallenwege. In: Kremer H, Dobrinski W, editors. *Sonographische diagnostik, innere medizin und angrenzende gebiete*. 4th edition. München: Urban & Schwarzenberg; 1993. p. 113–121.

42) Braun U, Schefer U, Gerber D, et al. Ultrasonographic findings in a cow with ascites due to thrombosis of the caudal vena cava. *Schweiz Arch Tierheilkd* 1992; 134(5): 235–241.

43) Braun U, Flückiger M, Feige K, et al. Diagnosis by ultrasonography of congestion of the caudal vena cava secondary to thrombosis in 12 cows. *Vet Rec* 2002; 150(7): 209–213.

44) Braun U, Salis F, Gerspach C. Sonographischer nachweis eines echogenen thrombus in der vena cava caudalis bei einer kuh [Diagnosis by ultrasonography of a thrombus in the caudal vena cava of a cow]. *Schweiz Arch Tierheilkd* 2003; 145(7): 340–341.

45) Braun U, Schweizer G, Wehbrink D, et al. Ultraschallbefunde bei einem rind mit aszites infolge thrombose der vena cava caudalis [Ultrasonographic findings in a heifer with ascites due to thrombosis of the caudal vena cava]. *Tierarztl Prax* 2005; 33G(6): 389–394.

46) Braun U. Clinical findings and diagnosis of thrombosis of the caudal vena cava in cattle. *Vet J* 2008; 175(1): 118–125.

47) Mohamed T, Sato H, Kurosawa T, et al. Ultrasonographic localisation of thrombi in the caudal vena cava and hepatic veins in a heifer. *Vet J* 2004; 168(1): 103–106.

48) Sigrist I, Francoz D, Leclère M, et al. Antemortem diagnosis of caudal vena cava thrombosis in 2 cows. *J Vet Intern Med* 2008; 22(3): 684–686.

49) Buczinski S, Duval J, D'Anjou MA, et al. Portacaval shunt in a calf: clinical, pathologic, and ultrasonographic findings. *Can Vet J* 2007; 48(4): 407–410.

50) Braun U, Koller-Wild K, Bettschart-Wolfensberger R. Ultrasound-guided percutaneous portocentesis in 21 cows. *Vet Rec* 2000; 147(22): 623–626.

51) Mohamed T, Sato H, Kurosawa T, et al. Bile acid extraction rate in the liver of cows fed high-fat diet and lipid profiles in the portal and hepatic veins. *Journal of Veterinary Medicine A* 2002; 49(3): 151–156.

52) Mohamed T, Sato H, Kurosawa T, et al. Echo-guided studies on portal and hepatic blood in cattle. *J Vet Med Sci* 2002; 64(1): 23–28.

53) Braun U, Camenzind D, Ossent P. Ultrasound-guided catheterization of the portal vein in 11 cows using the Seldinger technique. *J Vet Med Series A* 2003; 50: 1–7.

54) Braun U, Camenzind D, Wanner M, et al. The influence of a fermentation-resistant glucose diet on the glucose concentration and other metabolites in portal and jugular blood in 15 cows. *J Vet Med Series A* 2003; 50(1): 8–13.

第4章 牛の心脈管の超音波画像

Sébastien Buczinski, Dr Vét, DÉS, MSc

> ▶ **Keywords**
> ・心エコー検査 ・心膜炎 ・心内膜炎 ・心室中隔欠損 ・血管エコー

　牛の心疾患は鬱血性心不全の症状が出るまではっきりしないので，その診断には困難がつきまとう。ほとんどの心疾患の予後は厳しいか不良なので，早期診断は極めて重要である[1]。血液学的検査や血液生化学検査による心疾患診断の感度や特異度は高くない[1,2]。反対に主要な表層の脈管疾患は臨床診断によって検出されるが，確定診断には医用画像が必要となる[3]。また臨床的評価が困難な深部脈管の評価にも医用画像が用いられる。これらの理由から循環器疾患が疑われる場合には超音波画像は有用である。超音波装置のクオリティが改善されて携帯が可能になり，農場現場でも病院内でも用いられるようになった。本章では牛の心疾患と脈管疾患の超音波による診断と予後診断について解説する。

心の超音波像：テクニックと正常像

　心の超音波検査は病院内でも野外でも実施される。成牛では低周波数（2.5〜3.5 MHz）のプローブ[4〜7]または子牛では高周波数プローブ（3.75〜5 MHz）が必要である[8〜10]。肋間が狭いこと，心臓が胸部前方にあること，プローブの形状などは心臓すべてを画像化できない要因となる。可能であれば小さい位相配列（鉛筆状）プローブの使用が勧められる（**図4-1**）。しかし，牛の一般的な心臓病である細菌性心内膜炎，心囊炎，心室中隔欠損の診断は大きなセクタ型プローブで十分に可能である[1,11]。

　心エコー検査は通常，起立位で行う[4〜11]。子牛の場合は，小動物の標準的方法である右側横臥位で検査を始める[12]。心臓領域である胸部両側の第三〜五肋間の毛を刈り，次に皮膚をお湯またはアルコールでリンスして，超音波ジェルを塗布する。前肢は前方に移動させ（**図4-2**）[11]，プローブと肋間がよく接触するように少し外転させる[7]。

Clinique Ambulatoire Bovine/Bovine Ambulatory Clinic, Département des Sciences Cliniques, Faculté de Médecine Vétérinaire, Université de Montréal, Saint-Hyacinthe, QC, J2S 7C6, Canada
E-mail address: s.buczinski@umontreal.ca

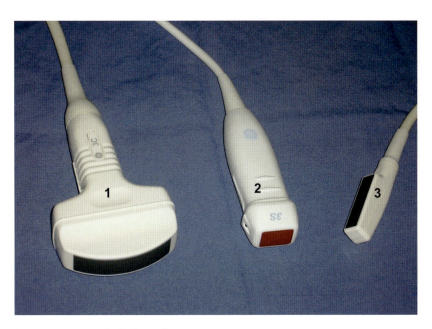

図 4-1　心エコーに用いる各種プローブ.
小型反芻獣の妊娠診断には低周波数プローブ（セクタ型プローブ）（1），または可能であれば小さいフェーズドアレイプローブ（2）を使用することができる．繁殖に使用するリニア型の高周波数プローブ（3）は成牛では透過深度が足りないので使用できないが，ときに子牛に用いることがある．リニア型プローブは肋間からの走査が不便なことが問題である．

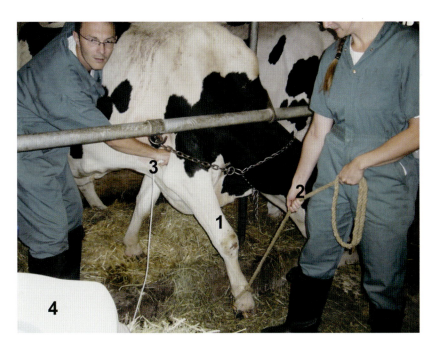

図 4-2　農場での右側胸部からの心エコー検査の実際.
必要であれば右前肢（1）を助手（2）に前方に引っ張ってもらえば，関心領域（3）を検査することができる．超音波装置は他の牛に触れられない安全な場所におく（4）．

右側傍胸骨からの超音波像

　右側胸部からの心エコー検査では心臓の3つの長軸像と1つの短軸像を用いる[6,7,11]。プローブを第四肋間と平行におき，心室，心房，心室中隔を含む4つの区画の長軸像を観察する（図4-3）。右室の前壁と後壁をつなぐ中隔縁柱がこの像でしばしばみられるが（図4-3参照），牛では分厚いので壁面の心内膜炎と間違わないようにしなければならない。プローブを時計方向に軽く回転させながらもう少し頭側に向ければ左室流出路（LVOT）である左心室，左心房，大動脈弁，大動脈基部が観察できる（図4-4）。右心室と右心房もこの像で観察される。同じ肋間で少し時計方向に回転させるか，またはプローブを第三肋間におくと，右心室，右心房および肺動脈弁と肺動脈幹などの右室流出路（RVOT）がみられる（図4-5）。心臓の短軸像はプローブを第四肋間で肋骨に垂直におき，両側の心室の横断像を得る（図4-6）。短軸像は左右対称であり，胸膜表面の干渉を受けるので描出するのが難しいこともある[7]。小動物と同じように右側胸壁からは他の画像を得ることもできるが[12,13]，臨床上の有用性は明らかではない。

左側傍胸骨からの超音波像

　左側からの超音波は左心の疾病を疑う場合にとくに有用である。右側からの超音波検査と同様の準備を行う。プローブを第四または第五肋間で肘頭の高さの背方におき，やや尾背方に向けると心臓の尾側の長軸像が得られ，心室，心房，房室弁が描出される（図4-7）。次にプローブを少し頭側に向け，やや反時計方向に回転させるとLVOTが描出さ

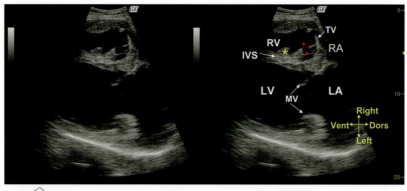

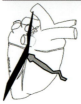

図4-3　心臓の右側長軸像（4室像）．
三尖弁の腱索はエコー線としてみえる（矢頭）．右室後壁から中隔縁柱（*）が部分的にみえる．Ds：背側，IVS：心室中隔，LA：左心房，MV：僧帽弁，RA：右心房，RV：右心室，TV：三尖弁，Vt：腹側．

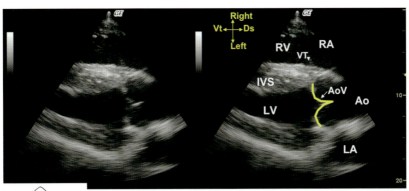
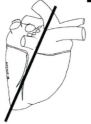

図 4-4　LVOT の右側長軸像.
大動脈弁が観察される（黄色線）．Ao：大動脈，AoV：大動脈弁．

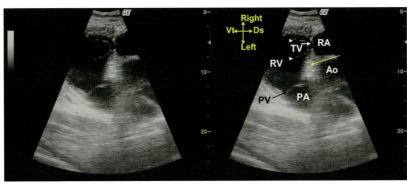
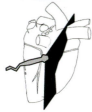

図 4-5　第三肋間からの RVOT の右側傍胸骨頭側長軸像.
冠動脈を示す小さい無エコー性円形構造（黄色矢印）は大動脈と右室との間にみられる．三尖弁の腱索もみられる（矢頭）．Ao：大動脈，Ds：背側，PA：肺動脈，PV：肺動脈弁，RA：右心房，RV：右心室，TV：三尖弁，Vt：腹側．

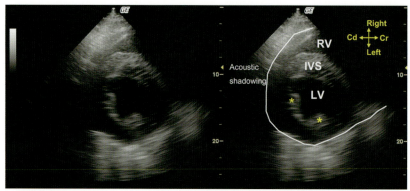

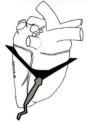

図 4-6 心室の右側短軸像.
両側の心室の横断像がみられる．左心室の乳頭筋（＊）が観察され，左心室内腔はマッシュルーム状にみえる．
Cd：後方，Cr：前方，IVS：心室中隔，LV：左心室，RV：右心室．

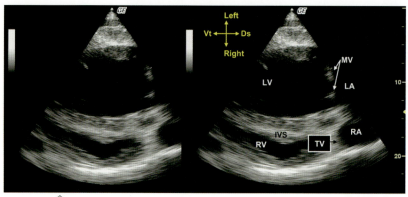

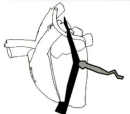

図 4-7 心臓の左側尾方の長軸像.
この像では 4 つの心区画が房室弁とともに描出される．三尖弁が不当に分厚くみえるが，超音波が弁の心筋付着部を横切っているためである．Ds：背側，IVS：心室中隔，LA：左心房，LV：左心室，MV：僧帽弁，RA：右心房，RV：右心室，TV：三尖弁，Vt：腹側．

れる（**図 4-8**）。左側傍胸骨頭方からの RVOT の長軸像（**図 4-9**）は第三[6,7]または第四肋間[7]からみることができる。様々な心エコー計測が成牛[5,7]および子牛[8〜10]でなされている。しかし牛の臨床において有用な心エコーパラメーターは明らかになっていない。心臓病によって二次的に生じる心臓の拡張を疑う場合には心房や心室の寸法は客観的な指標であるかもしれない[12,14]。左室短縮率（FS）は M モードを用いた右側傍胸骨からの長軸および短軸像によって測定することができる[12,14,15]。FS は左心室直径の拡張期（拡張期終末の直径［LVd］）と収縮期（収縮期終末の直径［LVs］）の変化率で，FS（％）＝ 100 ×（LVd － LVs）/ LVd で計算される。健康なホルスタインおよびジャージー種では，正常な FS は 28 〜 55％の間である[7]。他の種では FS は各種の心臓病または非心臓病罹患による全体的な変力作用や左室機能の大まかな評価に用いられている[12,14〜16]。馬では心筋疾患を疑う場合には有用である[3,14]。**表 4-1** にはその他の心臓構造の主要な心エコー測定項目を示してある[5,7]。現在までのところ，牛の心エコー計測や計算項目が予後診断に役立つかどうかに関するデータはない。

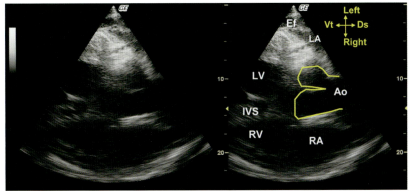

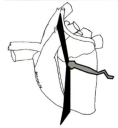

図 4-8　LVOT の左側傍胸骨部長軸像．
左心房，左心室，大動脈がみられる．大動脈弁の横断が細いエコー線としてみえる．少量の胸膜滲出もみられる．Ao：大動脈，Ds：背側，Ef：胸膜滲出，IVS：心室中隔，LA：左心房，LV：左心室，RA：右心房，RV：右心室，Vt：腹側．

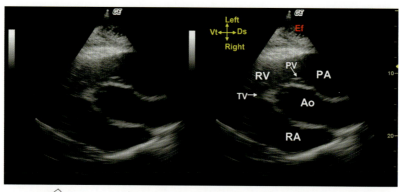
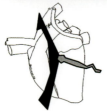

図4-9 RVOTの左側像.
片側性胸膜炎のこの例では左側胸部にもいくらか滲出がみられる．Ao：大動脈，Ds：背側，Ef：胸膜滲出，PA：肺動脈，PV：肺動脈弁，RA：右心房，RV：右心室，TV：三尖弁，Vt：腹側．

表4-1 健康な成牛の心エコー長．

パラメーター	ジャージー牛 (n = 10)[7] 平均±標準偏差	ホルスタイン牛 (n = 12)[7] 平均±標準偏差	スイスブラウンフィーフ牛 (n = 25)， シンメンタール牛 (n = 21)， ホルスタイン牛 (n = 5)，合計51頭 平均±標準偏差
拡張終期右室径 (cm)	2.45 ± 0.53	2.27 ± 0.76	4.1 ± 1.02
収縮終期右室径 (cm)	1.32 ± 0.63	1.14 ± 0.43	3.6 ± 0.98
拡張終期心室中隔厚 (cm)	2.0 ± 0.4	2.2 ± 0.51	2.4 ± 0.33
収縮終期心室中隔厚 (cm)	3.6 ± 0.5	3.4 ± 0.5	3.1 ± 0.38
拡張終期左室径 (cm)	7.7 ± 0.7	8.7 ± 1.0	7.0 ± 0.73
収縮終期左室径 (cm)	4.2 ± 0.53	4.2 ± 0.8	4.5 ± 0.69
左心房径 (cm)	10.9 ± 0.5	12.0 ± 1.2	検査所見なし
拡張終期大動脈径 (cm)	5.0 ± 0.26	6.4 ± 0.62	4.9 ± 0.92
拡張期肺動脈径 (cm)	4.2 ± 0.27	5.5 ± 0.8	5.6 ± 0.82
左室短縮率 (%)	44.7 ± 8.3	46.5 ± 9.5	43.4 ± 9.33

牛の心エコーの臨床適用

　心臓病は臨床症状によってその存在が示唆されるが[1]，確定診断には血液生化学検査，血液学的検査，血液培養，心膜穿刺，心電図検査，心エコー検査などの補助検査が必要である[1〜3]。心エコーは非侵襲的な画像診断法で，現場で実施できるので野外診療で有用である。臨床症状が不明瞭であったり，診断と予後が費用や動物福祉に関して両立せず，急いで淘汰や安楽殺しなければならなかったりする場合にはとくにそうである。

　心臓疾患が疑われる心エコー所見には特異的な心臓所見および鬱血性心不全による二次的な非特異的所見（たとえば胸膜滲出，肺の圧迫）がある[17]。最も一般的な心疾患である心膜炎，感染性心内膜炎，心室中隔欠損などは臨床所見と心エコー所見から疑うことができる。

心膜炎および心膜の滲出

　心膜炎は最も一般的な牛の心膜疾患である[1,17]。心膜の滲出はしばしば金属性異物疾患に二次的に起こり，様々な量のフィブリン凝塊を含む化膿性滲出を生じる[11,17,18]。近年，心膜滲出のまれな原因として予後のよい特発性の出血性心膜炎（IHP）が牛で報告されている[19,20]。心エコーによって予後不良の外傷性心膜炎と心膜排液で治癒するIHPを鑑別することができる[17,19,20]。心膜滲出を胸膜腔の異常や肺実質の異常によって起こる両側性の胸膜炎と間違ってはいけない[14]。

　外傷性心膜炎の主要な超音波像は低エコー〜エコー源性の心膜滲出である[17]。エコー性のフィブリン塊がみられることもある[11,17,18,21,22]。典型的には，健康動物ではみられない心膜層が心臓を包む分厚いエコー性の膜として描出される（図4-10）[17]。感染性の心膜滲出で遊離ガスが存在すると多重反射を伴う高エコー性の点状像としてみとめられることもある。IHPの心エコー所見は無[19]〜低[20]エコー性の心膜滲出であり，フィブリン鎖を伴うこともある[19,20]。したがって無エコー性の心膜液が貯留してエコー源性のフィブリン塊が観察されない超音波所見によって特発性心膜炎を疑うことができる（図4-11）。しかしIHPと感染性心膜炎の超音波像が類似することもあるので（低エコー性の液中にエコー性のフィブリン塊を含む），心膜滲出の確定診断には心膜穿刺と心膜液の検査が必要である[2,17〜20]。

　馬では臨床所見と心電図所見から3種類の心膜炎が記載されている。すなわち滲出性（心膜滲出によって心タンポナーデを起こす），線維素性（心膜内にフィブリンが貯留する），狭窄性（心膜の肥厚があり，心の拡張期充填量が減少する）の3種類である[23]。牛ではこのような分類はされていない。心膜滲出は典型的には右心室と右心房[17,20]および左心室[17,19]を圧迫する。この圧迫は心室直径を測定すればとくに心拡張期で明らかである。拡張期終末の心室容量は心膜圧が増加するために二次的に減少し，これは心臓の前負荷と心拍出量を減少させる。心拍出量の減少は心拍数の増加によって部分的に代償される[24]。

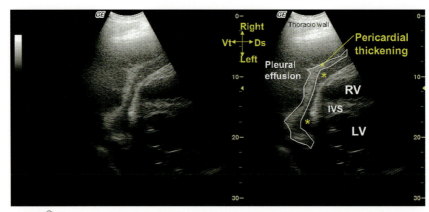

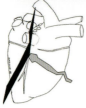

図 4-10　異物による心膜炎および胸膜炎牛の心腹側部の右側長軸像.
胸膜滲出によって心臓が背側に変位している．少量の低エコー性の心膜滲出がみられる（＊）．心膜の肥厚が心輪郭を囲むエコー性の線としてみられる．Ds：背側，IVS：心室中隔，LV：左心室，RV：右心室，Vt：腹側，Pericardial thickening：心膜の肥厚，Pleural effusion：胸膜滲出．

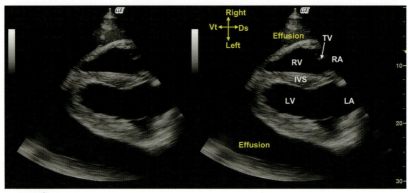

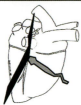

図 4-11　無エコー性の心膜滲出を示す牛の心臓の右側 4 区画長軸像.
心膜液の検査で特発性出血性心膜炎と診断された．無エコー性の心膜滲出がみられる疾患で類症鑑別を要する最も重要なものは心臓のリンパ腫である．Ds：背側，IVS：心室中隔，LA：左心房，RA：右心房，RV：右心室，TV：三尖弁，Vt：腹側，Effusion：滲出．

心外膜へのエコー源性のフィブリン沈着もまた人の滲出性－狭窄性心膜炎症候群にみられるのと同じように心室の拡張を制限する因子である[24]。

心膜滲出は併発する心臓病やその他の疾病によっても観察される[14]。様々な心臓の腫瘍も後述するように無エコー性の心膜滲出を起こす。無エコー性の心膜滲出は低ナトリウム血症，右心不全，馬のウイルス性疾病でもみられる[23]。

心膜滲出のある牛の心エコー所見が臨床上どのように有用であるかは調べられていない。馬の症例研究[23]では，心エコー像は心膜の排液効果や心膜液貯留経過を観察するために使用されている[19, 20]。しかし牛の臨床家に役立つ超音波画像上の予後因子は差し当たって存在しない。心エコー像は，心膜滲出の疑いの確定，心室やその機能への影響の観察，心膜滲出と胸膜滲出の鑑別，心膜穿刺部位の決定を行うことができる[11]。

細菌性心内膜炎および心内膜疾患

細菌性心内膜炎は最も一般的な牛の心内膜疾患である[1, 25, 26]。感染は心内膜弁に生じることが最も多く，心内膜の肥厚と弁の機能不全が起こる[27]。細菌性心内膜炎の臨床診断は心雑音や心不全の臨床症状がないと困難である[25, 26]。心臓の聴診によって弁の機能不全に二次的に生じる心雑音は症例の50%[25]〜80%[1]にみとめられる。牛の心不全の臨床症状は明確ではない。心雑音は先天性心疾患[1, 28]，および細菌性心内膜炎[29]で聴取されるが，健康牛でもみられる[29]。

病院内での牛の心内膜炎研究では心エコーは感度の高い診断ツールである[25, 26, 30, 31]。細菌性心内膜炎例における心内膜の肥厚や疣贅物を検出できる感度は75%（6例中4例）[26]，95%（22例中21例）[25]，100%（5例）[31]であると報告されている。三尖弁は細菌性心内膜炎が最もよく起こる弁である[25, 30]。13%[25]〜53%[30]の例では2つ以上の弁に感染が起こる。心内膜壁の感染は滅多にみられない[11, 25]。最近のドイツの研究では心エコーによる細菌性心内膜炎診断の感度は感染部位に依存するとされている[30]。三尖弁の病変は13例中13例，僧帽弁は8例中7例，肺動脈弁は7例中6例，大動脈弁は4例中2例で診断がなされた[30]。しかし15例ではすべてで少なくとも1つの弁に異常があることが診断された。牛の細菌性心内膜炎の心エコー診断の特異度は定められていない。牛の非感染性弁膜異常はまれであること[32〜34]，またほとんどの進行例では心内膜に顕著な変化があるので，特異度は高いはずである。

細菌性心内膜炎の典型的な心エコー所見は罹患弁膜や心内膜壁の顕著で不規則な肥厚で，疣贅状や粗野な状態にみえる（**図4-12**）[21, 25, 30, 35, 36]。心臓のすべての弁膜は適切に画像化できる（**図4-13**）。感染の生じた心内膜はエコー源性にみえることが多く[11, 21, 31, 35]，ガス内容によって高エコーにみえること[11, 31]は少ない。Yamaga & Too[31]による研究では直径が5mm未満の弁上の疣贅物は心エコーで診断できないとしている。弁膜の肥厚は馬では腱索断裂や弁尖の動揺とともにみられるが[14]，このようなことは牛ではまれである[3]。牛の房室弁でよくみられる血液および漿液性嚢胞も理論的には弁膜の肥厚を起こすが，牛

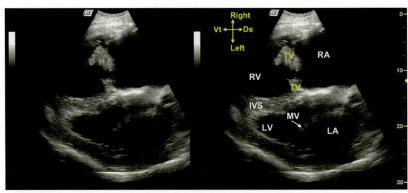

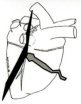

図 4-12　牛の三尖弁の心内膜炎の右側 4 区画長軸像.
罹患弁は著しく肥厚し，粗にみえる．弁膜の機能不全のために三尖弁の逆流を生じ，二次的に右心房の拡張がみられる．Ds：背側，IVS：心室中隔，LA：左心房，LV：左心室，MV：僧帽弁，RA：右心房，RV：右心室，TV：三尖弁，Vt：腹側．

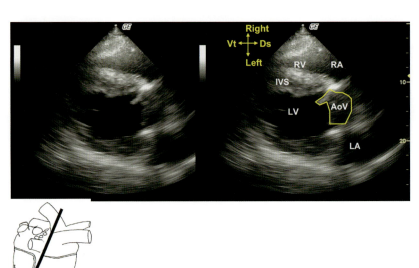

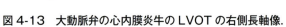

図 4-13　大動脈弁の心内膜炎牛の LVOT の右側長軸像.
大動脈幹は不均一なエコー源性マスとしてみられる感染性疣贅物によって完全に閉塞している．AoV：大動脈弁，Ds：背側，IVS：心室中隔，LA：左心房，LV：左心室，RA：右心房，RV：右心室，Vt：腹側．

の囊胞は大きくない（直径は平均 2 mm）[37]。

　これらの理由から，弁膜の肥厚があれば細菌性心内膜炎が診断名として最初に挙げられることになる。弁膜の変形によって心臓の拡張を起こすような二次性の逆流性病変が生じることもある [11, 14, 31]。三尖弁の心内膜炎によって二次的に右心房と右心室が拡張することもある（図 4-12 参照）[31]。

　牛に関する情報は欠けているものの，馬の心内膜炎では心エコーは弁膜の治癒過程をモニターできる有用な補助ツールとされている [14, 38]。治癒過程では病変部は小さく平滑になり，エコー性になる [38]。心エコーは牛の例でも治癒過程のモニターに有用なはずである。

　牛では実験的なカニツリグササイレージ中毒によっても心臓弁膜の肥厚とエコー源性の増加が観察される [39]。これらの心エコーでは特異度 100％で弁膜の石灰化が病理組織的にみとめられる。

心臓の腫瘍

　牛の最も一般的な心臓腫瘍は心リンパ腫で，牛白血病ウイルスが撲滅されていないところで起こる [3]。地方病性リンパ腫の典型的な症状（たとえば，多発性リンパ腺腫大，眼球突出）は心不全の症状に付随して存在したり [40, 41]，存在しなかったりする [42, 43]。心エコーは心リンパ腫の診断に役立つことがある [40〜44]。心リンパ腫の非特異的な症状は少量のエコー性のフィブリン束を含む [40, 41] 様々な量の無エコー性の心膜滲出である [40, 42, 43]。最も顕著な異常は右心房に存在し，この部位は人と同様に最初に腫瘍が発生する部位である [40〜43]。右心房の拡張が観察されるか [40, 41]，あるいは心膜滲出のために，心タンポナーデの心エコー所見が隠されてしまう [42]。腫瘍が浸潤した心房壁，心外膜，心内膜は肥厚してみえる [40, 42]。この浸潤は多数の低エコー性の点を有するエコー源性の内腔マスとして観察されるようになる [40, 42]。このような所見が得られても確定診断は腫瘍細胞の分離によらなければならない [3]。

　牛では様々なタイプの心臓腫瘍に関する心エコーデータはほとんどない。縦隔膜紡錘状細胞の腫瘍 2 例の牛では心基部にエコー源性マスがみられるのが主要な心エコー所見であった [26]。右心房を部分的に閉塞するエコー源性の円形マスは羊心臓の線維肉腫でもみとめられている [45]。しかしどちらの例でも最終的な診断にはマスの組織検査が必要であった [26, 45]。

先天性心疾患

　先天性心疾患は子牛の先天異常の 2.7％に存在するとされている [46]。最も一般的な牛の先天性心疾患は心室中隔欠損（VSD）である [28, 47]。心エコー所見は心室中隔の膜性部分に一致する欠損である [28, 48]。この欠損は馬と同様に LVOT の右側長軸像によって最もよく観察される（図 4-14）[14]。欠損が肺動脈下にある例では LVOT と RVOT 間の心室中隔の短軸像が有用である [3]。欠損の大きさ（≦ 2.5 cm）と VSD 短絡流（超音波ドプラで計測）

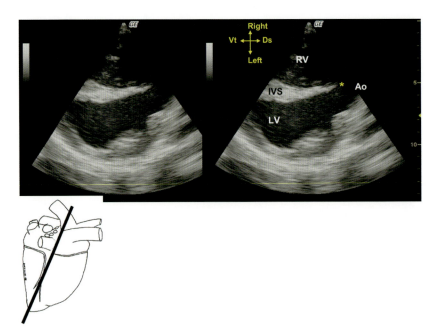

図 4-14　全収縮期心雑音が右側胸部で最もよく聴取される子牛の LVOT の右側長軸像.
心室中隔の膜性部分が欠損しており（＊），VSD と診断される．Ao：大動脈，Ds：背側，IVS：心室中隔，LV：左心室，RV：右心室，Vt：腹側．

の最大速度（≧ 4 m/s）は馬の VSD の陽性予後因子であることが報告されているが[49]，牛にはこのような情報はない[28,32]。しかし欠損部血流の方向が重要で，それはアイゼンメンガー複合といわれる肺動脈高血圧症と関連する短絡路の逆流があれば予後不良だからである[28,50]。欠損の血流方向は超音波ドプラまたはバブルテストによって評価することができる[3,51]。バブルテストは単純コントラスト心エコー法で，心臓周期の間に滅菌生理食塩液を頸静脈から急速投与して各区画に分流するのを観察するものである[51]。注射した液は右心内の血液のエコー源性を増し，右心血液が左心でみられるようになるのが分かる（すなわち，心臓内で右側から左側への短絡が存在する）。その他の VSD の心エコー所見には左心房，左心室，右心室の肥大および肺動脈の拡張がみられる[3,28]。

その他の先天異常も心エコーで診断が可能である[32,34,52〜58]。大動脈の騎乗，右心室の肥大，肺動脈の狭窄などの VSD におけるファローの四徴も心エコーで画像化することができる[32,52〜54]。その他のまれな先天性心疾患も画像化できるが，心エコーの専門家でないと診断するのは難しいかもしれない[52,55〜58]。

肺性心

肺性心は肺高血圧に続発する右心圧の亢進または右心不全で，高地性または慢性肺疾患に起因する[3,59,60]。2 頭の牛の症例では特異的な心エコー所見はみとめられなかった[59]。馬の症例では肺動脈径が大動脈より拡大していた[61,62]。超音波ドプラ検査では肺動脈の機

能不全もみられている[61,62]。三尖弁の機能不全を起こす右心室と右心房の拡張も観察されている[62]。しかし牛ではこの疾病の臨床診断に心エコーが用いられたという報告はない。

その他の心疾患

牛には心筋炎および心筋症が存在する[3]。しかしこれらの心エコー所見は微細なものである[21,41,50,63,64]。拡張性心筋症の心エコー所見ではFSは減少するか[21,41]，正常である[63]。古典的には右心は肥大するが，左心の拡張を伴うもの[41,63]も，伴わないもの[21]もある。右心の拡張は三尖弁の逆流を起こすことがある[63]。

牛の心筋炎の心エコー所見は心筋膿瘍の報告だけである[64]。膿瘍は心筋内の無エコー性の病変としてみられる[64]。心臓の膿瘍は標準的な心エコー法では見逃されやすいので，その位置確認は重要である[50]。

脈管系の臨床超音波検査

脈管の超音波像は臨床症状が軽度であったり，深部の脈管であったりする場合，非侵襲的に脈管病変を診断するのに有用である[3,14,65]。牛の主要な脈管の超音波検査技術は，頸静脈[66,67]，乳静脈[68]，足根静脈[69]，後大静脈[70]，卵巣および膣静脈[71]，横隔膜静脈[72]で記載されている。また大動脈[39,73]，頸動脈[66]，子宮動脈[74]，尾動脈[75]についても記載がある。静脈の超音波像の正常所見は無エコー内容と薄いエコー源性壁である（**図4-15**）[11,65,66]。表面にある静脈の直径や見え方はプローブに加えられる圧に影響される[11,65,66]。静脈弁は内腔のエコー性〜高エコー性の線として観察される（**図4-15**参照）[65,68]。動脈の超音波所見は静脈のそれと著しく変わるものではないが，動脈では心臓の収縮期，拡張期周期に伴う直径の変化が少なく，壁が静脈壁より厚く，表在静脈より変形しにくく，内腔に弁は観察されない[14,65]。ドプラ機能が使用できれば，血流を評価できる（**図4-15**参照）。牛の主要な脈管疾患には血管壁の炎症，血栓症，動脈瘤がある[3,11,14]。

静脈炎および血栓性静脈炎

牛の頸静脈[67,76〜78]，肢の静脈[69,79,80]の静脈周囲炎，静脈炎，血栓性静脈炎の超音波所見が報告されている。静脈周囲炎（静脈周囲組織の炎症）では間質液や壊死内容物に一致して多数の低エコー領域がみられる（**図4-16**）[76]。静脈炎では静脈壁が肥厚してエコー性の内膜が観察されにくい。血栓症や血栓性静脈炎は内腔に低エコー〜エコー性のマスがあり，血管を部分的または完全に閉塞しているのが観察される（**図4-17**）。血栓は経過中ほとんどで均一なエコー源性を有するが，とくに成熟した血栓では血栓形成領域中に無エコー部分がみられることもある[80]。馬の血栓性静脈炎では無エコー内容を入れた空洞病変がしばしばみられるが，牛での報告はない[67,77,79,80]。経皮的超音波は血栓形成部位を正確に評価できる確かなツールであり，ドプラが使用できれば血栓症が治癒した部位の再疎

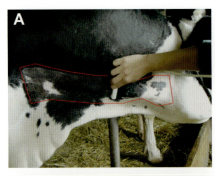
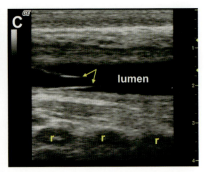
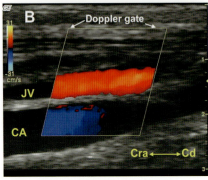

図 4-15　牛の頸静脈と頸動脈部の超音波像.
A　牛は検査のために頸を側方に伸ばして保定している．子牛では横臥保定下で行う．B　正常では浅頸静脈と頸動脈が描出される．頸静脈は圧縮性のある管状の構造で，薄いエコー性の壁と無エコーの内容がみられる．C　管腔内には静脈弁が細い線状エコーとしてみられる（矢印）．カラードプラ法では両血管が反対方向の層流として捉えられている．CA：頸動脈，Cd：後方，Cra：前方，JV：頸静脈，r：気管輪．

通も評価することができる（**図 4-17** 参照）[81]。超音波ガイド下での血栓の穿刺生検は診断または治療目的で安全に行うことができる[81]。血栓は卵巣および膣静脈，後大静脈[82〜84]，肝静脈[84]でも観察されている。現在のところ，診断目的以外で超音波が使用された情報はない。

動脈の血栓症

様々な炎症過程の結果起こる動脈血栓症はまれである（**図 4-18**）[3]。動脈血栓の超音波所見は子牛の尾動脈血栓症が報告されている[73]。これらは静脈血栓症と同じで，血流を部分的または完全に閉塞する低エコー〜エコー性の部分として描出される。超音波によって血栓の大きさが減じて行くのをモニターすることもできる[73]。またカラードプラは血栓領域の血流を評価することができる[73]。

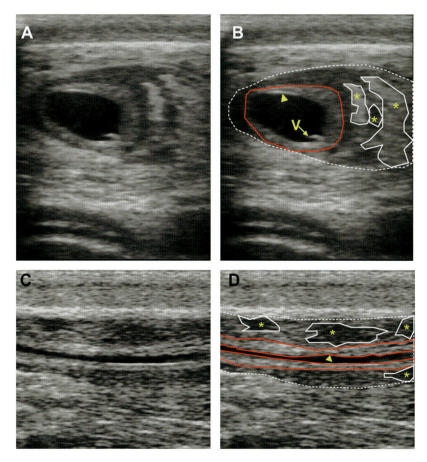

図 4-16　畜主によるブドウ糖の血管周囲注射による静脈周囲炎，静脈炎牛の超音波横断像（A, B）および縦断像（C, D）．
静脈遠位を指で圧迫（A, B）した場合，または圧迫しない場合（C, D）の無エコー性の静脈内腔．血管壁は肥厚し（赤線），細いエコー性の内膜（矢頭）は連続していない．腫脹した血管周囲組織（白破線）には無エコー性または高エコー性の領域（＊）がみられる．静脈弁（V）もみられる．

その他の脈管疾患

　その他の血管病の超音波所見としては子牛の門脈大静脈シャント[85]，成牛の実験的カニツリグササイレージ給与による血管の二次的な石灰化[39]，静脈管遺残[86]，育成牛の動脈管動脈瘤[87]が報告されている．牛では症例の報告しかないが，超音波は多くの血管疾患の診断や治療管理に役立つはずである[14, 65]．本章では扱わなかったが，超音波ドプラ検査は牛ではとくに生殖管で有望である[74, 88～90]．

　結論として，超音波は牛の心血管疾患を扱うために非常に役立つものである．ほとんどの例で，心血管の超音波によって生前診断が可能で，とくにこのことは予後不良例に不要な治療を避けることができ有用である．超音波による早期診断は価値の高い動物に早期治療を施し，治癒経過をモニターすることにも役立つ．

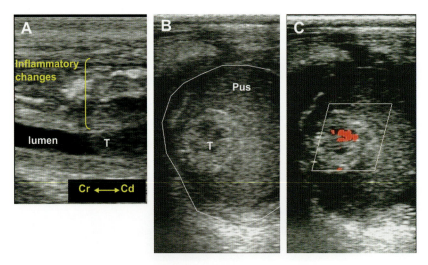

図4-17 成牛の頸静脈の慢性血栓性静脈炎の超音波像.
A 静脈内腔を完全に閉塞する低エコー性の血栓（T）を示す縦断像．静脈周囲組織はエコー性〜高エコー性内容によって，腫脹している．B 超音波ビームを下顎から胸部まで血管に垂直に移動させると，静脈周囲に空洞性病巣（白点線）が観察される．この空洞性病巣は膿と同じ不均一な内容を有する．C 血栓形成領域のドプラ検査では血栓内を通る層流がみられ（赤色部），これは新生血管によって血栓部が再疎通している像である．Inflammatory changes：炎症性変化，lumen：内腔，Pus：膿．

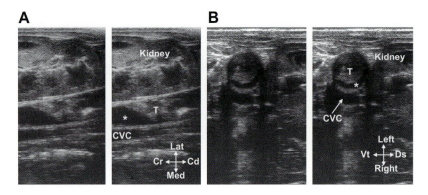

図4-18 遠位大動脈血栓症子牛の腹部超音波像.
子牛は右側横臥位である．左腎近くの大動脈内腔（＊）をほぼ閉塞している血栓が縦断像（A）および横断像（B）でみられる．後大静脈も観察される．Cd：後方，Cr：前方，CVC：後大静脈，Ds：背側，Lat：外側，Med：内側，T：血栓，Vt：腹側，Kidney：腎．

引用文献

1) Bexiga R, Mateus A, Philbey AW, et al. Clinicopathological presentation of cardiac diseases in cattle and its impact on decision making. *Vet Rec* 2008; 162(18): 575–580.
2) Buczinski S. Les maladies cardiaques bovines: revue des moyens diagnostiques disponibles et de leur interêt [Bovine heart diseases: a review of the ancillary tests and their clinical values]. *Ann Med Vet* 2007; 151(1): 15–23 [in French].
3) Reef VB, McGuirk SM. Diseases of the cardiovascular system. In: Smith BP, editor. *Large animal internal medicine*. 3rd edition. St. Louis(MO): Mosby; 2002. p. 443–478.
4) Pipers FS, Reef VB, Hamlin RL, et al. Echocardiography in the bovine animal. *Bov Pract* 1978; 30: 114–118.
5) Braun U, Schweizer T. Bestimmung der Herzdimensionen beim rind mit hilfe der 2-D-mode-echocardiographie [Assessment of heart dimension in the cow with the help of 2-D-mode echocardiography]. *Berl Munch Tierarztl Wschr* 2001; 114(1–2): 46–50 [in German].
6) Braun U, Schweizer T, Pusterla N. Echocardiography of the normal bovine heart: technique and ultrasonographic appearance. *Vet Rec* 2001; 148(2): 47–51.
7) Hallowell G, Potter TJ, Bowen IM. Methods and normal values for echocardiography in adult dairy cattle. *J Vet Cardiol* 2007; 9(2): 91–98.
8) Amory H, Jakovljevic S, Lekeux P. Quantitative M-mode and two-dimensional echocardiography in calves. *Vet Rec* 1991; 128(2): 25–31.
9) Amory H, Lekeux P. Effect of growth on functional and morphological echocardiographic variables in Friesian calves. *Vet Rec* 1991; 128(15): 349–354.
10) Amory H, Kafidi N, Lekeux P. Echocardiographic evaluation of cardiac morphologic and functional variables in double-muscled calves. *Am J Vet Res* 1992; 53(9): 1540–1547.
11) Buczinski S. L'examen echographique de l'appareil cardiovasculaire et lymphatique. In: Buczinski S, editor. *Echographie des bovins*. Rueil-Malmaison, France: Point-veterinaire Wolter-Kluwer; 2009. p. 47–67 [in Spanish].
12) Buczinski S. L'examen echographique de l'appareil cardiovasculaire et lymphatique [Ultrasonography of the cardiovascular and lymphatic system]. In: Buczinski S, editor. *Echographie des bovins*. [Bovine ultrasonography]. Rueil-Malmaison, France: Point-vétérinaire, Wolter-Kluwer; 2009. p. 47–67 [in French].
13) Thomas WP, Gaber CE, Jacobs GJ, et al. Recommendations for standards in transthoracic two-dimensional echocardiography in the dog and cat. *J Vet Intern Med* 1993; 7(4): 247–252.
14) Reef VB. Cardiovascular ultrasonography. In: Reef VB, editor. *Equine diagnostic ultrasound*. Philadelphia: Saunders; 1997. p. 215–272.
15) Slama M, Maizel J. Echocardiographic measurement of ventricular function. *Curr Opin Critical Care* 2006; 12(3): 241–248.
16) Young LE, Rogers K, Wood JLN. Left ventricular size and systolic function in thoroughbred racehorses and their relationships to race performance. *J Appl Physiol* 2005; 99(4): 1278–1285.
17) Braun U. Traumatic pericarditis in cattle: clinical, radiographic and ultrasonographic findings. *Vet J*, in press.
18) Braun U, Lejeune B, Rauch S, et al. Sonographische Befunde bei 22 Rindern mit Pericarditis traumatica [Ultrasonographic findings in 22 cows with traumatic pericarditis]. *Schweiz Arch Tierheilkd* 2008; 150(6): 281–286 [In German].
19) Jesty SA, Sweeney RW, Dolente BA, et al. Idiopathic pericarditis and cardiac tamponade in two cows. *J Am Vet Med Assoc* 2005; 226(9): 1555–1558.
20) Firshman AM, Sage AM, Valberg SJ, et al. Idiopathic hemorrhagic pericardial effusion in cows. *J Vet Intern Med* 2006; 20(6): 1499–1502.
21) Schweizer T, Sydler T, Braun U. Kardiomyopathie, Endokarditis valvularis thromboticans und Perikarditis traumatica beim Rind–Klinische und echokardiographische Befunde an drei Fallberichten [Cardiomyopathy, valvular thombotic endocarditis and traumatic pericarditis in cows—clinical and echocardiographic findings on 3 case reports]. *Schweiz Archiv Tierheilkd* 2003; 145(9): 425–430 [In German].
22) Sojka JE, White MR, Widmer WR, et al. An unusual case of traumatic pericarditis in a cow. *J Vet Diag Invest* 1990; 2(2): 139–142.
23) Worth LT, Reef VB. Pericarditis in horses: 18 cases(1986–1995). *J Am Vet Med Assoc* 1998; 212(2): 248–253.

24) LeWinter MM, Kabbani S. Pericardial diseases. In: Zipes DP, Libby P, Bonow RO, Braunwald E, editors. *Braunwald's heart disease: a textbook of cardiovascular medicine*. 7th edition. Philadelphia: Elsevier Saunders; 2005. p. 1757–1779.

25) Healy AM. Endocarditis in cattle: a review of 22 cases. *Irish Vet J* 1996; 49(1): 43–48.

26) Buczinski S, Francoz D, Fecteau G. Congestive heart failure in cattle: 59 cases(1990–2005). Nice, France: *24th World Buiatric Congress*; 2006. p. OS18–1.

27) Kasari TR, Roussel AJ. Bacterial endocarditis. Part I. Pathophysiologic, diagnostic, and therapeutic considerations. *Compendium Contin Educ Pract Vet* 1989; 11(5): 655–659.

28) Buczinski S, Fecteau G, DiFruscia R. Ventricular septal defects in cattle: 25 cases. *Can Vet J* 2006; 47(3): 246–252.

29) Rezakhani A, Zarifi M. Auscultatory findings of cardiac murmurs in clinically healthy cattle. *Online J Vet Res* 2007; 11: 62–66.

30) Starke A, Hollenberg C, Strattner, et al. Sonographische Untersuchungen zur Endocarditis des Rindes. Lovran, Croatia. In: *IVth Central European Buiatric Congress*. p. 349–357 [In German].

31) Yamaga Y, Too K. Diagnostic ultrasound imaging of vegetative valvular endocarditis in cattle. *Jpn J Vet Res* 1987; 35(1): 49–63.

32) Buczinski S, Fecteau G, Francoz D, et al. Les affections cardiaques congenitales du veau: une approche clinique diagnostique simple [Congenital heart disease in calves: a simple and practical approach]. *Med Vet Quebec* 2005; 35(2): 79–85 [in French].

33) Gopal T, Leipold HW, Dennis SM. Congenital cardiac defects in calves. *Am J Vet Res* 1986; 47(5): 1120–1121.

34) Watson TDG, Marr CM, McCandlish IAP. Aortic valvular dysplasia in a calf. *Vet Rec* 1991; 129(17): 380–382.

35) Estepa JC, Mayer-Valor R, Lopez I, et al. What is your diagnosis? *J Am Vet Med Assoc* 2006; 228(1): 37–38.

36) Ware WA, Bonagura JD, Rings DM. Echocardiographic diagnosis of pulmonary valve vegetation endocarditis in a cow. *J Am Vet Med Assoc* 1986; 188(2): 185–187.

37) Shekarforoush SS, Rezakhani A, Katannejad A. The prevalence of blood and serous cysts in the atrioventricular valves of the heart of cattle. *Revue Med Vet* 2006; 157(10): 477–480.

38) Maxson AD, Reef VB. Bacterial endocarditis in horses: ten cases(1984–1995). *Equine Vet J* 1997; 29(5): 394–349.

39) Franz S, Gasteiner J, Schilcher F, et al. Use of ultrasonography to detect calcifications in cattle and sheep fed *Trisetum flavescens* silage. *Vet Rec* 2007; 161(22): 751–754.

40) Schmitz DG, Seahorn TL. Use of echocardiography to detect tumors in the heart of a bull with bovine leukosis. *J Am Vet Med Assoc* 1991; 205(11): 1590–1592.

41) Yamaga Y, Too K. Echocardiographic detection of bovine cardiac diseases. *Jpn J Vet Res* 1986; 34(3–4): 251–267.

42) Van Biervliet J, Kraus M, Woodie B, et al. Thoracoscopic pericardiotomy as a palliative treatment in a cow with pericardial lymphoma. *J Vet Cardiol* 2006; 8(1): 69–73.

43) Ivany JM, Illanes OG. Congestive heart failure due to epicardial lymphosarcoma in a Holstein cow. *Can Vet J* 1999; 40(11): 819–820.

44) Faganello G, Belham M, Thaman R, et al. A case of primary cardiac lymphoma: analysis of the role of echocardiography in early diagnosis. *Echocardiography* 2007; 24(8): 889–892.

45) Braun U, Hagen A, Pusterla N, et al. Echocardiographic diagnosis of a cardiac fibrosarcoma in the right atrium of a sheep. *Schweiz Arch Tierheilk* 1995; 137(5): 187–192.

46) Leipold HW, Dennis SM, Huston K. Congenital defects in cattle: nature, cause and effect. *Adv Vet Sci Comp Med* 1972; 16: 103–150.

47) Ohwada K, Murakami T. Morphologies of 469 cases of congenital heart diseases in cattle. *J Jpn Vet Med Assoc* 2000; 53: 205–209.

48) Pipers FS, Reef V, Wilson J. Echocardiographic detection of ventricular septal defects in calves. *J Am Vet Med Assoc* 1985; 187(8): 810–816.

49) Reef VB. Evaluation of ventricular septal defects in horses using two-dimensional and Doppler echocardiography. *Eq Vet J* 1995; 19(Suppl): 86–96.

50) Gavaghan BJ, Kittleson MD, Decock H. Eisenmenger's complex in a Holstein-Friesian cow. *Aust Vet J* 2001; 79(1): 37–40.
51) Bonagura JD, Pipers FS. Diagnosis of cardiac lesions by contrast echocardiography. *J Am Vet Med Assoc* 1983; 182(4): 396–402.
52) Hagio M, Murakami T, Otsuka H. Two dimensional echocardiographic diagnosis of bovine congenital heart disease: echocardiographic and anatomic correlation. *Jpn J Vet Sci* 1987; 49(5): 883–897.
53) Mohamed T, Sato H, Kurosawa T, et al. Tetralogy of Fallot in a calf: clinical, ultrasonographic, laboratory and postmortem findings. *J Vet Med* Sci 2004; 66(1): 73–76.
54) Nakade T, Uchida Y, Otomo K. Three cases of bovine extreme tetralogy of Fallot. *J Vet Med Sci* 1993; 55(1): 161–167.
55) Schwarzwald C, Gerspach C, Glaus T, et al. Persistent truncus arteriosus and patent foramen ovale in a Simmentaler Braunvieh calf. *Vet Rec* 2003; 152(11): 329–333.
56) Prosek R, Oyama MA, Church WM, et al. Double-outlet right ventricle in an Angus calf. *J Vet Intern Med* 2005; 19(2): 262–267.
57) Zulauf M, Tschudi T, Meylan M. Double outlet right ventricle (DORV) bei einem 15 Monate alten rind. *Schweiz Arch Tierheilkd* 2001; 143(3): 149–154.
58) Prescott JRR, Slater JD, Jackson PGG. Patent ductus arteriosus in an 11-month-old heifer. *Vet Rec* 1997; 140(16): 430–431.
59) Angel KL, Tyler JW. Pulmonary hypertension and cardiac insufficiency in three cows with primary lung disease. *J Vet Intern Med* 1992; 6(4): 214–219.
60) Rhodes J. Comparative physiology of hypoxic pulmonary hypertension: historical clues from brisket disease. *J Appl Physiol* 2005; 98(3): 1092–1100.
61) Sage AM, Valberg S, Hayden DW, et al. Echocardiography in a horse with cor pulmonale from recurrent airway obstruction. *J Vet Intern Med* 2006; 20(3): 694–696.
62) Schwarzwald CC, Stewart AJ, Morrison CD, et al. Cor pulmonale in a horse with granulomatous pneumonia. *Equine Vet Educ* 2006; 18(4): 182–187.
63) Guglielmini C. Echocardiographic and Doppler echocardiographic findings of dilated cardiomyopathy in a heifer. *Vet Rec* 2003; 153(17): 535–536.
64) Reef VB, Hattel AL. Echocardiographic detection of tetralogy of Fallot and myocardial abscesses in a calf. *Cornell Vet* 1984; 74(2): 81–95.
65) Trush A, Hartshorne T. *Peripheral vascular ultrasound: how, why and when*. 2nd edition. Edinburgh, UK: Elsevier; 2005. p. 235.
66) Braun U, Föhn J, Pusterla N. Ultrasonographic examination of the ventral neck region in cows. *Am J Vet Res* 1994; 55(1): 14–21.
67) Pusterla N, Braun U. Ultrasonographic evaluation of the jugular vein of cows with catheter-related thrombophlebitis. *Vet Rec* 1995; 137(17): 431–434.
68) Braun U, Hoegger R. B-mode and colour Doppler ultrasonography of the milk vein in 29 healthy Swiss Braunvieh cows. *Vet Rec* 2008; 163(2): 47–49.
69) Kofler J, Buchner A, Sendhofer A. Application of real-time ultrasonography for the detection of tarsal vein thrombosis in cattle. *Vet Rec* 1996; 138(2): 34–38.
70) Braun U. Ultrasonographic examination of the liver in cows. *Am J Vet Res* 1990; 51(10): 1522–1526.
71) Bleul U, Hagedorn A, Kähn W. Thrombosis of the ovarian and vaginal veins after caesarean section in a cow. *Vet Rec* 2005; 156(24): 780–782.
72) Braun U, Hoegger R, Haessig M. Colour Doppler sonography of the musculophrenic vein in cows. *Vet J* 2009; 179: 451–454.
73) Buczinski S, Francoz D, Mulon PY. Ultrasonographic diagnosis of distal aortic thrombosis in two calves. *J Vet Intern Med* 2007; 21(2): 348–351.
74) Bollwein H, Meyer HH, Maierl J, et al. Transrectal Doppler sonography of uterine blood flow. *Therio* 2000; 53(8): 1541–1552.
75) Aiken GE, Kirsh BH, Strickland JR, et al. Hemodynamic responses of the caudal artery to toxic tall fescue in beef heifers. *J Anim Sci* 2007; 85(9): 2337–2345.

76) Pusterla N, Braun U. Sonographische Bild perivaskulärer Jugularvenenerkrankungen beim Rind [Ultrasonographic findings of the jugular perivenous diseases in cattle]. *Tierärztl Prax* 1995; 23(4): 360–362 [In German].
77) Pusterla N, Braun U. Prophylaxis of intravenous catheter-related thrombophlebitis in cattle. *Vet Rec* 1996; 139(12): 287–289.
78) Rouleau G, Babkine M, Dubreuil P. Factors influencing the development of jugular thrombophlebitis in cattle and comparison of 2 types of catheter. *Can Vet J* 2003; 44(5): 399–404.
79) Kofler J, Martinek B, Kübber-Heiss A, et al. Generalised distal limb vessel thrombosis in two cows with digital and inner organ infections. *Vet J* 2004; 167(1): 107–110.
80) Kofler J, Kübber-Heiss A. Long-term ultrasonographic and venographic study of the development of tarsal vein thrombosis in a cow. *Vet Rec* 1997; 140(26): 676–678.
81) Gardner SY, Reef VB, Spencer PA. Ultrasonographic evaluation of horses with thrombophlebitis of the jugular vein: 46 cases (1985–1988). *J Am Vet Med Assoc* 1991; 199(3): 370–373.
82) Sigrist I, Francoz D, Leclère M, et al. Antemortem diagnosis of caudal vena cava thrombosis in 2 cows. *J Vet Intern Med* 2008; 22(3): 684–686.
83) Braun U, Salis F, Gerspach C. Sonographic detection of an echogenic thrombus in the vena cava caudalis in a cow. *Schweiz Arch Tierheilkd* 2003; 145(7): 340–341.
84) Mohamed T, Sato H, Kurosawa T, et al. Ultrasonographic localisation of thrombi in the caudal vena cava and hepatic veins in a heifer. *Vet J* 2004; 168(1): 103–106.
85) Buczinski S, Duval J, d'Anjou MA, et al. Portacaval shunt in a calf: clinical, pathologic and ultrasonographic findings. *Can Vet J* 2007; 48(4): 407–410.
86) Reimer JM, Donawick WJ, Reef VB, et al. Diagnosis and surgical correction of patent ductus venosus in a calf. *J Am Vet Med Assoc* 1988; 193(12): 1539–1541.
87) Pravettoni D, Re M, Riccaboni P, et al. Aneurysm of the ductus arteriosus in a heifer. *Vet Rec* 2005; 156(24): 783–785.
88) Matsui M, Miyamoto A. Evaluation of ovarian blood flow by colour Doppler ultrasound: practical use for reproductive management in the cow. *Vet J* 2009; 181: 232–240.
89) Honnens A, Voss C, Herzog K, et al. Uterine blood flow during the first 3 weeks of pregnancy in dairy cows. *Therio* 2008; 70(7): 1048–1056.
90) Herzog K, Bollwein H. Application of Doppler ultrasonography in cattle reproduction. *Reprod Domest Anim* 2007; 42(2): 51–58

第5章 牛の呼吸器系の超音波画像とその臨床適用

Marie Babkine, DMV, MSc[a],[*], **Laurent Blond**, Dr Vét, MSc[b]

> ▶ **Keywords**
> ・超音波画像　・牛　・呼吸器系　・胸膜　・肺

　牛の呼吸器系疾患の診断には聴診，打診，血液，X線，超音波，侵襲的な吸引と生検などの多くの検査法がある[1,2]。超音波は非侵襲的な診断ツールとして医学，獣医学において肺，胸膜，縦隔膜の評価に数年前から用いられている。馬では喉頭などの上部呼吸器系の超音波像も取り上げられている[3]。牛では内視鏡が使用されるため，上部呼吸器系の超音波検査はあまり行われないが，喉頭や気管周囲軟部組織の膿瘍などのようなマス病変の診断に有用である（**図5-1**）。

　喉頭の超音波検査は内視鏡検査を補完し，とくに披裂軟骨をよく画像化できる。膿瘍のような病変は超音波検査でよく描出できる。**図5-2**は同じ動物の左右の披裂軟骨である。右側の披裂軟骨は拡張し，不均一で，披裂軟骨膿瘍が示唆され，手術でも確かめられた。このような画像によって手術か内科治療かの選択が可能である[3]。

　人の医療では肺の超音波は重体患者や緊急例に対する重要なツールで，胸腔滲出の検出だけでなく，気胸，肺胞硬化，間質症候群の診断にも用いられる[5]。牛においても，肺や胸膜の超音波はいくつかの研究プロジェクトや論文のテーマになっている[6~10]。とくに胸腔滲出の検出（とりわけ少量の場合）とその性状の確定，肺の表面病変または硬化，無気肺，気胸の検出に有用である。超音波検査を行うことでレントゲン検査の正確性を増すこともできる[11]。このことはレントゲン検査で軟部組織，骨，心が重なって読影が難しい胸部頭腹側においてとくにそうである。

---

[a] Centre Hospitalier Universitaire Vétérinaire, Faculté de Médecine Vétérinaire, Université de Montréal, Saint-Hyacinthe, Québec, J2S 7C6, Canada
[b] Département des Sciences Cliniques, Faculté de Médecine Vétérinaire, Université de Montréal, CP 5000, Saint-Hyacinthe, Québec J2S 6K9, Canada
* Corresponding author.
E-mail address: marie.babkine@umontreal.ca (M. Babkine).

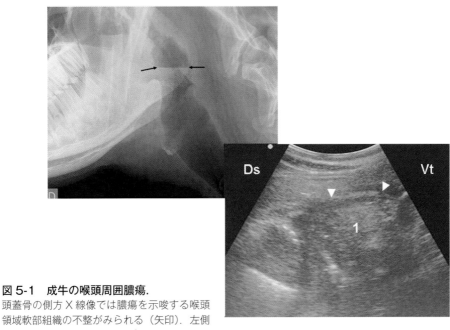

図 5-1　成牛の喉頭周囲膿瘍.
頭蓋骨の側方X線像では膿瘍を示唆する喉頭領域軟部組織の不整がみられる（矢印）．左側下顎骨後方の超音波ではカプセルに囲まれた中等度のエコー源性を有するマスがみとめられる（矢頭）．マスの内容（1）は不均一である．マスの背側にはガスが存在する．これらの画像は膿瘍の所見である．このマスの超音波ガイド下の穿刺は可能である．
Ds：背側，Vt：腹側．

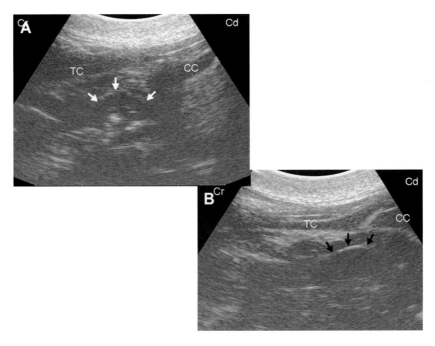

図 5-2　上部気道閉塞子牛の喉頭の超音波像.
手術で右側披裂軟骨の膿瘍が確認された．A　喉頭の右側方像．右側の披裂軟骨（白矢印）は不均一にみえる．
B　同じ子牛の喉頭左側方像．左側披裂軟骨（黒矢印）は正常にみえる．
CC：輪状軟骨，Cd：尾側，Cr：頭側，TC：甲状軟骨．

下部呼吸器系の超音波：テクニックと正常像

　超音波検査は肋間から病変部までの深さに応じて，7.5 〜 3.5 MHz のリニア型またはセクタ型プローブを用いて実施する（図 5-3）。小動物で記述されているような胸腔入口からの胸部頭側の走査が可能な例もあるが，適用は限られたもので，難しい（図 5-4）。左右の第五〜十二肋間を前肢後縁，椎骨横突起，肘〜第十三肋骨背角と横隔膜後方に囲まれた三角形の部位の毛を刈る（図 5-3 参照）。各肋間に超音波ジェルを適用後，プローブを肋骨に平行におく。

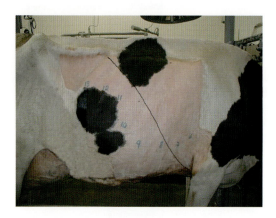

図 5-3　胸部超音波の肋間からのアプローチ.
検査領域は尾側が黒線，背側は胸椎横突起，頭側は前肢後縁で囲まれた三角形の部位である.

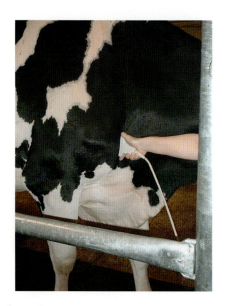

図 5-4　胸郭入口からのアプローチ.
プローブは胸郭頭側部と接触するように肩の内側におく.

正常では臓側胸膜と肺表面は胸膜ラインと呼ばれる高エコー源性の線として描出される。壁側胸膜はリアルタイム検査時に肺が吸気のとき滑走するように動くことで臓側胸膜と見分けることができる。空気を含んだ肺組織は超音波の進行を妨げ，多重反射のアーチファクトを形成する（**図5-5**）。したがって空気で満ちた肺を画像化することはできない。コメットテールアーチファクトは特別な形の多重反射で，幅の狭い一連のエコー像である。少量の高反射物が限局性に貯留していることを示し，ガス泡のことが多い。

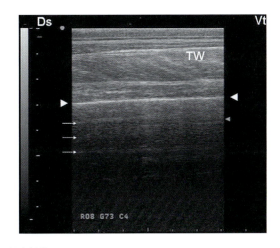

図5-5　正常な胸膜の超音波像．
エコー性の「胸膜線」（矢頭）は超音波像ビームが含気肺で完全に反射するためにできる．多重反射（矢印）は肺内の空気で超音波が反射することに起因する．Ds：背側，TW：胸壁，Vt：腹側．

最もよくみられる胸部疾患の超音波像

胸壁の病変

　胸壁疾患の最も一般的な原因は外傷であり，まれにしかないものは腫瘍である。牛では肋骨の骨折が最も多いようである。X線は肋骨骨折を診断できる非侵襲的，無痛のツールであるが，撮影方向が限られており，他の構造が重なって写り込んでしまうし，個人開業ではX線装置を所有していないことなどの問題もある。しかし骨折した肋骨は超音波で容易に描出される。超音波では肋骨骨皮質の配列が不連続になり，周囲軟部組織のエコー源性が炎症や出血のために変化するのが観察される（**図5-6**）。

胸膜病変

　胸膜滲出は壁側胸膜と臓側胸膜間の液体の貯留と定義され[13]，胸膜自体または周辺組織に影響するような病変に起因する。胸膜滲出が存在すれば壁側胸膜と臓側胸膜は互いに分離し（**図5-7**），特定の物質や細胞性内容によっては無エコー～エコー性の液性内容が

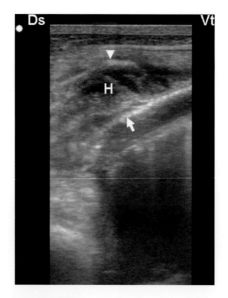

図 5-6　3 日齢子牛の肋骨骨折の超音波像.
第五肋骨の超音波像. 骨皮質の不連続性が観察される. 近位骨片（矢頭）は不均一な中等度のエコー源性を呈する血腫（H）によって遠位骨片（矢印）と分離している.

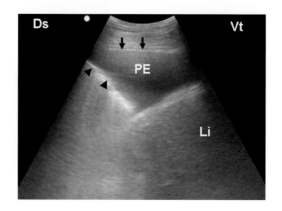

図 5-7　胸膜滲出（PE）の超音波像.
壁側胸膜（矢印）と臓側胸膜（矢頭）は無エコー性の液によって分離している.
Ds：背側, Li：肝, Vt：腹側.

存在する。滲出は通常，胸部腹側に位置するが，肺病変周囲にも存在する。このような例では液の貯留は軽度で，2つの胸膜は数 mm 分離する（**図 5-8**）。一般的に心不全でみられるような漏出液は無エコー性である（**図 5-7 参照**）。滲出液の場合は細胞成分やフィブリン鎖が含まれ，よりエコー性である（**図 5-9，図 5-10**）。しかし正確な滲出液の性状は液体成分を分析しなければ分からない。

　X線と比較して超音波は胸膜滲出をよく画像化でき，滲出の性状と範囲を特定できる[11]。臨床では超音波は胸膜滲出の診断目的で最もよく使用されている。超音波によっ

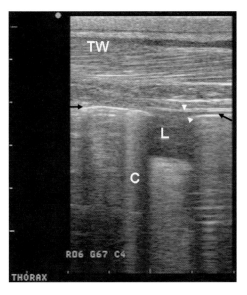

図5-8 気管支肺炎牛の右側胸部第六肋間中央部の超音波像.
肺病巣（L）と関連する軽度の胸膜滲出が観察される（矢頭間）．臓側胸膜（矢印）は肺病巣部のために途切れている．C：コメットテールアーチファクト，TW：胸壁．

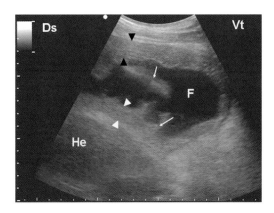

図5-9 頭腹側の腹膜炎および線維素性胸膜炎牛の左側胸部第五肋間腹側部からの超音波像.
心臓（He）が描出され，心膜はフィブリンの分厚い層（白矢頭）に覆われている．フィブリン塊（白矢印）は無エコー性の液中（F）に浮いている．フィブリンの分厚い層（黒矢頭）は壁側胸膜も覆っている．Ds：背側，Vt：腹側．

てしばしば特徴的な画像が得られ，検査のために超音波ガイド下で安全に穿刺吸引することができる．その他，超音波は症状を緩和するために排液すべき部位の決定にも使用できる．また治療による反応をモニターする目的でも使用される．

● 胸膜の不整または肥厚

　胸膜は不整にみえたり分裂しているようにみえたりすることがあり（**図5-11**），肥厚

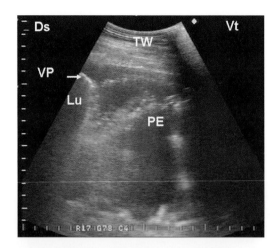

図5-10 感染性胸膜炎牛の左側胸部第六肋間腹側部からの超音波像.
臓側胸膜（VP）は壁側胸膜と分離している．肺（Lu）はエコー性物質を含む無エコー性の多量の胸膜滲出（PE）のために背方に変位している．Ds：背側，TW：胸壁，Vt：腹側．

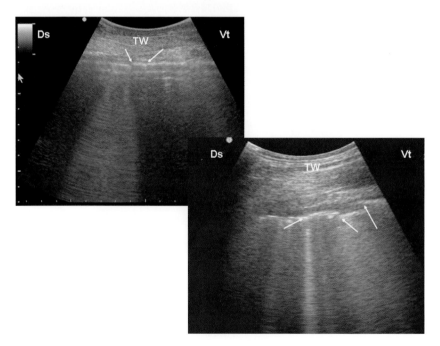

図5-11 不規則で分裂してみえる胸膜（白矢印）の超音波像.
Ds：背側，TW：胸壁，Vt：腹側．

することもある。このような画像は健康と思われる反対側の同じ部位の画像と比べてみると客観的に捉えられる。臓側胸膜の方が常に動くので，胸膜の動きをみれば壁側胸膜と臓側胸膜のどちら側に病変が存在するのかを鑑別できる。

● 気胸

気胸は臓側胸膜と壁側胸膜の間に遊離空気が貯留したものである。正常では呼吸によって一方の胸膜がもう一方の胸膜上を滑り運動するのが観察される。超音波では2つの胸膜はこの運動を観察することでしか識別することができない。気胸があると空気が胸膜間に入り込み，滑り運動がみられなくなる。画像上では不動の多重反射のアーチファクトがみられる（**図5-12**）。超音波検査で気胸の範囲が分かり，気胸の症状を軽減するための胸部ドレインの設置が容易となる。

肺病変

超音波では臓側胸膜に接する肺病変だけしか観察することができない。

● 塊状または結節性病変

牛の気管支肺炎では，肺に直径1cm程度の小結節がみられることがある[9]。これらの病変は液体か，もう少し細胞成分を含んだ肺胞であるか，あるいは硬化した肺葉である。これはアルベオログラム（肺胞像）として知られるもので，低エコーまたは無エコー性の様々な大きさの円形病変である（**図5-13**）。これらの小結節は小さい膿瘍，炎症または壊死部あるいは癌転移の可能性もある（**図5-14**，**図5-15**）。これらは超音波ガイド下で吸引することができる。牛では肺組織にみられる塊状病変や空洞性病変はほとんどが膿瘍であるが[14]，腫瘍や血腫のこともある[15,16]。

膿瘍は限界明瞭な円形領域で，内容のエコー源性は様々である。これらの膿瘍は臓側胸膜に接して位置するときにだけ観察することができる。超音波ガイド下で吸引して内容を

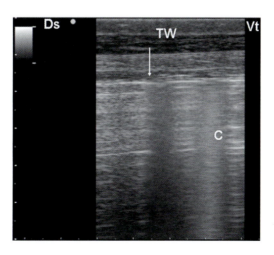

図5-12 気胸牛の右側胸部背側部の超音波像.
矢印より左側の胸部背側では胸膜の横滑り運動がみられない．これは気胸の存在を示す．胸部腹側（矢印の右側）では横滑り運動がみられ，胸膜同士（壁側および臓側胸膜）が動いていることを示す．この領域には臓側胸膜から起こるコメットテールがみられる（C）．Ds：背側，TW：胸壁，Vt：腹側．

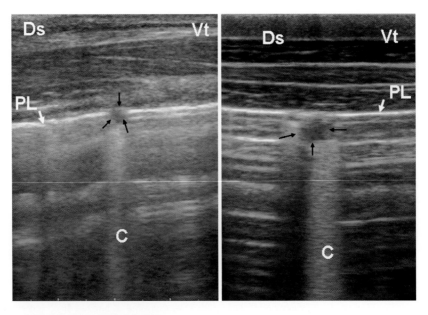

図 5-13　気管支肺炎牛の胸部超音波像.
肺表面の小さい円形（左側で直径 0.5 mm，右側では直径 1 cm）の低エコー領域（黒矢印）は浅層の液性肺胞像で，コメットテールアーチファクト（C）を伴っている.
C：コメットテールアーチファクト，Ds：背側，PL（白矢印）：胸膜線，Vt：腹側.

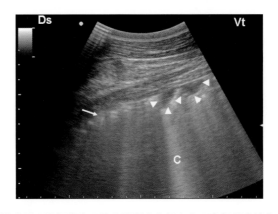

図 5-14　左側大腿血管肉腫の肺転移牛の第八肋間中央部からの胸部超音波像.
数個の円形様の領域が肺表面中に分布するのがみられる．この像ではコメットテールアーチファクトを伴う 2 つの病変がみられる（矢頭）．胸膜線（矢印）は不規則である．
C：コメットテールアーチファクト，Ds：背側，Vt：腹側.

検査すれば診断がつけられる．トロッカーを用いた胸壁からの排液は 2 つの胸膜が癒着している場合のみ可能である．癒着は臓側胸膜と壁側胸膜間に滑り運動がないことで確証される．

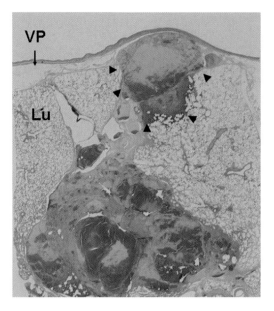

図 5-15　腫瘍の肺転移の組織像.
臓側胸膜（VP）下には転移腫瘍がある（矢頭）．正常肺もみられる（Lu）．超音波検査ではこの円形領域は図5-13で示したように低エコー性である．この領域を囲む組織は空気に満たされているので超音波では描出することはできない．

● 肺の硬化

　肺の硬化があると肺組織は低エコー性にみえ，肝実質のような質感を有する．この部位では気管支含気像が観察される．気管支含気像は小気管支が空気で満たされ，高エコー性にみえ，後方へのコメットテールアーチファクトを伴う直径数 mm のたくさんのレンズ豆大の流入空気としてみられる（**図5-16**）．肺硬化でみられるもう1つのタイプの構造には液体による気管支像（**図5-17**，**図5-18**）があり，これは高エコー性の壁を有する無エコー性のチューブ状構造としてみえる．超音波ドプラを用いれば血流がないことで血管と区別できる．

　肺の硬化は吸引性肺炎のように限局性に（**図5-19**，**図5-20**），あるいはすべての肺葉の腹側部分にみられることもある（**図5-21**～**図5-23**）．肺炎の範囲は小さく限局性の病変または肺葉全体の病変のどちらかに評価することができる．しかし肺の表面部分が正常であればプローブと深部病変の間には空気があるので肺の深部は評価できないことを念頭におくべきである．

　牛では胸部 X 線撮影で画像化したり，鑑別したりできないような肺の硬化と関連した胸膜滲出が存在することはまれである（**図5-24**）．液体が存在すれば肺の硬化した三角形の先端が描出される（**図5-25**）．ときに横隔膜も描出される．このタイプの病変は胸膜肺炎の例でみられる．超音波ガイド下で液体を吸引すれば診断治療に役立たせることができる．

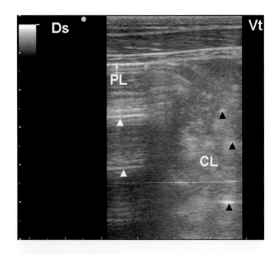

図 5-16 肺炎子牛の胸部頭腹側部の超音波像．
背側には胸膜線（PL）が多重反射（白矢頭）とともにみられ，正常領域である．一方，肺腹側部は高エコースポットを含んだ低エコー組織で正常肺とは明らかに異なる．この部分は描出可能で，硬化（CL）が起きている．高エコー性のスポットは空気気管支像である（黒矢頭）．Ds：背側の肺，Vt：腹側．

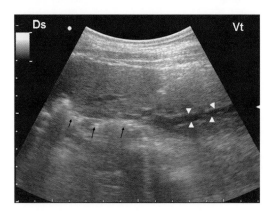

図 5-17 気管支肺炎牛の右側胸部第六肋間腹側部からの超音波像．
肺組織は低エコー性で，分岐した液性気管支像（矢頭）がみられる．気管支周囲の高エコーは含気を示す（矢印）．Ds：背側，Vt：腹側．

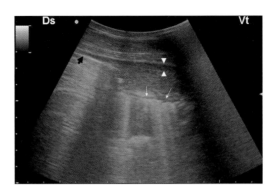

図 5-18　線維素性胸膜炎および頭腹側の腹膜炎牛の胸部第七肋間腹側部からの超音波像.
左側では正常な胸膜線（黒矢印）と多重反射がみられる．腹側（画像右側）では，肺は硬化し，少量の胸膜滲出（矢頭）によって肋骨壁から離れている．硬化した肺組織内には分岐する液性気管支像がみられる（白矢印）．
Ds：背側，Vt：腹側．

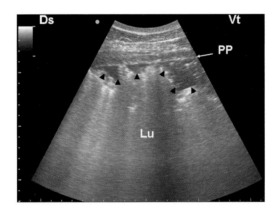

図 5-19　誤嚥性肺炎種雄牛の胸部第六肋間中央部からの超音波像.
低エコー性で様々な大きさと形状を有する数カ所の領域が肺表面にみられる（矢頭）．これらの肺硬化下には高エコー性領域がみられ，これは含気を示す．Ds：背側，Lu：肺，PP：壁側胸膜，Vt：腹側．

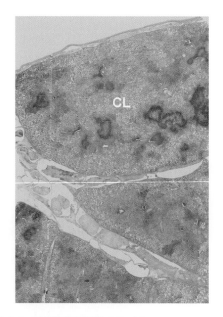

図 5-20　誤嚥性肺炎例にみられた肺壊死の組織スライド.
この壊死肺の切片は図 5-18 の病変の一部分である．正常肺はまったくなく，含気できる部位はない．
CL：硬化肺．

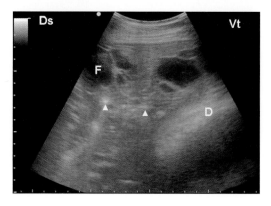

図 5-21　線維素性胸膜炎および頭腹側の腹膜炎牛の胸部第六肋間腹側部からの超音波像.
肺葉の腹側部は低エコー性で，2つの大きな無エコー部分（F）と小さい含気部（矢頭）がある．この肺葉部は硬化していて，壊死しかけている．D：横隔膜，Ds：背側，Vt：腹側．

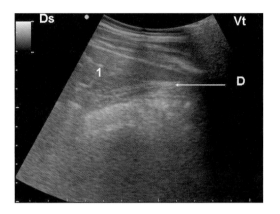

図 5-22　誤嚥性肺炎牛の左側胸部第七肋間腹側部からの超音波像.
硬化した肺葉の腹側縁（1）は横隔膜（D）に比べて低エコー性にみえる．Ds：背側，Vt：腹側．

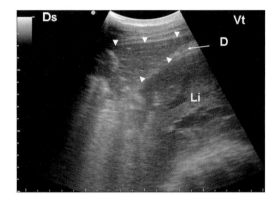

図 5-23　誤嚥性肺炎牛の右側胸部第八肋間腹側部からの超音波像.
硬化した肺葉の腹側縁（矢頭）は横隔膜（D）に比べて低エコー性にみえる．Ds：背側，Li：肝臓，Vt：腹側．

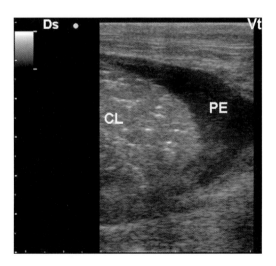

図 5-24　敗血症子牛の胸部第五肋間腹側部からの超音波像.
肺葉の腹側は硬化し（CL），無エコー性の胸膜滲出液中（PE）に浮いている．Ds：背側，Vt：腹側．

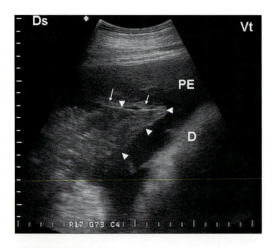

図 5-25　胸膜肺炎牛の胸部腹側の超音波像．
肺葉の腹側縁は低エコー性にみえ（矢頭），無エコー性の胸膜滲出液中（PE）に浮いている．肺の表面にはフィブリンの存在を示すエコー性の高い薄層（矢印）がみられる．横隔膜（D）に接触するフィブリンフィラメントもみられる．この部位の肺葉は硬化している．Ds：背側，Vt：腹側．

● 無気肺

肺葉の拡張不全は肺の滲出，気胸，適切に肺を膨らませることができないこと（たとえば，気管支の閉塞または新生子では重度の羊水吸引）に起因する胸腔圧の上昇後によって起こる．気胸時には胸膜間に空気があるので超音波で無気肺を診断することはできない．しかし胸膜滲出時には拡張不全の肺葉は画像化でき，小さく（**図 5-26**），三角形，限界明瞭で，やや高エコー性にみえる．

● コメットテールアーチファクトの存在および間質症候群

本章 p. 90「下部呼吸器系の超音波：テクニックと正常像」の項で説明した通りコメットテールはアーチファクトである．しかし人医では単一画像中に多くのコメットテールアーチファクトが存在するのは間質症候群を示唆する[17]．もし多数のコメットテールアーチファクトが肺表面全体にみられ，胸膜の不整や肥厚があれば，瀰漫性の肺実質疾病と考えるべきである[18]．フレック[9]は牛では肺気腫時にコメットテールアーチファクトがみられることを報告している（**図 5-27**）．

要約

超音波検査は胸膜と各種の肺病変の診断に有用である．X線診断の正確性を増し，これを補完する．疾病経過を示す特徴的な超音波画像がみられ，病変自体を描出することや吸引ガイドとして使用することで診断に有用である．肺の病変が胸膜に接していれば，その範囲と重症度を評価することができる．肺組織の深部にある病変は描出できない．X線検

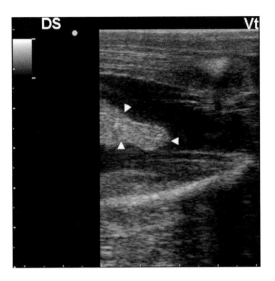

図 5-26　重度の胸膜肺炎および肺葉頭側部の無気肺のある子牛の胸部第五肋間腹側部からの超音波像.
罹患肺葉部（矢頭）は小さく，無エコー性の胸膜滲出液中に浮いている．無気肺は胸腔内圧の増加による二次的なものである．Ds：背側，Vt：腹側.

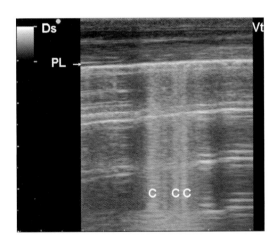

図 5-27　コメットテールアーチファクト.
C：コメットテールアーチファクト，Ds：背側，PL：胸膜線，Vt：腹側.

査が行えない農場での診療では，超音波は有効で迅速に実施できる非侵襲的診断ツールである。

引用文献

1) Radostits OM, Gay CC, Hinchcliff KW, et al. Diseases of the respiratory system. In: Radostits OM, Gay CC, Hinchcliff KW, et al, editors. *Veterinary medicine: a textbook of the diseases of cattle, horses, sheep, pigs and goats*. 10th edition. Philadelphia: WB Saunders; 2007. p. 471–542.

2) Wilson WD, Lofstedt J. Alterations in respiratory function. In: Smith BP, editor. *Large animal internal medicine*. 4th edition. St Louis(MO): Mosby; 2008. p. 42–82.

3) Chalmers HJ, Cheetham J, Yeager AE, et al. Ultrasonography of the equine larynx. *Vet Radiol Ultrasound* 2006; 47(5): 476–481.

4) Braun U, Föhn J, Pusterla N. Ultrasonographic examination of the ventral neck region in cows. *Am J Vet Res* 1994; 55(1): 14–21.

5) Reissig A, Kroegel C. Ultrasound of the lung and pleura. In: Gibson GJ, Geddes DM, Coastabel U, et al, editors. *Respiratory medicine*. 3rd edition. London: Elsevier Science; 2002. p. 370–377.

6) Braun U, Sicher D, Pusterla N. Ultrasonography of the lungs, pleura, and mediastinum in healthy cows. *Am J Vet Res* 1996; 57(4): 432–438.

7) Reinhold P, Rabeling B, Günther H, et al. Comparative evaluation of ultrasonography and lung function testing with the clinical signs and pathology of calves inoculated experimentally with *Pasteurella multocida*. *Vet Rec* 2002; 150(4): 109–114.

8) Rabeling B, Rehage J, Döpfer D, et al. Ultrasonographic findings in calves with respiratory disease. *Vet Rec* 1998; 143(17): 468–471.

9) Flöck M. Diagnostic ultrasonography in cattle with thoracic disease. *Vet J* 2004; 167(3): 272–280.

10) Jung C, Bostedt H. Thoracic ultrasonography technique in newborn calves and description of normal and pathological findings. *Vet Radiol Ultrasound* 2004; 45(4): 331–335.

11) Reef VB, Boy MG, Reid CF, et al. Comparison between diagnostic ultrasonography and radiography in the evaluation of horses and cattle with thoracic disease: 56 cases (1984–1985). *J Am Vet Med Assoc* 1991; 198(12): 2112–2118.

12) Hecht S. Thorax. In: Penninck D, d'Anjou MA, editors. *Atlas of small animal ultrasonography*. Ames(IA): Blackwell; 2008. p. 119–150.

13) Braun U, Pusterla N, Flückiger M. Ultrasonographic findings in cattle with pleuropneumonia. *Vet Rec* 1997; 141(1): 12–17.

14) Mohamed T, Oikawa S. Ultrasonographic caracteristics of abdominal and thoracic abscesses in cattle and buffaloes. *J Vet Med A Physiol Pathol Clin Med* 2007; 54(9): 512–517.

15) Braun U, Jehle W, Bart M. Ultrasonographic findings in a beef cow with pulmonary haematoma. *Vet Rec* 2004; 155(3): 92–93.

16) Backer JC, Smith JA. Miscellaneous conditions. In: Smith BP, editor. *Large animal internal medicine*. 4th edition. St Louis(MO): Mosby; 2008. p. 666.

17) Lichtenstein DA, Mezière GA. Relevance of lung ultrasound in the diagnosis of acute respiratory failure: the BLUE protocol. *Chest* 2008; 134(1): 117–125.

18) Reißig A, Kroegel C. Transthoracic sonography of diffuse parenchymal lung disease. *J Ultrasound Med* 2003; 22(2): 173–180.

第6章 牛の尿路疾患の超音波画像

Martina Floeck, DVM

> ▶ Keywords
> ・牛 ・超音波画像 ・尿路疾患 ・走査テクニック

　牛の泌尿器病は消化器病,呼吸器病,運動器病などに比べて少ない。さらに腎疾患では症状が不明瞭なため尿路は疾病の原因としてしばしば見過ごされてしまう。ほとんどの臨床家は尿の外見,テストストリップによる尿成分検査,身体検査による症状を尿路疾患の診断材料としている。泌尿器系を原因とする曖昧な病状には尿分析,血清電解質と生化学所見,血液学所見が必要な場合もある[1]。

　牛の尿路の評価には多くの画像診断法がある。しかし静脈内腎盂造影,膀胱造影,排泄性尿路造影などのX線診断は牛ではサイズが大きいため実施されない。一方,超音波は適用可能で,価値の高い診断情報を得ることができる。超音波画像は尿路疾患の臨床検査および臨床病理検査に情報を付加するものである[2]。

解剖

　右側の腎臓は第十三肋骨から第三腰椎間に存在する。前端は第十二肋間の肝の腎圧痕部に位置する。膵臓,結腸,盲腸が腎の腹側にある。左腎は右腎の後方,少し腹方で,第二～五腰椎部に存在する。第一胃背嚢は腎臓を右側に押しやり,25°長軸状に捻じり,腎門が背側に向くように変位させている[25]。腎は周囲の脂肪に覆われている。左腎は19～25 cm,右腎は18～24 cmの大きさである。腎は葉に分かれ,被膜,実質,洞からなる。腎実質は皮質および内層と外層の髄質からなる。髄質錐体の頂点は単独または合わさって腎乳頭として腎洞に突き出ている。牛に腎盂はない。尿は腎乳頭から腎杯に流れる。すべての腎杯は結合して集合管を形成し,これらは集まって腎門で尿管となる[3]。

　膀胱は腹部最尾側の骨盤上縁に位置し,骨盤腔と腹腔にまたがって存在する。膀胱壁は

Department for Farm Animals and Veterinary Public Health, Clinic for Ruminants, University of Veterinary Medicine Vienna, Veterinärplatz 1, 1210 Vienna, Austria
E-mail address: martina.floeck@vu-wien.ac.at

伸張性の筋からなり，尿が貯留すると薄くなる[3]。

走査テクニック

右腎の経皮的検査

　超音波検査は起立位で実施する。常に 5.0 MHz 以下のトランスジューサーが必要になるが，トランスジューサーの周波数は検査部位に必要な深度によって決定する。腎と尿管の検査には毛を刈り，アルコールによる脱脂後，トランスジューサーを右側膁部および最後肋間（腎前端，肝音響窓）におく（**図6-1**）。コンベクス，リニア，セクタ型トランスジューサーを使用することができる[4]。

左腎と膀胱の経直腸検査

　左腎と膀胱（尿道と尿管）を評価するには経直腸的に超音波検査を行う。通常，この検査には 5.0 MHz または高周波数のトランスジューサーが適している。最初に直腸からすべての宿糞を取り除き，空気を放出させる。直腸内に挿入する前にスキャナに超音波ジェルを適用し，ビニールの直腸検査手袋内に入れる。スキャナは腎の腹側，外側，背側に当てる。大きい牛では腎の前端まで手が届かないので，左腎すべてを評価できないことも多い。膀胱を検査するためにはスキャナを恥骨結合の直前におき，超音波ビームを腹側に向ける。尿道は排尿中あるいはカテーテルを膀胱に入れてから後方に引き戻すことで，骨盤腔内で描出できる[5]。

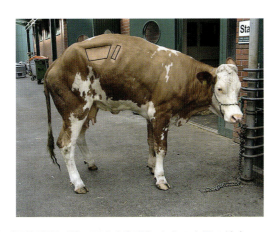

図6-1　右側膁部および最後肋間（線で囲んだ部位）からの右腎の検査．
この牛は乗駕による仙神経損傷があり，膀胱アトニーと尾の不全麻痺を伴う（図6-18参照）．

左腎，膀胱，尿道の経皮的検査

子牛や小型で痩せた成牛では右側後方の膁部から左腎を描出できることもあるが，左腎はガスを溜めた大腸で覆われて描出できないことが多い。経皮的アプローチでは経直腸的アプローチとは違って，左腎前端をみることができる。しかし経直腸的に走査した方がトランスジューサーの焦点距離に近く，高周波数トランスジューサーを用いるため画像解像度がよいので経皮的走査の場合よりよい画像が得られる。

子牛では子馬[2,6)]と同じように経皮的に膀胱を描出することができる。膀胱の経皮的検査では，腹部尾腹側の皮膚の毛を刈り，外部の汚れを落としておくべきである。次に超音波ジェルを皮膚に適用する。ほとんどの検査では 5.0 MHz のコンベックスまたはリニア型トランスジューサーを使用するのがよい。若齢子牛ではより周波数の高いトランスジューサーを使うと，もっとよい画像を得ることができる。

雄子牛の尿道は陰嚢と包皮口間の腹側正中から描出でき，高周波数のリニア型トランスジューサー（10.0～15.0 MHz）を横断走査することで評価できる。膀胱は尿が貯留していると最もよく検査できる。尿が貯留していると膀胱をすぐに識別でき，膀胱壁もよく評価できる。

膀胱内容は液体が漂っている状態であると最もよく評価できる。さらに振盪すると膀胱内腔の浮遊物であるか，あるいは膀胱壁と付着している組織であるかを識別することができる[2)]。

超音波検査の適応症

腎臓病や腎機能不全が臨床症状や検査値の異常で示唆される場合には超音波で腎を評価するべきである。その他には直腸検査で腎領域にマスなどの異常を触知した場合にも腎の超音波検査を行う必要がある。超音波は急性と慢性腎疾患および腎の限局性と瀰漫性病変の鑑別を行うことができる。また腎の生検や吸引部位の決定に役立ち，動物個体の腎疾患の進行をモニターして予後に関する情報を得ることができる[2)]。

膀胱の超音波検査の明らかな適応症状は膀胱炎の症状や尿の異常である。その他には尿石症または膀胱壁の腫瘍やマスを疑う場合である。膀胱のアトニーは排尿障害があり，尿中に過度の堆積物が存在する所見から疑うことができる。外傷や閉塞性尿石症の既往歴があれば膀胱壁に異常がないか確かめる必要がある[2)]。

直腸検査で尿管の拡張を疑えば尿管の超音波検査が必要となる[2)]。

超音波検査の制約

　腎の超音波検査には様々な制限がある。右腎はその解剖学的位置のために経皮的走査では外側しか描出できない。1つの画像で腎全体を描出できないので，腎の大きさを正確に計測することはできない。脂肪は超音波を減衰させるので肥満した動物ではよい画像を得にくい。とくに腎周囲の脂肪は超音波検査の障害になる。脱水のある動物の乾燥した皮膚は超音波の伝導を阻害する。腎を描出するには低周波数のトランスジューサーが必要であるが，このトランスジューサーの解像度は高くないので画像の構造や質感の小さな変化を検出することができない。5.0 MHz コンベクス型トランスジューサーの解像力では剖検でみられるような腎実質組織の凹凸を必ずしも十分に描出することはできない[2,7]。

超音波所見

正常構造

　牛の腎葉は超音波で明瞭に識別できる。腎被膜は個別の構造として明瞭に画像化されることはない。腎皮質は周囲組織（たとえば肝臓）より低エコー性で，細かな均一のエコー（少しまだらにみえる）からなる。髄質錐体は腎皮質よりエコー源性が低い（図6-2〜図6-4）。腎皮質と髄質錐体は常に区別できるわけでなく，腎周囲組織脂肪量や超音波装置によって異なる。髄質錐体は囊胞と似ているので混同しないよう注意が必要である。エコー源性の弓状動脈は腎皮質と髄質の境界に存在し，高周波数のトランスジューサーで描出することができる（図6-4参照）。腎洞は脂肪や線維組織があるので正常ではエコー源性である（図6-2，図6-3参照）。腎門はトランスジューサーを膁部において長軸上に回転させると描出できるが，Bモードでは尿管，腎動脈，腎静脈を区別することはできない。左

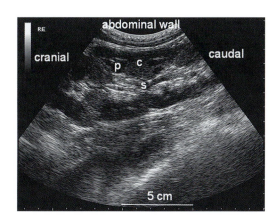

図6-2　7歳齢シンメンタール牛の右側膁部から描出した右腎の超音波長軸像（5 MHz）.
高エコー性の腎洞（s）は中心に位置し，低エコー性の髄質錐体（p）からなる腎実質およびややエコー源性の高い腎皮質（c）に囲まれている．abdominal wall：腹壁．

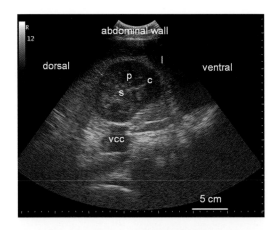

図6-3　5歳齢シンメンタール牛（715 kg）の右側最後肋間背方から描出した右腎超音波横断像（3.5 MHz）.
腎は肝臓の腎圧痕部にある．c：腎皮質，l：肝，p：髄質錐体，s：腎洞，vcc：後大静脈．

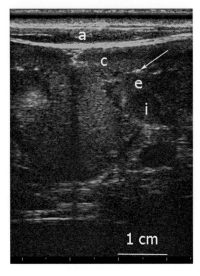

図6-4　4カ月齢シンメンタール雄子牛の右側膁部から描出した右腎の2つの腎葉の超音波長軸像（15 MHz）.
腎皮質（c）および内層（i）と外層（e）からなる髄質錐体がみられる．エコー源性の弓状動脈は腎皮質と腎髄質間に存在する（矢印）．腹壁（a）は超音波像の上側である．頭側は左側，尾側は右側である．

　腎および右腎の腎皮質と髄質の厚さは1.5〜2.5 cmと様々である。左腎の垂直方向の直径は4.5〜7.5 cm，右腎は4.0〜7.0 cmである。最も大きい髄質錐体の外周は左腎で4.1〜5.8 cm，右腎で3.6〜5.9 cmである。右膁部から測定した体表から右腎までの距離は1.2〜2.9 cmであった。これらの測定値は体重390〜544 kgの3歳および4歳の妊娠していないブラウンスイス牛それぞれ11頭および12頭で計測されたものである[4,5]。

　膀胱は骨盤腔内で円形から楕円形の限局性構造として描出される。通常は無〜低エコー

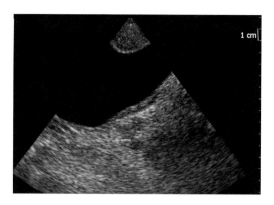

図 6-5　1.5 歳齢シンメンタール初妊牛の膀胱の超音波像（3.5 MHz セクタスキャナ）.
膀胱の大きさと位置は正常で，膀胱内の尿は無エコー性である．背側は上，頭側は左，尾側は右側である．

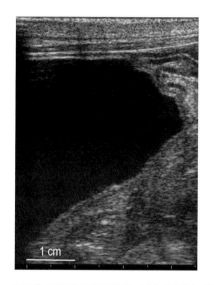

図 6-6　17 日齢シンメンタール子牛の膀胱の超音波像（10.0 MHz リニアスキャナ）.
膀胱内の尿は無エコー性で，膀胱壁は平滑である．腹側は上である．画像の右側は膀胱の左側である．

性の尿を入れている．膀胱壁はエコー源性，平滑で，膀胱の拡張程度によって厚さが異なる（**図 6-5，図 6-6**）．膀胱の粘膜と筋は周波数の高いトランスジューサーで区別することができる．経皮的走査では膀胱との間にある大腸のガスのためよくみえないことがほとんどである[5,6]．

　陰嚢と包皮口間の正中線部位で尿道は陰茎と包皮を含んだエコー源性の小さい円形の構造として描出される．排尿中には無エコー性の内腔がその平滑な壁とともにみられ，排尿後はみえなくなる（**図 6-7** の A, B）．

　正常な尿管は通常，超音波では画像化できない[2,5,6]．

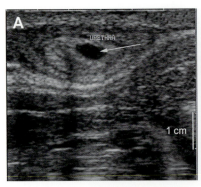 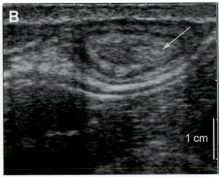

図 6-7
A　陰嚢と包皮口間の正中から描出した 6 週齢シンメンタール子牛の排尿中の尿道の超音波像（10 MHz）．尿道内腔は無エコー性の尿によって拡張している（矢印）．
B　排尿後，尿道壁はつぶれて，内腔はみられない（矢印）．腹側は上である．画像の右側は腹部の左側である．

異常な超音波像

塞栓性腎炎

　塞栓性化膿性腎炎は敗血症や菌血症後に腎組織に細菌が定着することで起こる．心弁膜の心内膜炎または関節，子宮，乳房，臍などの化膿性病変が塞栓源になる．腎の梗塞は敗血性塞栓症に二次的に形成される[8]．発熱，敗血症を示すその他の症状および特定臓器の不全（乳房炎，関節の感染）が存在することもある．尿検査試験紙では血液と蛋白反応が陽性の場合もある．これらの動物において腎炎が最も重大な疾病要素になることはまれであるが，敗血症を示す 1 つの証拠である[1]．

　塞栓性腎炎の病変は小さいので経皮的超音波検査で診断することは難しい．高周波数のトランスジューサーを用いて直腸から超音波検査を行えば，塞栓症の結果できた腎皮質の低エコー性の梗塞を診断できる可能性がある（**図 6-8** の A，B）．

間質性腎炎

　間質性腎炎では腎間質に最初に炎症が起こるが，糸球体，尿細管，毛細血管の損傷に二次的に生じることもある．間質性腎炎は剖検時に偶然発見されることが多く，臨床的疾病として認識されることはない．豚では瀰漫性の間質性腎炎がレプトスピラ感染に引き続いて観察される．牛の腎はレプトスピラの重要な保菌部位であるが，保菌動物に臨床的な腎臓病の問題が起こるわけではない．限局性の間質性腎炎は牛の悪性カタル熱および牛ウイルス性下痢症（BVD）でもみられる[8,9]．

　間質性腎炎ではエコー源性が増すこともある[6]．もし腎の超音波検査を行えば敗血性梗塞，結石，腎サイズの変化などの異常が同時にみられる場合もある（**図 6-9** の A，B）．

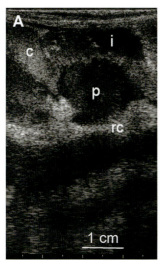
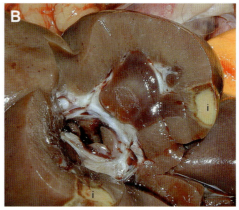

図 6-8
A 食欲不振, 不活発, 跛行の病歴のある 14 カ月齢シンメンタール育成牛 (275 kg). 削痩, 黄疸があり, 血液学的検査で貧血と白血球増多症がみられた. 尿の細菌学的検査で *Streptococcus C* および *E coli* が検出された. 直腸からの左腎の超音波検査では皮質部 (c) の低エコー性組織 (i), 高エコー性の腎洞および腎杯 (rc), 腎の腫大, 尿管の拡張がみられた (10 MHz). 髄質錐体 (p) が明瞭にみられる. 腹壁は画像の上方である. 頭方は左側, 尾方は右側である. さらに重度の同様の変化が右腎にもみられた.
B 剖検では両腎の敗血症性梗塞 (i), 敗血症性多発性関節炎, 僧帽弁の心内膜炎が認められた.

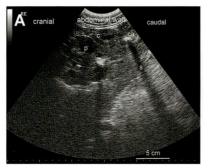
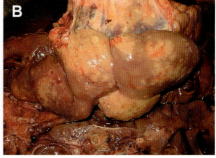

図 6-9
A 食欲不振と肺炎の病歴があり, 第二胃腹膜炎の疑われる 2 歳齢リムーザン肥育去勢牛 (588 kg). 超音波で膁部にある右腎にはエコー性の高い数個の円形～楕円形の構造があり, 正常腎とは違って強い音響陰影がみられた (3.5 MHz). 血液尿素窒素およびクレアチニンは正常範囲であった.
B 剖検で重度の慢性間質性腎炎, 敗血症性多発性梗塞, 集合管内の多数の結石および空腸捻転が認められた. 剖検時にみられた腎実質の顕著な変化は 3.5 MHz トランスジューサーでは描出できなかった. c:腎皮質, ca:結石, p:髄質錐体, s:音響陰影.

腎盂腎炎

腎洞，腎杯，間質組織の炎症は乳牛で最もよく診断される腎疾患である。これは常に上行性尿路感染に続発するもので，尿道が短く細菌が膀胱に感染しやすい雌に起こるのがほとんどである[8,9]。雄では腎盂腎炎は尿石症に続発する[8]。急性の原発性腎盂腎炎では発熱，食欲不振，乳量の急激な減少がみられる。急性の腎盂腎炎では腹部の蹴り上げ，不穏，足踏みなどの疝痛症状を呈する牛もみられる。疝痛症状は常に腎または尿管の炎症によるものであるが，腎（尿管）や膀胱からの尿流を障害する凝血塊による尿閉による場合もある。有痛性排尿困難，多尿症，背弯姿勢，血尿，および凝血，フィブリン，膿尿がみられることもある。慢性の腎盂腎炎では体重の減少，被毛粗剛，食欲不信，乳量減少，下痢，多尿，貧血，尿のわずかな肉眼的異常がみられる。また腎の疼痛のために脊柱前弯および伸張姿勢を呈するものもある。腎盂腎炎に特異的な症状はあまりないが，直腸検査で左腎が大きく，疼痛があり，分葉が不明瞭であれば腎盂腎炎の可能性が高い[1]。

急性例では排尿中の尿にフィブリン，凝血，膿などを混じることで診断される。尿は多くの赤血球，白血球，細菌を含んだ沈渣を含み，アルカリ性である[7,10~12]。腎盂腎炎牛の血球数では正常または好中球増多を伴う白血球増多症および軽度の貧血が認められる[11]。高窒素血症は両側性の腎盂腎炎のときでさえ存在することはほとんどない[7,12]。血液尿素窒素とクレアチニンの血中濃度は 60～75％のネフロンが破壊されないと正常値を超えて明らかに上昇することはない。血中尿素窒素濃度は蛋白異化速度によって異なり，腎機能だけに依存するものではない。牛では慢性疾患時に第一胃代謝の影響で血漿尿素が低下することから，慢性の腎疾患の血中尿素窒素濃度も低下してしまうので，腎前性病変の方が血中尿素窒素濃度は高くなる。高窒素血症は疾病の末期になって観察されるようになる[9]。腎盂腎炎牛で高窒素血症があるほとんどの場合は両側性の腎炎があり，腎不全である。したがって両側性の腎盂腎炎と高窒素血症がある牛の予後はよくない[1]。

牛の腎盂腎炎は通常，*Corynebacterium renale* および *Escherichia coli* による[7~12]。尿道下部に物理的，化学的損傷を与える難産，膀胱麻痺，カテーテル挿入などは膀胱から腎や尿管に上行性感染を起こす誘引となる[1]。

腎盂腎炎を最も示唆する超音波所見は腎洞や腎杯にエコー性～高エコー性の崩壊堆積物が大量に，またときに流動してみられることである。高エコー性の崩壊堆積物は凝固物の存在を示す音響陰影をつくることもある。一般的に腎の腫大がみられる。腎洞と腎杯は拡張し，しばしば腎の正常構造が失なわれる。拡張した腎杯は嚢胞様にみえる[7,11,12]。人の腎盂腎炎で記述されているような尿道上皮の肥厚もみられる[8]。牛の腎盂腎炎ではエコー源性の内容を含んだ尿管の拡張もみられる（**図6-10** の A～C）。膀胱内の尿はエコー源性で，膿尿では細胞崩壊堆積物が膀胱腹側に沈殿するので層状にみえる[7,11,12]。

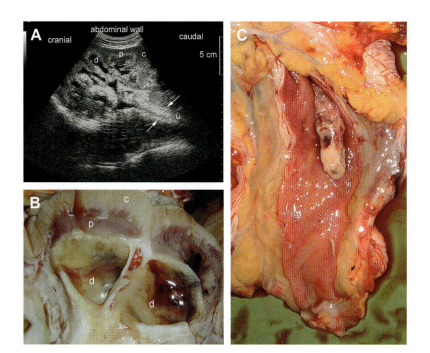

図6-10
A 脱水と血尿の病歴を有する6歳齢ブラウンフィー牛（510 kg）．膁部からの右腎の超音波（5.0 MHz）では無エコー性の液とエコー源性の化膿性崩壊堆積物で満たされた腎杯と尿管（矢印）の拡張がみられた．腹壁は画像の上方にある．
B 剖検では重度の化膿性腎盂腎炎，間質性腎炎，糸球体腎炎，膀胱炎が認められた．
C 膿を満たし，拡張と炎症のある尿管．c：腎皮質，d：拡張した腎杯，p：髄質錐体，u：尿管．

ネフローゼ

トキシン（重金属，シュウ酸塩のような植物毒，オーク，アカザ），薬物（抗生物質），血液濃縮，エンドトキセミア，虚血性変化と関連する生理的事象による尿細管損傷によって尿細管の変性，炎症およびある場合には間質性腎炎が起こる．通常，両側の腎が侵される．ネフローゼ牛には常に沈鬱，食欲不信，脱水などの非特異的症状がある．また必ず敗血性子宮炎，敗血性乳房炎，第四胃疾患などの明らかな疾病を伴う．子牛や成牛で多尿症を伴うこともある．直腸検査で左腎の腫大が認められるかもしれない．急性ネフローゼでは，高窒素血症が存在し，尿検査では赤血球，白血球，顆粒状円柱が常に認められる．確定診断には腎生検が最良の方法で，直腸検査による誘導または超音波ガイド下で右側膁部から行うことができる[1]．

急性腎不全の超音波像では腎の腫大があり，腎実質の浮腫または白血球浸潤によってエコー源性が正常に比べて減少または増加する．ときに腎周囲に浮腫がみられることもある．アミロイドーシスや薬物中毒でも腎の腫大と腎実質のエコー源性の増加がみられる．慢性腎疾患では腎実質のエコー源性が増加し，腎は正常より小さくなり輪郭が不整になる．腎実質のエコー源性の増加は慢性炎症と線維化のためである．馬の慢性腎疾患ではしばしば

両側の腎に結石が描出される。腎のエコー源性の評価は主観的なものなので肝実質との直接比較で行うべきである[6,13]。

糸球体腎炎

牛の糸球体腎炎はBVDのような多くの原発性疾患と関連するか，または中毒によって起こる。発病機序には免疫病理学的な過程が重要な役割を演じている。急性の糸球体腎炎では腎の腫大と明瞭な低エコー性の髄質錐体が特徴であり，慢性では腎は縮小する。どちらの場合も腎皮質のエコー源性は増加する（図6-10のA～C，図6-11のA，B参照）[6,8,13]。

腎囊胞

腎囊胞は超音波で容易に検出され，正常な腎にたまたまみられただけのものも多い。囊胞は円形から楕円形の無エコー領域で，腎髄質内で明瞭で薄い平滑な輪郭を有する（図6-12）。囊胞は常に1つで，片側性である。類症鑑別には膿瘍，血腫，腫瘍があり，これらは通常エコー源性が高く，分厚い壁を有する[6,9]。

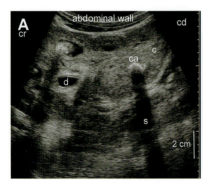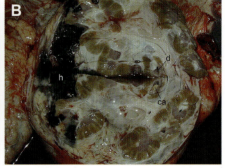

図6-11
A　腹部腹側の拡張と疝痛の病歴がある6カ月齢シンメンタール雄子牛．膝部からの右腎の超音波像（5.0 MHz）ではエコー源性の腎実質，拡張した腎杯（d）と腎洞がみられ，音響陰影（s）を伴うエコー源性の結石（ca）が存在した．
B　剖検では尿道破裂を伴う尿石症，間質性腎炎，腎盂腎炎が認められた．c：腎皮質，cd：尾側，cr：頭側，d：拡張した腎杯，h：血腫．

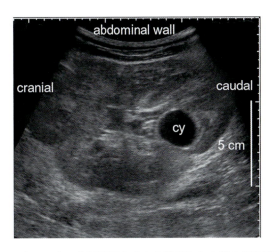

図 6-12　6 歳齢シンメンタール牛の右側膁部皮膚から描出した右腎の超音波像（5.0 MHz）．
無エコー性の腎囊胞（cy）が偶然みられた．

尿石症

　尿石症は反芻動物に一般的な潜在性疾病で，濃厚飼料を多給したり，あるいはある種の牧草地で飼養されたりすることで起こる．寄与因子には不適切なカルシウム―リンバランス，ビタミン A 欠乏，ビタミン D 過剰，飲水量の減少，雄牛の早期去勢などがある．これらの状況下では 40 ～ 60％の牛に尿石が存在することもある[9]．結石が主に尿道などの尿路の閉塞を起こすようになると尿石症は去勢雄畜の重要な臨床的疾病となる．腎盂や尿管の結石は生前に診断されることはまずないが，水腎症を伴うような場合には直腸検査で尿管の閉塞を触知できることもある．膀胱内の結石は膀胱炎を起こし，これが疾病症状となる．尿道の閉塞では，残尿，腹部の蹴り上げ，尾振り，頻回の排尿動作，膀胱の拡張などの臨床症状がみられる．不完全閉塞では少量の血液を混じた尿がしばしば排泄される．尿道穿孔および膀胱破裂が続発症である．尿路閉塞牛には通常，高窒素血症が存在する．死亡率が高く，手術によって治療される[9]．

　結石は複数の場所にみられるので，尿石症の動物には全尿路の超音波検査が必要である．腎では腎結石や水腎症がないか検査するが，どちらの場合も予後不良である（**図 6-11 の A，B，図 6-13** 参照）．高エコー性の半月状または円形の結石は深部に音響陰影を形成する．音響陰影のみられない結石もあり，エコー源性の腎洞と鑑別する必要がある．水腎症の腎では集合管は拡張し，低エコー性で，腎髄質は常に非常に薄い（**図 6-11 の A，B，図 6-13** 参照）[6]．これらの特異的な変化とは別に，腎は尿路閉塞に伴って生じる炎症の様々な超音波所見を呈するが，正常な場合もある．

　膀胱結石は直腸からの超音波検査で容易に描出される[6]．それらは通常，複数の小さい，あるいは砂状の崩壊堆積物であり，高エコー性で，音響陰影を伴い，表面は粗で不規則である．膀胱壁は肥厚してみえることが多い．直腸検査ができない小さい若齢雄子牛では腹

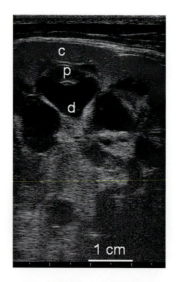

図 6-13 尿石症の 1 歳齢シンメンタール雄子牛の右側腰部皮膚から描出した右腎の超音波像（15 MHz）．
腎杯は拡張し（d），無エコー性の尿を溜めて髄質錐体（p）を圧迫している．腹壁は画像の上側である．頭側は左，尾側は右側である．c：腎皮質．

部腹側からの経皮的検査しかできない．しかし膀胱は消化管臓器で覆い隠され，膀胱付近のガスを貯めた腸管とその多重反射は結石に似てみえる．さらに，破裂した膀胱は小さく骨盤腔内にある．このような動物では多量の腹水だけが尿石症や膀胱破裂を示唆する所見として描出される．

　尿道結石は尿道の口径が比較的小さい去勢牛でみられる．去勢雄牛の尿道結石はどの部位でもみられるが，S 字状曲で最もよく起こる[9]．もし尿道に結石が存在すれば，超音波で高エコー性の凝集にみえ，結石近位の尿道の液性拡張とともに尿道内腔に音響陰影を形成する（**図 6-14**）[6]．

尿腹

　成牛では膀胱破裂による尿腹は多くないが，分娩時の損傷や膀胱炎によって起こることもある[14]．一般的には尿道結石による尿閉のある雄（肉用肥育牛）によくみられる．尿膜管の不完全閉鎖によっても膀胱破裂が起こる．尿の浸透圧は高いので浸透圧勾配にしたがって細胞外液が腹腔内に移動する．この細胞外液の移動と飲水の減少によって脱水症の臨床症状が現れる．腹膜を介する尿の拡散は低ナトリウム，低クロール，高カリウム，高リン血症を伴う高窒素血症を起こす．しかし反芻動物の血中尿素の上昇速度は他の種に比べて遅い[9]．尿腹牛の腹部形状は洋梨状になることが多い．臨床診断は腹腔穿刺によってなされる．腹水は明るい黄色，透明で，尿素とクレアチニン濃度が血清値より高い[9]．

　尿腹では腹腔は無エコー性の液で満たされ，消化管は液中または液上に浮遊するのが描

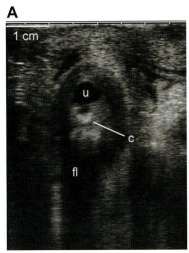
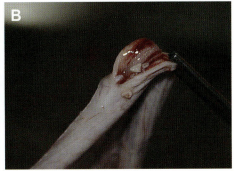

図 6-14
A 腹部の浮腫と無尿がある 1 歳齢シンメンタール雄子牛のペニス中央部と尿道の超音波横断像（10 MHz）．排尿がないが，無エコー性の尿道内腔（u）がみられる．エコー源性の凝固物（c）で満たされた尿道の小さな欠損がみられる．ペニス周囲に無エコー性の少量の液（fl）が存在する．超音波画像は陰嚢と包皮口間の正中から描出したものである．
B 剖検では尿道遠位の閉塞と破裂を伴う尿石症が認められた．

出される（**図 6-15 の A, B**）．二次性の腹膜炎が起これば，腹水のエコー源性が増し，フィブリン鎖を含む．膀胱も液中に浮遊してみられる．膀胱が破裂すれば，膀胱は虚脱，弛緩し，潰れた状態で尿をわずかに貯めるか，あるいは尿は存在しない[6]．牛は欠損部を即座にフィブリンで埋めるので，膀胱は尿を貯めることができる．超音波で欠損部自体を直接描出することはできない．尿腹の原因が尿道閉塞にあると考えられるならば，尿道の超音波検査を実施する（**図 6-14 の A, B 参照**）．雄では包皮皮下組織の浮腫は尿道破裂の症状である（**図 6-16 の A, B**）[6,9]．

超音波診断が最も難しいのは尿管の異常であり，それは正常では尿管を全長に渡って超音波でみることができないからである．尿管破裂は腎周囲で後腹膜の液（尿）を画像化できることがあるので腎の超音波検査を実施すべきである（**図 6-17**）[6]．

膀胱炎

膀胱の炎症は通常，細菌感染によって生じ，臨床的には頻尿や排尿時の疼痛がみられる．尿中には血液，炎症性細胞，細菌が存在する[9]．

膀胱炎牛では膀胱内に多数のエコー源性の粒子が渦巻いているか，あるいは膀胱の頭腹側に中〜高エコー性の部位が存在する．これは血液あるいは滲出物である[7]．また膀胱壁の広範な肥厚も一般的な超音波所見である（**図 6-15 の A, B 参照**）[6]．

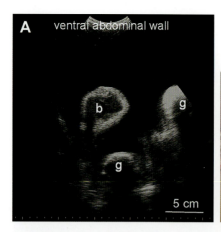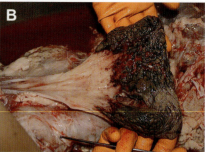

図6-15 腹部拡張，消化不良，肢の踏みかえの病歴のある4カ月齢シンメンタール雄子牛（178 kg）．
A　尿素とクレアチニン値は10倍に増加していた．腹部腹側からの経皮的超音波画像（5.0MHz）では壁の肥厚と不整がみられ，渦状の内容を有する膀胱がみられた．膀胱は無エコー液中に浮かび，ガスを貯めた腸管に囲まれていた．膀胱の欠損部が認められ，そこからはエコー源性の尿が無エコー性の腹水中に流れ出ていた．腎は正常であった．画像の右側は腹壁の左側である．
B　剖検では尿腹，膀胱破裂を伴う出血性壊死性膀胱炎，結石による尿道閉塞，正常腎が認められた．

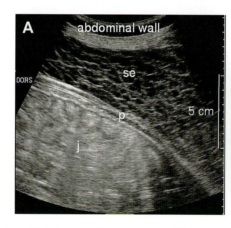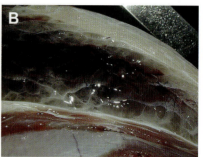

図6-16　図6-14の子牛の重度の皮下浮腫の下腹部超音波像（5.0 MHz）．
A　画像の右側は腹側，左側は背側である．
B　剖検では尿道破裂に継発して皮下に尿が貯留していた．j：空腸，p：腹膜，se：皮下浮腫．

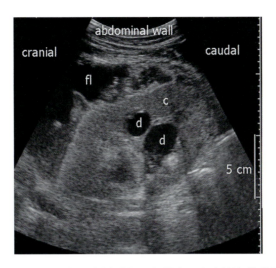

図 6-17　3歳齢シンメンタール牛の右側腰部から描出した右腎と後腹膜腔の超音波像（5.0 MHz）.
腎は尿管の破裂によってエコー源性部に被包化された低エコー性の液(fl)に囲まれている．腎実質は不均一で，腎皮質（c）と髄質を識別不能であり，拡張した腎杯（d）は無エコー性の液に満たされている．腹壁は画像の上方である．剖検では化膿性塞栓性間質性腎炎と腎盂腎炎，尿管閉塞，後腹膜腔内の血液と尿の貯留が認められた．

膀胱腫瘍

膀胱腫瘍はワラビ中毒に関連して起こる．臨床症状は血尿，貧血，削痩，有痛性排尿困難，二次性の膀胱炎である[9]．超音波では膀胱壁の肥厚，膀胱内腔に伸びる不規則な固着性マスが認められる[15]．

尿路の先天性欠損

尿路の先天性欠損には尿膜管開存，膀胱の破裂，尿道閉鎖，多発性嚢胞腎，尿道下裂，腎の低形成，尿管形成不全，異所性尿管などがある[2,9]．これらのうちの一部は超音波で多房様にみえる皮下への尿の貯留または尿腹で説明したような無～低エコー性の腹水がみられる．

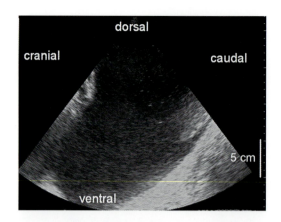

図 6-18　3.5 MHz スキャナで直腸から描出した図 6-1 の 3 歳齢シンメンタール牛の膀胱の超音波像.
膀胱内の尿は低エコー性で，多数のエコーが渦巻くのがみえる．膀胱は長径 29 cm に拡張している．牛には跛行，背湾姿勢，尿の貯留がみられた．剖検では仙骨骨折に継発した膀胱麻痺が認められた.

膀胱アトニー

　大動物の膀胱麻痺はまれで，通常，腰仙髄の神経疾患に付随して起こる[9]．膀胱の機能不全を起こす仙神経の損傷は骨盤腔内の損傷を伴う難産または乗駕行動による仙骨や尾根部脊椎の圧挫損傷が原因となる．排尿努力にもかかわらず，尿滴下および少量の排尿しかみられないのが膀胱機能不全の主要症状である．尿は二次性の膀胱炎（および結晶尿）がなければ正常である．直腸検査で拡張した膀胱を触知でき，罹患動物では膀胱を刺激しても空虚とならない[1]．超音波では膀胱の拡張とともに，膀胱腹側に高エコー性の堆積があるか，渦巻いているのがみられる（**図 6-18**）．反復する膀胱炎や腎盂腎炎があれば予後不良なので，腎の超音波検査を実施するべきである[6].

要約

　多くの尿路疾患動物では他の疾病の病歴を有する．これらの動物の尿には通常，異常成分が含まれるが，見過ごされることも多い．腎髄質に重度の異常があっても血液尿素窒素とクレアチニンが正常範囲にある場合もある．牛では費用がかかるため血液生化学検査が行われないこともよくある．超音波は数種の尿路異常を診断する目的で使用することができる．しかし片側の腎だけが罹患していることもあるので，尿路疾患の正確な診断には尿路全域を注意深く検査しなければならない．低周波数のトランスジューサーは解像度が低いこと，および尿路全域の検査には時間を要することから，瀰漫性または小さな腎実質病変を検出するには限界がある.

謝辞

剖検に協力頂いたウィーン獣医大学獣医病理学・法医学教室の方々に感謝申し上げる。

引用文献

1) Divers TJ. Urinary tract diseases. In: Divers TJ, Peek SF, editors. *Rebhun's diseases of dairy cattle*. 2nd edition. Philadelphia: W. B. Saunders; 2007. p. 447–466.
2) Traub-Dargatz JL, Wrigley RH. Ultrasonographic evaluation of the urinary tract. In: Rantanen NW, McKinnon AO, editors. *Equine diagnostic ultrasonography*. 1st edition. Philadelphia: Williams & Wilkins; 1998. p. 613–618.
3) Vollmerhaus B. Urinary system. In: Frewein J, Gasse H, Leiser R, editors. *Textbook of the anatomy of domestic animals, Band 2*. 9th edition. Berlin, Hamburg: Paul Parey; 2004. p. 308–340 [in German].
4) Braun U. Ultrasonographic examination of the right kidney in cows. *Am J Vet Res* 1991; 5211: 1933–1939.
5) Braun U. Ultrasonographic examination of the left kidney, the urinary bladder, and the urethra in cows. *Zentralbl Veterinarmed A* 1993; 4012(1): 1–9.
6) Reef VB. Adult abdominal ultrasonography. In: Reef VB, editor. *Equine diagnostic ultrasound*. Philadelphia: W. B. Saunders; 1998. p. 273–363.
7) Floeck M. Sonographic application in the diagnosis of pyelonephritis in cattle. *Vet Radiol Ultrasound* 2007; 48(1): 74–77.
8) Weiss E. Urinary system. In: Dahme E, Weiss E, editors. *Textbook of the pathologic anatomy of domestic animals*. Stuttgart: Enke Verlag; 2007. p. 173–201 [in German].
9) Radostits OM, Gay CC, Hinchcliff KW, et al. Diseases of the urinary system. In: Radostits OM, Gay CC, Hinchcliff KW, editors. *Veterinary medicine. A textbook of the diseases of cattle, horses, sheep, pigs, and goats*. 10th edition. Edinburgh: Saunders Elsevier; 2007. p. 543–573.
10) Rebhun WC, Dill SG, Perdrizet JA. Pyelonephritis in cows: 15 cases(1982–1986). *J Am Vet Med Assoc* 1989; 194(7): 953–955.
11) Hayashi H, Biller DS, Rings DM, et al. Ultranonographic diagnosis of pyelonephritis in a cow. *J Am Vet Med Assoc* 1994; 205(5): 736–738.
12) Gufler H. Kidney abscesses, pyelonephritis, and purulent cystitis in a 5-month-old calf—diagnosed by sonography. *Wiener Tierärztliche Monatsschrift* 1999; 86: 247–251 [in German].
13) Schmidt G. Renal failure. In: Schmidt G, editor. *Checklist sonography*. 3rd edition. Stuttgart: Thieme; 2005. p. 138–152 [in German].
14) Braun U, Wetli U, Bryce B, et al. Clinical, ultrasonographic and endoscopic findings in a cow with bladder rupture caused by suppurative necrotising cystitis. *Vet Rec* 2007; 161(20): 700–702.
15) Hoque M, Somvanshi R, Singh GR, et al. Ultrasonographic evaluation of urinary bladder in normal, fern fed and enzootic bovine haematuria-affected cattle. *J Vet Med A* 2002; 49(8): 403–407.

第7章 牛の乳房と乳頭の超音波画像

Sonja Franz, DVM[a,*], Martina Floek, DVM[a], Margarete Hofmann-Parisot, DVM[b]

> **Keywords**
> ・超音波画像　・乳頭　・乳房　・牛　・乳頭狭窄　・診断

　乳房の健康は現代酪農経営の重要な要素であり，乳生産の経済的，衛生的土台である[1,2]。酪農産業では予防は治療と同様に重要な手段である。乳流障害は乳房の健康分野の中心的問題である。これらは乳房炎の様々な問題を起こし，乳生産の喪失，乳質の悪化，治療費の増大，早期淘汰などの負の経済効果を引き起こす。それゆえ，迅速かつ正確な診断と予後判定は乳房疾患牛に必須であり，最新鋭の検査技術と治療が必要となる。

乳房と乳頭の構造

　成牛の乳房は皮膚腺なので体腔外に存在する。乳腺は4分房からなり，それぞれは独立していて乳頭を介して排乳する。強靭で緻密な支持靭帯が重い乳房を吊っている（乳房支持靭帯）。中央の靭帯は乳房を左右に分けている。前後乳房は薄い膜で隔てられている。乳管洞が分房を跨ぐことはない。

乳腺実質

　乳汁は分泌細胞である乳腺胞内で合成され，これらは基底膜上で一層に配列された球状構造をとっている。乳腺胞は筋上皮細胞で囲まれ，オキシトシン誘発性射乳に関与している。数個の乳腺胞は乳腺葉を形成する。乳管は乳汁を乳腺胞から乳腺乳槽に流すチューブである。乳管には乳腺葉内および乳腺葉間のものがある。

---

[a] Department for Farm Animals and Veterinary Public Health, Clinic for Ruminants, University of Veterinary Medicine Vienna, Veterinärplatz 1, 1210 Vienna, Austria
[b] Department for Biomedical Sciences, Institute for Physics and Biostatistics, University of Veterinary Medicine Vienna, Veterinärplatz 1, 1210 Vienna, Austria
* Corresponding author.
E-mail address: sonja.franz@vetmeduni.ac.at (S. Franz).

乳頭

乳頭は乳頭管と乳頭乳槽からなる。乳頭管は乳頭乳槽と乳頭の外側の末端である乳頭口の間に位置する。乳頭管は皮膚と同様の表皮（重層扁平上皮）で覆われ，抗菌作用のあるケラチンを形成し，乳房内感染の主要なバリアである。乳頭管の部位では輪状筋が最も発達して乳頭括約筋を形成し，哺乳や搾乳間に漏乳しないようになっている。乳頭管粘膜には縦襞があり，また乳頭管と乳頭乳槽の接合部にも襞（フルステンベルグロゼット）がある。フルステンベルグロゼットは乳頭管近位に位置する。乳頭乳槽は乳頭内の洞であり，多くの縦襞と輪状襞のある粘膜で覆われている。乳頭壁は外層の皮膚（表皮），中層の筋－結合組織，内層の粘膜からなる。中層から血管，リンパ管，神経が出入するが，知覚神経終末は表皮内にある。

乳頭乳槽の近位はそれぞれの分房の乳腺乳槽である。乳頭基部（乳頭乳槽と乳腺乳槽の境界）には大きな静脈血管が海綿性静脈叢を形成し，フルステンベルグの静脈輪と呼ばれる。

検査テクニック

乳房は非常に敏感な組織であり，疾病の感受性も高い。どのような乳房疾患であれ早期診断は医療上も経済的にも重要である[3]。個体の乳房疾患の診断は最初に視診と触診によってなされる。さらに数種のその他のテクニックによって正確に診断される：

・用手または機械搾乳による乳汁分泌検査
・乳汁のカリフォルニアマスタイティステスト（CMT），微生物学的検査
・乳頭管へのプローブ挿入，メチレンブルーの注入
・X線，超音波，内視鏡などの画像診断

乳頭内部を画像化する検査法は触診やプローブによる検査あるいは診断的乳頭切開で直視する方法よりも好まれている。1970〜1980年代には乳流障害の診断にX線が用いられた[4〜8]。最近では，X線はすっかり超音波や内視鏡に取って代わられた。超音波の利点は非侵襲的で，電離放射線を用いることなく乳房全組織（乳頭および乳房実質）を観察できることである[9,10]。乳頭内視鏡（乳頭の内視鏡検査）の大きな利点は病変をありのままにみられることである。しかし，この技術では乳頭乳槽と乳頭管しか検査できず，もっと近位の構造をみることはできない。乳頭内視鏡は主に乳頭狭窄の手術に使用される[9]。

牛の乳腺の超音波像

　文献を調べてみると，牛の乳腺の超音波検査に関していくつかのレポートが存在する。
　1967年にはじめて牛の乳頭の超音波像が1MHz, Aモードで得られた[11]。のちにはBモード（リアルタイムモード）が使用された[12]。健康な牛から衛生的なミルクを生産することの経済的重要性が認知されるとともにミルカー分野および乳流障害診断の研究が進められた[13〜24]。ほとんどの研究は直接動物を用いて行ったが，切除臓器を用いたものもあった。縦断および横断走査が3.5 MHzまたは5.0 MHzのセクタおよびリニア型トランスジューサーを用いて行われ，5.0 MHzの方が有用なことが分かった。得られた画質は様々に評価されている。ある研究者は乳頭管（3.5 MHzリニア型トランスジューサー使用）は低エコー性で限界不明瞭な領域として描出されたとしている[15]。5.0 MHzリニア型トランスジューサーでは乳頭管は1または2本の高エコー線として描出されている[17, 21]。プローブを乳頭皮膚に直接接触させることである程度満足できる画像が得られるとされた[14]。他の研究者は乳頭を水槽に入れて超音波像を得た場合にのみよい画質が得られると述べている[15, 17]。生理食塩水または乳汁で乳頭内を満たすこと（オキシトシン投与後）も適切な画質を得る上で重要な基準になる。

　乳頭管は長さ8〜12 mm, 遠位開口部の内径が0.4 mmの非常に繊細な構造を有する[15, 17, 21]。

　乳頭管のどの構造が超音波像の様々なエコー源性と対応しているかしばらくの間，不明であった。ある研究者らは低エコー部位が乳頭壁の血管であるとする考えを支持した[15]。しかし，切除した牛の乳頭の検査では，切除したことによって消失した超音波画像の特性からそれが組織学的に明瞭な表皮乳頭を有するケラチン化した重層扁平上皮であることが明らかになった。明るく描出される部位は角層に含まれるケラチンであり，透明層は描出されず，周りのエコー源性の弱い部分は顆粒層であった。これらは生きた動物のカラードプラ像においても確かめられている[25]。カラードプラ像で得られた2つの平行する低エコー性バンド（横断像における暗灰色）が血管でないことは，非常に緩徐な血流を捉える感度設定にもかかわらず血流がみとめられないことで確かめられた。残りの乳頭壁の領域には縦断像と横断像の両方で血管と血流がみとめられた。

　乳頭の超音波検査はルーチンに行われているのに対して，乳腺実質の超音波検査はあまり記述されていない。乳腺実質の生理的および病的超音波所見[2, 3]を扱った研究はわずかである[10, 12, 14, 24, 26, 27]。

牛の乳腺の超音波検査の適応症

乳腺実質の超音波は，乳房炎，乳房炎の臨床症状を欠く乳房の腫脹（**図7-1**）（たとえば血腫や腫瘍），および穿孔異物などの診断に役立つ．超音波は細菌検査や体細胞数による診断に代わるものではないが，乳房の状態に関する付加的な情報を与え，予後の判断材料になる．超音波は乳腺の触診よりも客観的である．さらに *Arcanobacterium pyogenes* やグラム陰性菌などによる乳房炎では，これらに特有の乳腺の超音波像がみられる[27]．

乳頭の超音波検査は乳頭管，乳頭と乳腺の乳槽などの病変の診断に広く用いられている[9, 10, 12, 15, 17, 18, 20, 21, 26, 28, 29]．乳流障害（**図7-2**）は野外で実施される乳頭の超音波検査の主要な適応症である．乳流障害牛に第一に求められていることはすぐに搾乳できるよう回復させること，および乳房炎に罹患させないことである．文献では乳頭損傷および不適切な搾乳方法が乳流障害の一般的な原因である[30〜32]．腫脹や過敏を伴う炎症によって乳頭の部分的または完全な狭窄が起こる．乳頭狭窄は近位（乳腺乳槽と乳頭乳槽の境界部）または中間位（乳頭乳槽）および遠位（乳頭管）の部位に限局して起こる．

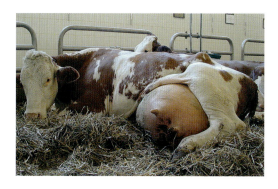

図7-1　重度の乳房の腫大がみられる牛．

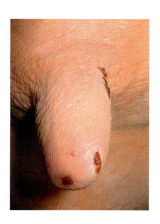

図7-2　外傷性被覆性乳頭損傷による乳流障害は乳頭超音波の主要な適応症である．

乳房炎の感受性は牛の年齢，産次，乳期，乳頭と乳頭管の形状などと関連することが指摘されており，乳房形状，乳房の健康を示すパラメーター，乳量，搾乳の容易性，乳質とも相関関係があることも報告されている[33〜41]。また超音波検査は乳頭と乳頭管の構造を計測するために有用な方法であることも研究されている。超音波診断はたとえば産次数，機械搾乳による乳頭管の伸長程度などの品種間の相違や乳房炎罹患における乳頭要因などの影響の調査などにも使用されている[24, 42〜46]。

走査テクニック

適切な機器（二次元超音波）を使用することによって，乳腺実質，乳腺乳槽，乳頭乳槽，乳頭管の形態構造を区別できる。

乳腺実質の検査は 5.0 MHz 以下のトランスジューサーで実施する。乳房皮膚の毛を刈り，アルコールで脱脂し，エコーゼリーを適用したあと，トランスジューサーを乳房の側面や後面皮膚に直接当てて実質の検査を行う。コンベクス，リニア，セクタ型のどのトランスジューサーでも使用可能である[12, 27]。

乳腺乳槽と乳頭乳槽の境界の描出にはプローブを直接その部位に当てる。乳頭の検査は水を満たしたプラスティックカップに乳頭を浸して行う（**図 7-3**）。良質の画像を得るために少なくとも 7.5 MHz リニア型プローブを用いる必要がある。プローブをよく密着させるためにエコーゼリーをプローブと皮膚またはプラスティックカップの間に適用する。水を満たしたプラスティックカップを用いれば検査者は片手でカップをもつと同時にプローブを上下に動かしながら，もう一方の手で乳頭をよい位置に保持したり，あるいは超音波機器を操作したりすることができる。プラスティックカップを用いるもう１つの理由は乳頭端像の変形を防いで乳頭管の全長を描出するためである。泌乳牛では水や生理食塩

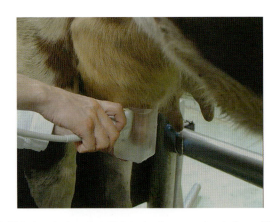

図 7-3　乳頭遠位部を描出するために水を満たしたプラスティックカップを用いた乳頭の超音波検査．

水を注入して乳頭内を満たす必要はない[25]。

正常画像

乳腺実質

牛の正常な乳腺は均一な顆粒状のエコー源性構造である（**図7-4**）。これは高エコー性の結合組織とエコー源性の低い乳腺実質が均等に分布しているからである。無エコーの空洞は血管または乳管である。乳腺乳槽内の乳汁は無エコー性またはエコー源性粒子を含んでいる。大きな乳管が乳腺乳槽に入るところは明瞭に描出される。乳腺のエコー源性の程度は乳汁の充満度によって異なる[12, 27]。

乳頭

乳腺乳槽と乳頭乳槽の境界には大きい円形の無エコー構造が乳頭壁内に存在し，これはフェルステンベルグの静脈輪と呼ばれる大血管である（**図7-5**）。乳腺乳槽自体は無エコーで，高エコー線（粘膜）で境界されている。

乳頭壁は，細く明るいエコー線の内層，分厚く均一な低エコー層で特徴的な無エコー腔（血管）を含む中間層，細く明るいエコー線の外層の3層の構造である。これらの層はそれぞれ粘膜，筋 - 結合組織，皮膚に該当する（**図7-6**）。乳汁が充満した乳頭乳槽は無エコーである。乳頭乳槽の粘膜は高エコー線で，内腔との境界線となっている。

乳頭管と乳頭乳槽の接合部（フルステンベルグのロゼット）は均一，高エコー性で，平

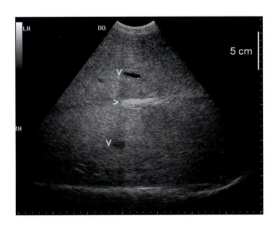

図7-4　5.0 MHz コンベクストランスジューサーで描出した均一のエコー源性の乳腺実質と無エコー性の血管（v）の超音波像.
エコー源性の中隔（矢頭）は後分房との境である．乳房皮膚は画像の上方，乳房の背側は左側，腹側は右側である．

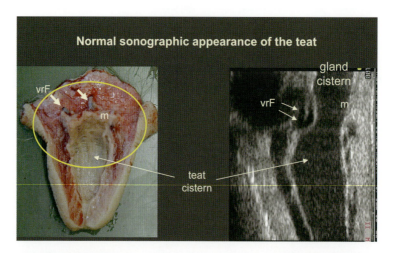

図 7-5　牛の乳頭近位の超音波像（10 MHz リニアスキャナ）：乳腺と乳頭の境界を示す縦断像.
m：粘膜，vrF：フルステンベルグの静脈輪，gland cistern：乳腺乳槽，teat cistern：乳頭乳槽.

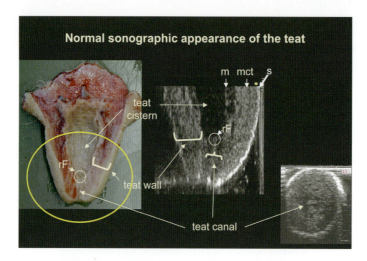

図 7-6　牛の乳頭遠位の超音波像（10 MHz リニアスキャナ，横断像および縦断像）.
m：粘膜，mct：筋－結合組織，rF：フルステンベルグのロゼット，s：皮膚，teat canal：乳頭管，teat cistern：乳頭乳槽，teat wall：乳頭壁.

行した2本の白線としてみえる（図7-6参照）。

　乳頭管は細い白線にみえ，その両側は平行する太い低エコー帯で境されている（図7-6参照）。縦断像でも横断像でも同様の像が得られる。

異常画像

この章では二次元超音波像で高頻度に診断される乳腺実質と乳頭の異常所見を示す。

乳腺実質
● 乳房炎

　乳房炎の超音波像は組織構造の変化の程度によって変わる。乳腺実質は不均一になり，エコー源性は減少または増加することもあるが，正常にみえるものもある（たとえばコアグラーゼ陰性ブドウ球菌の感染）[26, 27]。高エコースポットや音響陰影帯があって不均一にみえるのは実質のガス形成を示し，グラム陰性菌の感染と関連づけられる（**図 7-7**）。この場合，罹患分房実質の規則的構造は失われ，この変化はほぼ分房内全体に及ぶ。その他の所見には平均 1cm ほどの低エコー円形スポットに高エコー性の中心を有するものがあり，*A pyogenes* 感染によるものである（**図 7-8**）。*A pyogenes*，*Klebsiella* spp，*E coli* の感染では明瞭な実質の変化がみられるが，正常の場合もある[27]。

　乳汁は乳房炎のため細胞成分が増えるのでエコー源性が増加する。エコー源性の結合組織と無エコー性の浮腫による液体の像が混ざり合った皮下組織は玉ねぎの皮のようにみえる[26, 27]。

● 血腫

　乳房血腫の超音波像は細いエコー源性の浮動性の隔膜または大きい凝血塊を有する無エコーまたは低エコー性の大きな空隙として描出される（**図 7-9**）。乳腺実質は貯留液によって圧迫されている。乳房の血腫が浮腫と異なるのは大きく広がった空隙に液が貯留することである。乳房血腫は損傷に起因することが多い[27]。

● 異物

　泌乳中の乳房内の異物を触診で発見することは難しい。超音波では異物は乳腺実質の深部にある場合でも音響陰影を伴う線状の高エコー構造として描出される（**図 7-10**）。

乳頭
● 乳頭管およびフルステンベルグロゼット

　正常乳頭管の超音波像は平行する 2 本の低エコー帯と境する中心部のエコー源性線として描出される。急性外傷による重度の炎症例では乳頭管は不均一な低エコー領域にみえる。この像に加えてフルステンベルグロゼットにエコー源性の粘膜病変が存在する例もある（**図 7-11**）。

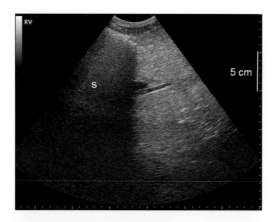

図 7-7　*E coli* 感染のある乳房実質の不均一な超音波像.
細い帯状の高エコー性の領域があり，後方に陰影（s）を作っている．乳房皮膚は画像の上方，背側は左側，腹側は右側．

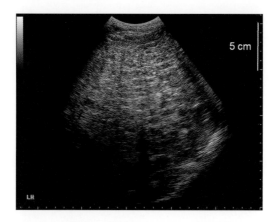

図 7-8　*A pyogenes* 感染例に特徴的な乳房実質のエコーパターン.
大きさ数 mm の複数の丸いスポットがみえる（5.0 MHz）．乳房皮膚は画像の上方，背側は左側，腹側は右側．

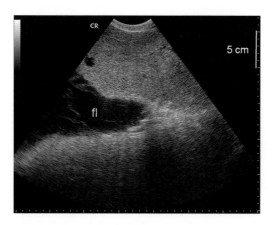

図 7-9　前分房間の乳房血腫の超音波像（5.0 MHz）.
低エコー性の小房化された液体（fl）は血液である．乳房皮膚は画像の上方，前方は左側，後方は右側である．

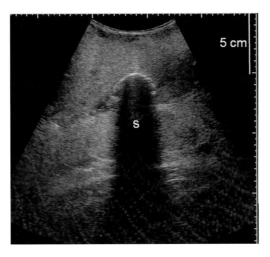

図 7-10 異物による乳房実質の外傷性穿孔の超音波像（5.0 MHz）．
高エコー性で箒の柄を横断したような半月状の異物による強い音響陰影（s）がみられる．乳房皮膚は画像の上側，背側は左側，腹側は右側である．

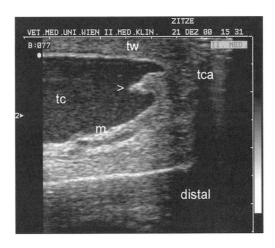

図 7-11 乳流障害のある被覆性乳頭損傷牛の超音波像．
乳頭管（tca）の正常像はみられない．フルステンベルグロゼット領域にはエコー性の粘膜病変がみられる（>）．さらに乳頭乳槽遠位粘膜は肥厚し（m），でこぼこがあり，炎症の存在を示す．乳頭乳槽（tc）内の乳汁のエコー源性が増加している．tw：乳頭壁．

● 乳頭乳槽

　超音波によって診断される乳頭乳槽の一般的な病的所見は重度の炎症，粘膜病変，組織増殖，異物，乳石および先天性の変化である。

　炎症がある例では乳頭乳槽粘膜に肥厚や凹凸がみられる。しばしば中間層は不均一で，血管の直径が増加する（図7-12）。

　被覆性の乳頭損傷による炎症では乳頭乳槽粘膜の病変像も同時に観察されることも多い（図7-12参照）。超音波によって病的変化部位とその範囲が特定でき，乳頭上方の狭窄を診断することもできる。

　乳石は完全に遊離しているか，粘膜と付着している。超音波では乳石を検出し，その部位と大きさを特定することができる（図7-13）。乳石のエコー源性はその密度によって決まる。乳頭内のポリープやパピローマなどの増殖組織の診断でも同様である（図7-14）。粘膜と付着している場合，それが分からないこともある[9]。

　乳流障害を生じる先天性の変化には乳頭乳槽内腔の膜形成（図7-15）や形成不全がある。ほとんどの乳槽内腔内の膜形成は乳槽内を横に広がって存在して部分的または完全閉塞を起こすもので，初産分娩後に発見される[9]。

　初産牛の盲乳を呈する一般的な先天性の乳頭閉塞病変には乳腺乳槽と乳管の先天性の変性（図7-16）がある。このような牛では乳房サイズが正常であってもごく少量しか泌乳しない。

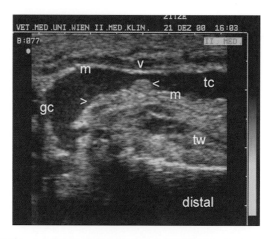

図7-12　被覆性乳頭損傷による乳頭近位部の乳頭狭窄の超音波像（10.0 MHz リニアスキャナ）．
近位部分（乳腺乳槽（gc）と乳頭乳槽（tc）の境界）に重度の粘膜病変（＞，＜）がみられる．粘膜（m）は肥厚，凹凸があり，乳頭壁（tw）の中間層も同様である．この部位では筋－結合組織は不均一な構造となっている．無エコー性の血管（v）がみられる．distal：遠位．

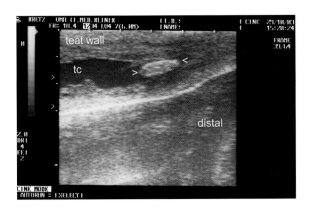

図 7-13　無エコーの乳頭乳槽（tc）内の遊離乳石（＞）による乳流障害牛.
超音波（7.5 MHz リニアスキャナ）では乳石はエコー性の構造である．大きさにもよるが乳石は超音波ガイド下で鉗子を用いて乳頭口からつまみ出すことができる．distal：遠位．

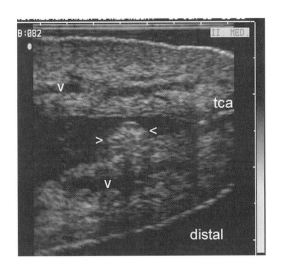

図 7-14　乳頭腫による乳流障害の超音波像.
乳頭腫（＞，＜）はエコー性の構造物で，無エコーの乳頭乳槽内で乳頭壁に固着している（7.5 MHz リニアスキャナ）．乳頭管（tca）および乳頭壁中間層の血管（v）がみられる．distal：遠位．

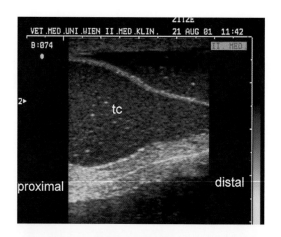

図 7-15　牛の乳頭乳槽（tc）内の先天性隔壁の超音波像（10.0 MHz リニアスキャナ）．
乳頭乳槽内の乳汁のエコー源性が増加している．distal：遠位．

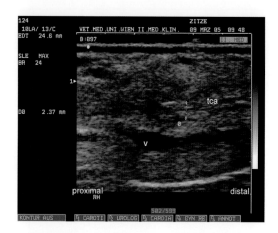

図 7-16　先天性乳頭閉塞の超音波像（10.0 MHz リニアスキャナ）．
乳頭遠位部では乳頭管（tca）がみられる．乳頭管の近位には正常の乳頭乳槽でみられる無エコー性の内腔はみられない．この画像の無エコー性の構造は乳頭壁の血管（v）である．proximal：近位，distal：遠位．

● 乳頭壁

　乳頭壁の血腫（**図 7-17**）や膿瘍は形成部位によっては乳流障害を起こすが，これらは超音波でよく診断できる。血腫は低エコー性で不均一であるが，膿瘍はエコー源性であることが多い。

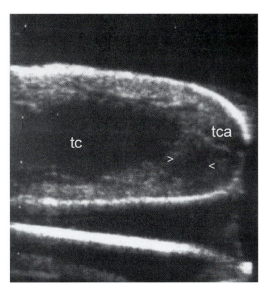

図7-17　乳頭壁遠位の血腫のため乳流障害を呈する被覆性乳頭損傷の超音波像（7.5 MHz リニアスキャナ）.
乳頭遠位には不均一な低エコー性構造があり，マーク（>）部位が血腫である．無エコー性の乳頭乳槽（tc）および白いエコー線の乳頭管（tca）がみられる．

● 結合乳頭

　結合乳頭は主乳頭に結合する過剰乳頭である。結合乳頭は固有の乳腺と乳頭乳槽を有する。乳頭管には機能がある場合もない場合もある[47～49]。結合乳頭は排乳が不完全で，乳頭管と括約筋の発達と機能が不十分なので乳房炎を多く発症する。したがって，結合乳頭の診断と乳頭瘻管との鑑別は極めて重要である。超音波は結合乳頭の診断に有用である。

乳房の二次元超音波像の臨床的意味

　乳房の超音波検査は非侵襲的かつ容易な画像診断技術である。この技術の主要な適応症は乳頭の外傷性被覆性損傷などによる乳流障害を呈する疾患である[9,10]。適切な機器を使用すれば，乳頭管，フルステンベルグロゼット，乳頭乳槽，乳腺乳槽，乳腺実質を描出することができる。乳頭の上方，中央，下方の狭窄も非侵襲的に診断できる。多くの例では臨床検査だけでは乳頭の正確な診断や予後判定が行えない。乳頭は疾病によって治療法や予後が異なるので超音波の使用は医療上も経済的にも必要不可欠である。

　乳頭の超音波では乳頭狭窄およびその他の異常部位の位置と範囲を特定することができる。また超音波は増殖組織の切除後の治癒経過をモニターすることにも使用できる。さらに，超音波は乳房炎の診断にも使用でき，それによって効率的に治療することができる。

乳頭の三次元超音波像

乳腺実質，乳腺乳槽，乳頭乳槽，乳頭管などの乳房の三次元超音波像が実験的に研究，評価されている[50]。超音波検査は 8.5 〜 10 MHz，50 mm の従来型二次元リニアトランスジューサーで，位置センサー（spatial locator）のないものが用いられた。走査はフリーハンドで，トランスジューサーを 5mm/秒の速度で動かした。また走査は連続 10 秒間で，厚さ 0.4 mm の平行する画像を 1 秒当たり 12.5 画像得た。

得られた二次元画像（スキャナはアナログ形式で出力）はオフラインシステムでダウンロードして，フレーム読取器で取り込んだ。三次元画像に再構成する適切なソフトウェアを用いて各画像をデジタル化し，三次元ブロック情報とし，選択した解剖学的領域を三次元キューブとして表示した。画像はソフトウェアによって望みの面と方向に回転したり，断面を作ったりすることができる。

しかしながら，この技術（位置センサーなしでフリーハンドで走査する）では走査が過剰になったり，不足したりすることや，スライス幅もばらばらになることもあり，一定密度のデータが得られない。したがって得られた容積データは関心構造の正確な計測には使用できない。この方法は"コスメティック三次元超音波"として知られている。この技術で乳腺実質と乳腺乳槽から乳頭乳槽，フルステンベルグロゼット，乳頭管までの良質な三次元断層画像を得ることができる（図 7-18）。

三次元超音波画像は臓器のすべての断層像を得ることができ，解剖学的構造の理解に役立つ。人の医学では検査画像を改良することで診断のばらつきを減少させることが可能になった。三次元超音波にかかる費用は用いる技術によって異なる。獣医療でルーチンに使用されているスキャナは満足できる画像を得るために十分な解像度があり，手頃な費用で標準的な超音波装置を三次元ソフトウェアに再適合させることができる。しかし位置システムと機械的走査ができる超音波装置は法外な値段である。それでも三次元超音波は様々な獣医療や研究分野の有望な新しい画像技術である。

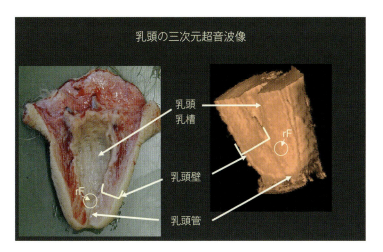

図 7-18　乳頭の三次元超音波像.
乳頭管，フルステンベルグロゼット（rF），乳頭乳槽を示す．

引用文献

1) Wendt K, Bostedt H, Mielke H, et al. *Udder and teat diseases*. Stuttgart: Gustav Fischer Verlag Jena; 1994. p. 229–231
2) Kossaibati MA. The costs of clinical mastitis in UK dairy herds. *Cattle Practice* 2000; 8: 323–327.
3) Winter P. Ziele der Mastitisdiagnostik [Aims of diagnosing mastitis]. In: Winter P, editor. *Praktischer Leitfaden Mastitis [Practical guide mastitis]*. Stuttgart: Parey; 2009. p. 30–36.
4) Kubicek J. The radiographical view of the bovine teat. Attribution to physical findings in the teat of dairy cows. *Tierarztl Umsch* 1972; 27(3): 119–124.
5) Witzig P, Hugelshofer J. Clarification of teat stenoses using radiography double contrast staining. *Schweiz Arch Tierheilkd* 1984; 126(3): 155–163.
6) Witzig P, Rusch P, Berchtold M. Diagnosis and treatment of the teat stenoses in dairy cattle with special reference to radiography and thelotomy. *Vet Med Rev* 1984; 2: 123–132.
7) Stocker H, Bättig U, Duss M, et al. [Clarification of teat stenoses in cattle by ultrasound]. *Tierarztl Prax* 1989; 17(3): 251–256 [in German].
8) Alacam D, Dinc A, Güler M, et al. Incidence and radiographic examination of different pathological findings in the teat of dairy cows. *Dtsch Tierarztl Wochenschr* 1990; 97(12): 523–525.
9) Hospes R, Seeh C. Sonographie. In: Hospes R, Seeh C, editors. *Sonographie und Endoskopie an der Zitze des Rindes[Sonography and endoscopy of the bovine teat]*. Stuttgart: Schattauer; 1999. p. 29–48.
10) Stocker H, Rüsch P. Euter und Zitzen. In: Braun U, editor. *Textbook of ultrasonography in cattle*. 1st edition. Berlin: Parey; 1997. p. 163–175.
11) Caruolo EV, Mochrie RD. Ultrasonograms of lactating mammary glands. *J Dairy Sci* 1967; 50(2): 225–230.
12) Cartee RE, Ibrahim AK, Mc Leary D. B-mode ultrasonography of the bovine udder and teat. *J Am Vet Med Assoc* 1986; 188(11): 1284–1287.
13) Worstorff H, Steib JD, Prediger A, et al. Assessment of ultrasonography for examination of teat changes in cows during milking. *Milch Wissenschaft* 1986; 41: 12–15.
14) Jenninger S. *Ultrasonography of the bovine udder–physiological and pathological findings*. Thesis 1989; München.
15) Stocker H, Battig U, Duss M, et al. Clarification. *Tierärztl Prax* 1989; 17(3): 251–256.
16) Takeda T. Diagnostic ultrasound of the bovine udder. *Jpn J Vet Res* 1989; 37: 133.
17) Will S, Würgau ST, Fraunholz J, et al. Ultrasonographic findings of the bovine teat. *Dtsch Tierarztl Wochenschr* 1990; 97(10): 403–406.

18) Dreyfuss DJ, Madison JB, Reef VB. Surgical treatment of a mural teat abscess in a cow. *J Am Vet Med Assoc* 1990; 197(12): 1629–1630.

19) Duvelsdorf A, Duck M, Scheidemann B. Method and device for the mechanical attachment of one teat cup at a time. *Deutsche Patentschrift*; 1991. DE 3938 077 A1.

20) Saratis P. Zur Diagnostik von Zitzenstenosen des Rindes mit Hilfe der Ultraschalltomographie (Literaturübersicht). *Dtsch Tierarztl Wochenschr* 1991; 98(12): 441–476.

21) Saratis P, Grunert E. Ultrasonography in the cow for determination of dimension and localization of pathological teat changes. *Dtsch Tierarztl Wochenschr* 1993; 100(4): 159–163.

22) Bruckmaier RM, Rothenanger E, Blum JW. Measurement of mammary gland cistern size and determination of the cisternal milk fraction in dairy cows. *Milch Wiss* 1994; 49: 543–546.

23) Seeh C, Hospes R, Bostedt H. Use of diagnostic imaging techniques (sonography/endoscopy) for diagnosis of a conjoined teat–case report. *Tierärztl Prax* 1996; 24: 438–442.

24) Banting A. Ultrasonographic examination of the mammary gland in cows with induced *S. aureus* mastitis: a criteria for prognosis and evaluation of therapy. *Cattle Pract* 1998; 6: 121–124.

25) Franz S, Hofmann-Parisot M, Baumgartner W, et al. Ultrasonography of the teat canal in cows and sheep. *Vet Rec* 2001; 149(4): 109–112.

26) Trostle SS, ÓBrien RT. Ultrasonography of the bovine mammary gland. *Compendium on Continuing Education for the Practicing Veterinarian* 1998; 20: 64–71.

27) Floeck M, Winter P. Diagnostic ultrasonography in cattle with diseases of the mammary gland. *Vet J* 2006; 171 (2): 314–321.

28) Dinc DA, Sendang S, Aydin I. Diagnosis of teat stenosis in dairy cattle by real time ultrasonography. *Vet Rec* 2000; 147(10): 270–272.

29) Flöck M, Klein D, Hofmann-Parisot M. Ultrasonographic findings of pathological teat changes in cattle. *Wiener Tierärztliche Monatsschrift [Veterinary Medicine Austria]* 2004; 91(7): 184–195.

30) Seeh C, Melle T, Medl M, et al. [Systematic classification of milk flow obstruction in cattle using endoscopic findings with special consideration of hidden teat injuries]. *Tierarztl Prax Ausg G Grosstiere Nutztiere* 1998; 26 (4): 174–186 [in German].

31) Bleul UT, Schwantag SC, Bachofner CH, et al. Milk flow and udder health in cows after treatment of covered teat injuries via theloresectoscopy: 52 cases (2000–2002). *J Am Vet Med Assoc* 2005; 226(7): 1119–1123.

32) Geishauser T, Querengässer K, Querengässer J. Teat endoscopy (theloscopy) for diagnosis and therapy of milk flow disorders in dairy cows. *Vet Clin North Am Food Anim Pract* 2005; 21(1): 205–225.

33) McDonald JS. Radiographic method for anatomic study of the teat canal: characteristics related to resistance to new intramammary infection during lactation and the early dry period. *Cornell Vet* 1975; 65(4): 492–499.

34) Binde M, Bakke H. Relationships between teat characteristics and udder health. *Nord Vet Med* 1984; 36(3–4): 111–116.

35) Seykora AJ, McDaniel BT. Udder and teat morphology related to mastitis resistance: a review. *J Dairy Sci* 1985; 68(8): 2087–2093.

36) Michel G, Rausch B. Change in teat dimensions of cattle udder during several periods of lactation. *Monatshefte Veterinärmedizin* 1998; 43: 337–339.

37) Grindal RJ, Walton AW, Hillerton JE. Influence of milk flow rate and streak canal length on new intramammary infection in dairy cows. *J Dairy Res* 1991; 58(4): 383–388.

38) Seyfried G. *The sonographic measurement of teat structures and the significance for udder health of Braun-and-Fleckvieh'cows*. Thesis, 1992; University of Veterinary Medicine Vienna, Austria.

39) Scherzer J. *Ultrasound examination of the bovine teat—influence of teat canal length and other factors on the udder health*. Thesis, 1992; University of Veteri-nary Medicine Vienna, Austria.

40) Hamann J, Østeras O. Special aspects. Teat tissue reactions to machine milking and new infection risk. *Bulletin of the International Dairy Federation* 1994; 297: 51–60.

41) Lacy-Hulbert SJ, Hillerton JE. Physical characteristics of the bovine teat canal and their influence on susceptibility to streptococcal infection. *J Dairy Res* 1995; 62(3): 395–404.

42) Neijenhuis F, Klungel GH, Hogeveen H. Recovery of teats after milking as determined by ultrasonographic scanning. *J Dairy Sci* 2001; 84(12): 2599–2606.

43) Ayadi M, Caja G, Such X, et al. Use of ultrasonography to estimate cistern size and milk storage at different milking intervals in the udder of dairy cows. *J Dairy Res* 2003; 70(1): 1–7.
44) Klein D, Flöck M, Khol JL, et al. Ultrasonographic measurement of the bovine teat: breed differences, and the significance of the measurements for udder health. *J Dairy Res* 2005; 72(3): 296–302.
45) Khol JL, Franz S, Klein D, et al. Influence of milking technique and lactation on the bovine teat by means of ultrasonographic examination. *Berl Münch Tierarztl Wochenschr* 2006; 119(1–2): 68–73.
46) Rovai M, Kollmann MT, Bruckmaier RM. Incontinentia lactis: physiology and anatomy conducive to milk leakage in dairy cows. *J Dairy Sci* 2007; 90(2): 682–690.
47) Steiner A. Teat surgery. In: Fubini SL, Ducharme NG, editors. *Farm Animal Surgery*. 1st edition. Philadelphia: Saunders Elsevier; 2004. p. 408–419.
48) Couture Y, Mulon PY. Procedures and surgeries of the teat. *Vet Clin Food Anim Pract* 2005; 21(1): 173–204.
49) George LW, Divers TJ, Ducharme N, et al. Diseases of the Teats and Udder. In: Divers TJ, Peek SF, editors. *Rebhun's diseases of dairy cattle*. 2nd edition. Philadelphia: Saunders Elsevier; 2008. p. 327–394.
50) Franz S, Hofmann-Parisot M, Baumgartner W. Evaluation of three-dimensional ultrasonography of the bovine mammary gland. *Am J Vet Res* 2004; 65(8): 1159–1163.

第8章 牛の筋骨系疾患の超音波診断

Johann Kofler, DVM

> ▶ Keywords
> ・超音波画像 ・筋骨系疾患 ・関節炎 ・腱滑膜炎 ・滑液囊炎

　牛の筋骨系の超音波診断法はこの15年間に確立され，世界中の獣医教育病院で日常的に実施されるようになった[1〜31]。筋骨系疾患では感染による広範囲な軟部組織の腫脹や炎症性の滲出がしばしばみられるので，超音波検査は関節炎，腱滑膜炎，滑液包炎，筋疾患の評価に理想的である[2,4〜8,13〜15,18,19,21,23,24,27,31,32]。軟部組織の診断に限っていえば超音波はX線検査より優れている[33,34]。

　牛の筋骨系疾患の診断はまず身体検査および整形外科的検査を行って，検査者の関心領域を確定する。他の臨床診断法には創傷部位を探子で探ること，滑液やその他の液の貯留した腔を穿刺すること，吸引液を肉眼的，顕微鏡的に検査することなどがある[33,35〜38]。

　軟部組織の広範な腫脹や肢近位の疾患などでは診断が困難なことが多い。重度の広範な腫脹がある例，2つ以上の隣接する滑膜構造（関節，腱，腱鞘，滑液囊）または同時に筋炎がある例では，その解剖学的罹患構造を確実に識別することが不可能なこともよくある。

　ほとんどの牛の臨床家はレントゲン装置を使用しない。X線検査は骨と関節の評価には理想的であるが，早期の感染性関節炎を診断することはできない。またとくに成牛では技術的あるは解剖学的理由から肢近位や体幹のX線検査が可能なこともまれである[39]。もし貯留物が液性であれば穿刺することが可能であるが，牛の炎症性滲出液はフィブリンが多く，粘稠なことが多い[5,7,8,35,38]。

　牛の臨床において超音波検査はX線検査と異なり，妊娠診断や雌の生殖器疾患に長年使用されてきた。牛の生殖器検査に使用されている5.0および7.5 MHzリニアプローブを装備した超音波装置は整形外科疾患にも使用することができる。

本章の目的は獣医師が牛の整形外科疾患に超音波検査を使用するよう促すことである。超音波検査は診断の確実性を向上させるだけでなく，超音波装置の利用を高めることでもある。

超音波像を正しく解釈するには筋骨系の解剖をよく理解していることが必要である。検査者は解剖局所の3次元構造を熟知していなければならない。このためには超音波縦断像および横断像をその凍結部分の縦断面と横断面，手術中所見，あるいは剖検時の死体材料と比較するなどで経験を積む必要がある。

患畜の準備

筋骨系近位の超音波検査は起立位の動物に最も適用しやすい。中手指節関節，中足趾節関節，指（趾）節間関節などの指（趾）の関節の評価には，枠場内で罹患肢を挙上して行うのがよい。しかし肢端の検査には削蹄テーブルや手術用テーブルに横臥位に保定することも好まれている。鎮静処置はほとんどの牛で不要である。うるさい牛にはキシラジン（0.05～0.1 mg/kg）や，デトミジン（10 mg/kg）を静脈内投与するとよい[40]。子牛は起立位または横臥位で検査する。

肢のような部位では関心領域の皮膚とトランスジューサーを密着させるために，毛を刈り，洗浄したあと，アルコールで清拭してエコーゼリーを適用する。超音波は硬くなった外皮，角質，瘢痕などはよく透過しない。

超音波検査法

筋骨系構造表面の深さ6 cmまでの検査には7.5 MHzのリニア型トランスジューサーの使用がよい。これは2，3週齢までの子牛のすべての関節に使用できる。より深部または顕著な腫脹部位の検査には，透過力の大きい5.0または3.5 MHzのコンベックス型またはセクタ型のトランスジューサーを用いる[1～21, 27, 29, 30, 32, 40, 41]。後者のような周波数の小さいトランスジューサーは成牛の体幹，股，大腿，肩などの筋腹および肢の著しい腫脹部の評価に必要である[29, 30, 42]。

健康な肢遠位の関節は軟部組織が乏しく，表面が平坦ではないのでトランスジューサーと皮膚が密着しないために超音波像を得るのが難しい[11, 40]。この領域ではシリコン製のスタンドオフパッドを用いればよい画像を得ることができる。しかし顕著な局所の腫脹がある場合には必要ではないし，手根部や足根部より近位の部位であれば健康であろうと病変部位であろうと不必要である。リニア型トランスジューサーは幾何学的に正確な画像を得られるが，一方，コンベックス型およびセクタ型トランスジューサーは深部層のよい画像が得られ，近位の関節，大きな筋腹，著しい腫脹部を概観するのに使用する[29, 30, 41, 42]。

検査者ははじめに位置確認のために罹患部を概観する画像を得るとよい。これは位置，

形状，表面の特徴などから容易に見つけられる骨表面，関節腔，腱，靭帯，大きい血管などの目印を探して，描出することである．関心領域の解剖学的目印を発見したら，次に病的変化を探索する[8]．

　腱や靭帯の横断または縦断面を検査する場合は，トランスジューサーを常に線維の方向に垂直または平行におかなければならない[8〜11,41]．関心領域（たとえば手根部）は縦断像，横断像，ときに斜め像をすべての面で，近位から遠位，頭側から尾側，背側から腹側，内側から外側に検査する．靭帯，腱，腱鞘の全長およびすべての関節嚢を検査する．超音波検査は身体検査を行うのと同じように標準的な手順によるプロトコルにしたがって実施すべきである．そうすることで関心部分の解剖構造を漏れなく検査することができる[28,34]．

　以下の評価基準について判定する．すなわち病変の正確な解剖学的位置，エコー源性，エコーパターン，大きさ，病変や空洞の境界および軟部組織の腫脹のタイプ，流動現象の有無および音響増強や音響陰影などのアーチファクトの有無などである[8]．液の貯留した部位を用手またはトランスジューサーで振盪したり，圧を加えることで流動現象がみられる[8,34]．流動現象によって液体内容が漿液性，漿液線維素性，化膿性，出血性などであることが示唆される[2,5〜8,18,19]．流動現象がみられないのは線維素性滲出物または凝固血のような半固形〜固形内容であることを示す[2,5〜8,18,19,32]．関節陥凹内の流動現象は関節を屈曲，伸長させることで引き起こすことができる[9,10,34]．関節の検査ではできるだけ広い範囲の関節面を検査でき，軟骨下病変も検出できるように関節は正常位置または屈曲位におくのがよい[5,7,8]．拡張した滑液腔，膿瘍，血腫の大きさや皮膚表面からの距離は超音波画像上のカーソルを使って正確に測定できるが（p. 182「超音波ガイド下穿刺」参照），分かりにくい場合は正常な対側肢と比較するとよい．このような測定はこのあとの穿刺や手術をするのに重要な情報となる[8]．

　牛の外側伏在動静脈や正中動静脈のような大きな血管や遠位の小さい血管も超音波でみることができる[2,13,17,43]．直腸からの超音波検査では腹部大動脈とその分枝を検査できる[42]．血管はその走行に沿って検査し，血管圧縮性の喪失や内腔のエコー源性の増加と関連する動脈の拍動，静脈の圧縮性，内腔の血栓の有無などに注目する[3,13,17]．最近の超音波検査機器は血流を測定できるカラードプラ機能をそなえている[13,28]．

筋骨系の重要部位の超音波検査

　原則的には関心領域の解剖学的構造は常に全域の縦断と横断像から得るようにすべきである．しかし臨床的目的に関心領域の認識，評価を容易にするための特定の超音波走査断層面も存在する．

● 遠位および近位指（趾）節間関節

　選択すべき標準的な検査面は縦断面であり，これはトランスジューサーを背側の関節嚢上におくもので，第一指（趾）骨（P1），第二指（趾）骨（P2），第三指（趾）骨（P3）の

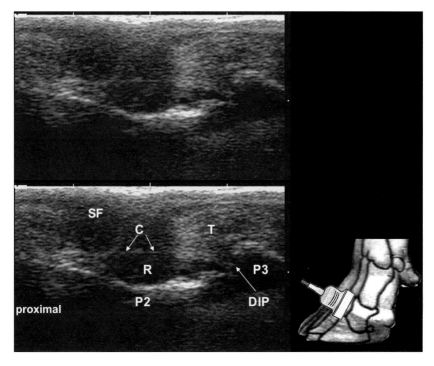

図8-1　4歳齢シンメンタール牛の左側趾背側面の正常な遠位趾節間関節（＝DIP）の超音波縦断像（7.5 MHz リニアトランスジューサー）．
C：関節包，第二趾骨（P2）と第三趾骨（P3）間の関節腔（DIP），P3：第三趾骨の伸筋突起，R：少量の滑液を含む正常な DIP 関節の背側嚢，SF：皮下および脂肪組織，T：伸腱．
※すべての図におけるプローブの解剖学的部位は起立位の動物の位置として示してある．

輪郭およびこれらの間の関節を描出することができる（**図8-1**，**図8-2**）[4, 11, 40]。蹄球または繋ぎにトランスジューサーをおいて得られる縦断像は解剖上の理由（凹状の輪郭，皮膚の襞）から必ずしもよい画像が得られるとは限らない。

　容易に見つけられる解剖学的目印は，P3 の伸筋突起，近位および遠位の指（趾）節間関節腔，P1 と P2 の骨表面などである。

● 中手指節および中足趾節関節

　トランスジューサーを背側の関節陥凹上において得られる縦断面（**図8-3**，**図8-4**）および掌側／底側の種子骨近位においた横断面が標準的観察像である。後者からは同じ横断面で趾の屈腱鞘，繋靱帯の分枝（SLB），関節陥凹部も同時に描出される（**図8-4のB**，**図8-5～図8-7**）[11, 12]。側副靱帯はやや斜め（近位背側から遠位掌側／底側に向かう）に走行するが，トランスジューサーをこの靱帯線維の方向におくと最もきれいに描出される。

　容易に見つけられる解剖学的目印は，基節骨と中手骨（中足骨）の骨表面，関節腔，中手骨（中足骨）遠位矢状縁にある顆，子牛では軟骨成長板である。

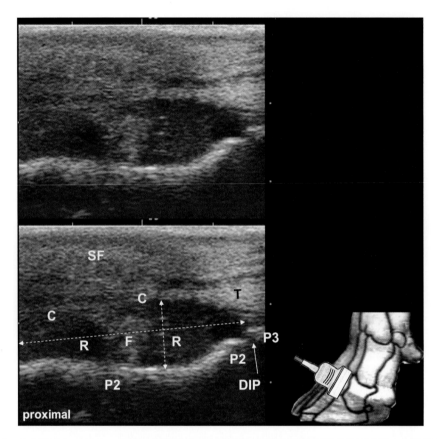

図 8-2　3 歳齢シンメンタール牛の右側前肢 DIP 関節背側面の漿液線維素性関節炎の超音波縦断像（7.5 MHz リニアトランスジューサー）．
関節包（C）および拡張した背側関節嚢（R）の背側縁がみられ，低エコー性のフィブリン凝塊（F）を含む無エコー性の滲出が認められる．この関節嚢の最大背掌長は 9 mm，最大近位─遠位長は 30.1 mm である．T：伸腱，DIP：第三趾骨（P3）伸筋突起と第二趾骨（P2）関節面間の遠位指節関節腔．

● 中手骨または中足骨の腱と靭帯および指（趾）の屈腱鞘

　これらの構造の検査には横断像がよい．トランスジューサーを最初に掌側/底側の副手根骨または踵骨隆起におき，次に遠位の繋ぎや蹄踵に向けて動かしていくと，浅趾屈腱（SDFT），深趾屈腱（DDFT），繋靭帯の浅趾屈腱への分枝（BSL-S），および 5 つの分枝と繋ぎと蹄踵に向かう内外趾の屈腱鞘とともに繋靭帯（SL）を描出できる（**図 8-4** の B，**図 8-5**，**図 8-7**，**図 8-8** の A，B，**図 8-9** の A，B 参照）[1, 6, 11, 22]．

　容易に見つけられる解剖学的目印は，SDFT，DDFT および骨表面である．

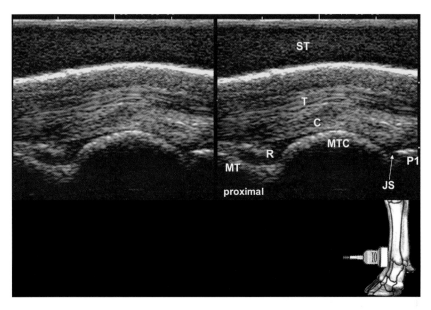

図 8-3　4 歳齢シンメンタール牛の正常な中足趾節関節背側縦断像（7.5 MHz リニアトランスジューサー）.
C：エコー性の関節包（関節面上に直接存在する），JS：関節腔，MT：中足骨，MTC：中足骨顆，P1：第一趾骨，R：球節関節の背側嚢（極少量の滑液がみられる），ST：スタンドオフパッド，T：伸腱.

● 手根部

　前腕手根（ABC）関節，手根間（IC）関節，手根中手（CMC）関節の陥凹部を描出するには，トランスジューサーを橈骨遠位に長軸状におく（図 8-10，図 8-11 の A〜C，図 8-12 の A，B）。手根の外側および内側側副靱帯はトランスジューサーを線維の方向に平行におくと縦断面をきれいに描出できる。手根の背側，背外側，外側，掌側面のあらゆる腱や腱鞘を描出するために選択すべき断面は横断面であるが（図 8-13 の B，C 〜図 8-15）[10, 15, 18, 25, 27]，縦断面も得るべきである（図 8-10 〜図 8-12 の A，図 8-16）。

　容易に見つけられる解剖学的目印は，骨表面，ABC，IC および CMC 関節腔，屈腱および伸腱，子牛では軟骨性成長板である。

● 肘

　肘の関節陥凹部と側副靱帯は，トランスジューサーを外側の側副靱帯の直前直後（図 8-17）または正確に直上においた縦断面によって最もよく描出される[5,7]。子牛では頭側からの走査も可能である（図 8-18）。

　容易に見つけられる解剖学的目印は，骨表面，関節腔，側副靱帯，子牛では軟骨性骨端成長板および骨端成長板である。

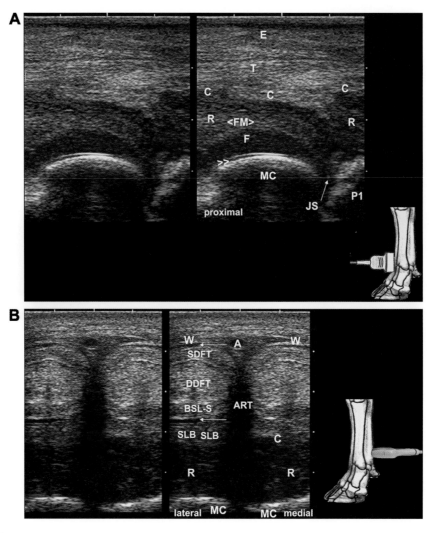

図 8-4
A 3歳齢シンメンタール牛の右外側趾中手指節関節背側面の感染性線維素性化膿性関節炎の超音波縦断像（7.5 MHz リニアトランスジューサー）．球節背側の関節陥凹（R）は重度に拡張し，関節嚢の背側には無エコー性の液（F）とその背側に大きな低エコー性のフィブリン凝塊（FM）を含んでいる．薄い無エコー性の縁取り（矢頭）は関節軟骨である．C：関節包，E：皮下の炎症性浮腫，JS：関節腔，MC：凸状の中手骨顆，P1：骨溶解のため背側輪郭が不整となった第一趾骨，T：伸腱．
B 同牛の右側中手部掌側面の超音波横断像（7.5 MHz リニアトランスジューサー）．正常な外側と内側の指の屈腱鞘（DFTS）および線維素性化膿性関節炎による球節関節掌側嚢の顕著な拡張がみられる．DFTSには正常な内腔がみられる（矢印）．A：第三掌側総指動脈，ART：外側陰影アーチファクト，BSL-S：SDFTへの繋靭帯枝，C：球節関節の掌側関節包，DDFT：深指屈腱，MC：中手骨掌側面，R：無エコー性液を含んで重度に拡張した掌側の球節関節陥凹，SDFT：浅指屈腱，SLB：繋靭帯枝，W：DFTS 壁．

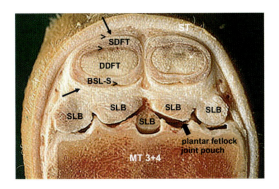

図 8-5　成牛の外側および内側の趾屈腱および DFTS 区画を示す近位種子骨から 2 cm 近位の凍結横断解剖面.
小さい正常な DFTS 区画の腔（矢頭），DFTS 壁（長い矢印），第三第四中足骨（MT3 + 4），BSL-S：SDFT への繋靱帯枝，DDFT：深趾屈腱，SDFT：浅趾屈腱，SLB：5 つの繋靱帯枝（屈腱よりエコー性が低い）．

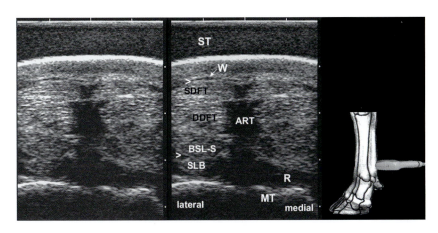

図 8-6　4 歳齢シンメンタール牛の左側中足遠位掌側の超音波横断像（7.5 MHz リニアトランスジューサー）.
外側および内側の DFDS，浅および深趾屈腱，球節関節の底側嚢の正常像である．DFTS 区画の小さい正常な腔（矢頭），ART：外側陰影アーチファクト，BSL-S：SDFT への繋靱帯枝，DDFT：深趾屈腱，MT：中足骨の底側面，R：正常な球節関節の底側嚢，SDFT：浅趾屈腱，SLB：繋靱帯の反軸側枝（屈腱より低エコー性），ST：スタンドオフパッド，W：DFTS 壁．

● 肩

　関節陥凹部はトランスジューサーを上腕骨大結節上（**図 8-19 ～図 8-21**）または棘下筋の付着部後方においた縦断面で最もよく描出される[23,29]．棘下筋の付着部とその滑液包はどちらの画像でもよくみられる．

　横断面は肩前部の上腕二頭筋とその滑液包を評価するのに用いられる．棘上筋と棘下筋などの肩甲骨の筋および肩甲骨表面は縦断面，横断面の両方で描出される[44]．

　容易に見つけられる解剖学的目印は，大結節，関節腔，二頭筋腱，骨表面，肩甲骨棘，子牛では軟骨性骨端成長板および骨端成長板である．

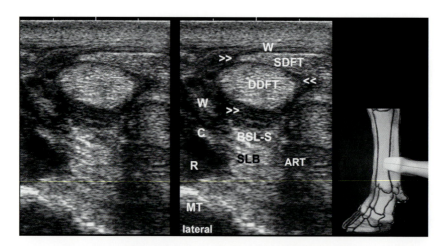

図8-7 19カ月齢シャロレー雄牛の右側中足底側面超音波横断像（7.5 MHzリニアトランスジューサー）．
外側のDFTS（趾の屈腱鞘）の感染性漿液線維素性腱滑膜炎および球節関節底側嚢の漿液線維素性関節炎がみられる．DFTS区画は無エコー性の液体で拡張している（矢頭）．ART：外側陰影アーチファクト，BSL-S：SDFTへの繋靭帯枝，DDFT：深趾屈腱，MT：中足骨の底側面，R：球節関節底側陥凹の無エコー性滲出による拡張，SDFT：浅趾屈腱，SLB：繋靭帯の反軸側枝，W：DFTS壁．

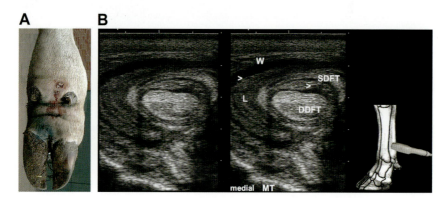

図8-8
A 10カ月齢ホルスタインフリージアン育成牛の左側後肢の内側のDFTSの感染性線維素性腱滑膜炎．原因となった穿孔創と蹄球から中足中央までのDFTSの拡張が明らかである．
B 同育成牛の内側のDFTS感染性線維素性腱滑膜炎の左側中足遠位底側面超音波横断像（7.5 MHzリニアトランスジューサー）．DFTS区画の拡張（矢頭）．L：低エコー性滲出によるDFTS区画の重度の拡張，MT：中足骨の底側面，W：DFTS壁．

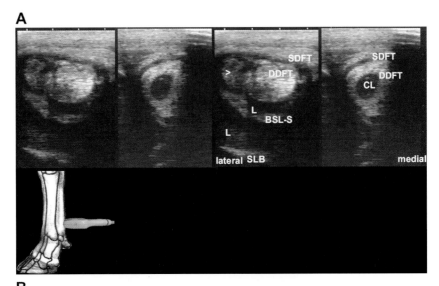

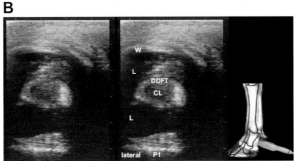

図 8-9
A 4 歳齢ブラウンスイス牛の左側中足遠位底側面超音波横断像（7.5 MHz リニアトランスジューサー）．
外側と内側の DFTS および腱の化膿性腱滑膜炎および外側 DDFT 反軸側の感染性溶解および腱組織の化膿性炎症による内側の DDFT 内の"芯病変"がみられる．矢頭：化膿性炎症と壊死による外側 DDFT の大きい病変，BSL-S：SDFT への繋靱帯枝，CL：内側 DDFT の芯病変，DDFT：深趾屈腱，L：不均一な液体によって拡張した DFTS 腔，SDFT：浅趾屈腱，SLB：繋靱帯．
B 同牛の左側後肢繋部外側底側面超音波横断像（7.5 MHz リニアトランスジューサー）．化膿性腱滑膜炎による外側 DFTS の遠位区画の拡張がみられる．DDFT には化膿性炎症による芯病変（CL）がみられる．L：無エコー性滲出による DFTS 腔の拡張，P1：第一趾骨．

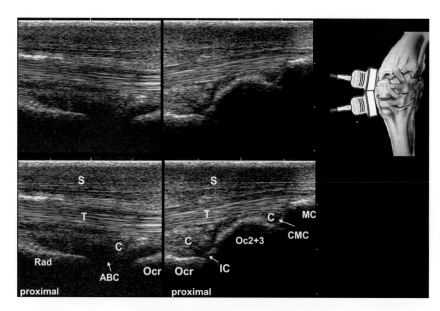

図8-10 4歳齢シンメンタール牛の正常な左側手根背側面超音波縦断像（7.5 MHz リニアトランスジューサー）.
前腕手根関節（ABC），手根間関節（IC），手根中手関節（CMC）の関節腔．C：関節面に近接する関節包，MC：中手骨表面，Oc2＋3：手根骨2＋3，S：皮下組織，Ocr：橈側手根骨，Rad：橈骨表面，T：平行な線維束である橈側手根伸筋，proximal：近位．

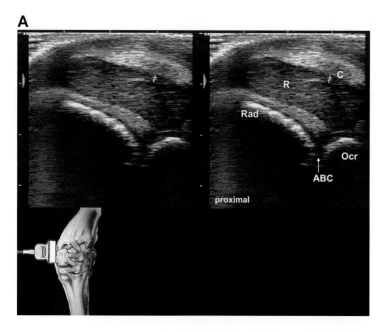

図8-11
A　8週齢シンメンタール子牛の感染性線維素性前腕手根関節（ABC）炎の左側手根背側面超音波縦断像（7.5 MHz リニアトランスジューサー）．不均一な低エコー性滲出（音響増強や流動現象はない）によって拡張した関節陥凹（R）．ABC：ABC関節腔，C：関節包，Ocr：橈側手根骨，Rad：橈骨表面，proximal：近位．

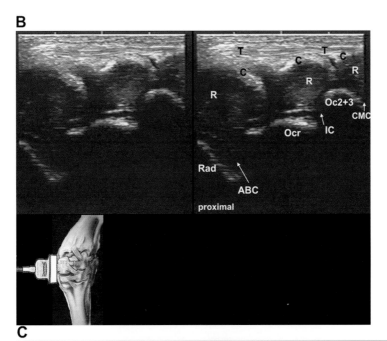

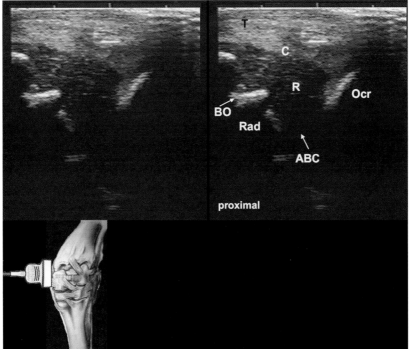

図 8-11（つづき）
B 同子牛の左側手根背側面の3つの手根関節の超音波縦断像（7.5 MHz リニアトランスジューサー）．ABC, IC, CMC 関節の関節腔．C：関節包，R：拡張した関節陥凹，Oc2＋3：手根骨2＋3，Ocr：橈側手根骨，Rad：橈骨表面，T：橈側手根伸筋．
C 同子牛の左側手根背側面の手根関節の超音波縦断像（7.5 MHz リニアトランスジューサー）．感染性線維素性関節炎の ABC 関節は屈曲している．ABC：関節腔，BO：骨片を伴う軟骨下骨の骨溶解，C：関節包，Ocr：橈側手根骨，R：拡張した ABC 関節陥凹，Rad：橈骨表面，T：橈側手根伸筋，proximal：近位．

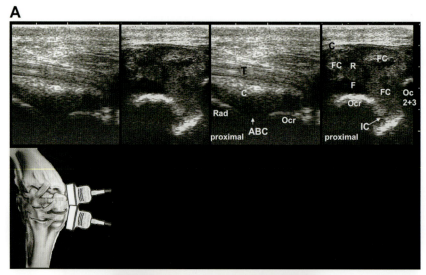

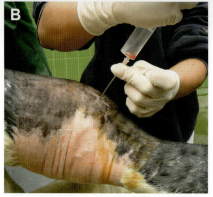

図 8-12
A 9カ月齢雄子牛の右側手根背側面超音波縦断像（7.5 MHz リニアトランスジューサー）．正常な ABC 関節および漿液性線維素性関節炎の IC 関節がみられる．IC 関節の関節陥凹は低エコー性のフィブリン凝塊（FC）と少量の無エコー性液（F）で拡張している．ABC 関節と IC 関節の関節腔．C：関節包，Oc2＋3：手根骨 2＋3，Ocr：橈側手根骨，Rad：橈骨表面，T：橈側手根伸筋，proximal：近位．
B 同牛の IC 関節の関節穿刺による少量の感染性滲出液の吸引．超音波検査で関節嚢内の液体貯留を確認したあと，まれではあるが，外側から穿刺している．

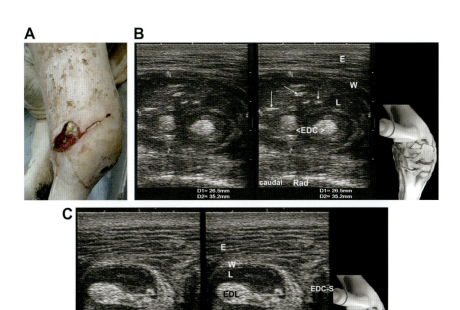

図 8-13
A 穿孔性裂創によって外側および総指伸筋腱鞘の感染性線維素性化膿性腱滑膜炎に罹患した 5 歳齢シンメンタール牛の超音波検査 10 日前の右側手根部.
B 総指伸筋腱鞘の線維素性化膿性炎症のみられる同牛の右側手根部背外側面超音波横断像（7.5 MHz リニアトランスジューサー）．腱鞘の内腔は不均一な低エコー性滲出とエコー性小片（矢印）で著しく拡張（L）している．拡張した腱鞘の直径は 26.5 mm および 35.2 mm（総指伸筋腱（＜ EDC ＞）は腱鞘内に二枝を有する）であった．E：皮下浮腫，Rad：橈骨表面，W：腱鞘壁.
C 外側指伸筋腱鞘の線維素性化膿性腱滑膜炎のみられる同牛の右側手根部外側面超音波横断像（7.5 MHz リニアトランスジューサー）．E：炎症性皮下浮腫，EDC-S：隣接する総指伸筋腱の腱鞘，EDL：外側指伸筋腱，L：不均一な低エコー性滲出で著しく拡張した内腔，Rad：橈骨表面，W：腱鞘壁.

● 足根部

　足根関節の 4 つの関節陥凹部を描出するには，トランスジューサーを背内側と背外側面におくこと，および尾外側と尾内側において脛骨尾側と踵骨頭側の輪郭が交わる部分の尾側の関節嚢上において横断面を描出するのがよい（**図 8-22**，**図 8-23**，**図 8-24** の A，**図 8-25** の B，C，**図 8-26**）[5, 7, 8, 16, 19, 21]．近位と遠位の足根間関節と足根中足関節の関節嚢および側副足根靱帯の評価はトランスジューサーを内側，背側または外側（**図 8-25** の D，E，**図 8-27**）においた縦断面で行われる[16, 19]．腱（伸腱，屈腱，アキレス腱）および腱鞘（**図 8-22**，**図 8-25** の C，D）[5, 7, 8, 16, 19, 24]，踵骨腱下包，踵骨皮下包および外側足根包の炎症は常に両方の断面で検査するべきである（**図 8-25** の C，D，**図 8-27**，**図 8-28** の A，B 参照）[16, 19, 27, 45]．

　容易に見つけられる解剖学的目印は，骨表面，内側および外側足根滑車縁，滑車間溝，

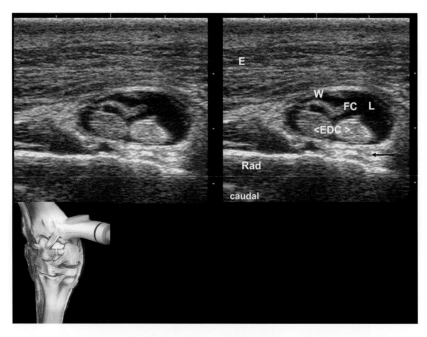

図8-14 5歳齢シンメンタール牛の血行性感染（多発性滑膜炎，外傷性第二胃腹膜炎）による感染性線維素性総指伸筋腱鞘炎の右側手根部背外側面超音波横断像（7.5 MHz リニアトランスジューサー）．
無エコー性の液によって重度に拡張した内腔（L）．音響増強（矢印）と浮遊フィブリン塊（FC）の流動現象がみられる．E：炎症性の皮下浮腫，EDC：2つの分枝がみられる総指伸筋，Rad：橈骨表面，W：腱鞘壁．

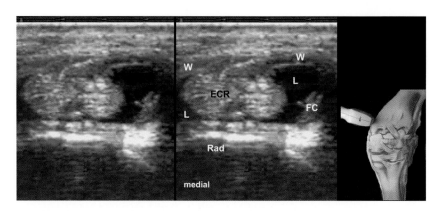

図8-15 橈側手根伸筋腱と腱鞘の慢性，漿液性，無菌性腱滑膜炎のみられる3歳齢シンメンタール牛の左側前腕遠位背側面超音波横断像（7.5 MHz リニアトランスジューサー）．
ECR：橈側手根伸筋腱，FC：腱鞘腔内の低エコー性のフィブリン塊，L：無エコー性の液で重度に拡張した内腔，Rad：橈骨表面，W：腱鞘壁．

関節腔，伸腱および屈腱，子牛では軟骨性骨端成長板および骨端成長板である．

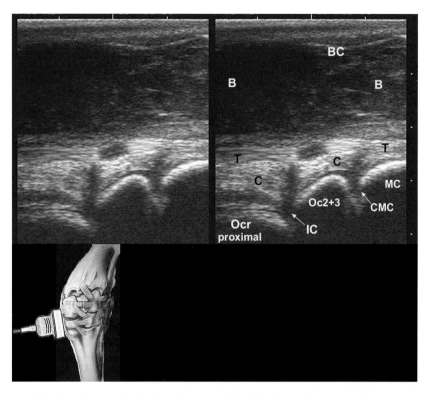

図 8-16 正常な手根間関節と中手手根関節，および化膿性手根ヒグローマ（滑液包）のみられる 4 週齢シンメンタール子牛の左側手根背側面超音波縦断像（7.5 MHz リニアトランスジューサー）．
近位の無エコー性の滲出と遠位の低エコー性の滲出によって重度に拡張した滑液包腔（B）．IC および CMC 関節の関節腔，および Oc2 + 3 手根骨．BC：滑液包囊，C：関節面と直接接する関節包，MC：近位中手骨表面，Ocr：橈側手根骨，T：橈側手根伸筋腱．

● 膝

　個々の関節陥凹部，側副靭帯，半月板の評価には縦断面を用いる．大腿膝蓋関節の描出には，トランスジューサーを膝蓋骨の頭側におき，近位から遠位の脛骨粗面まで移動させる（**図 8-29**，**図 8-30**）．外側脛骨粗面上の伸筋溝にある外側大腿脛関節の遠位関節囊および長趾伸筋と第三腓骨筋の腱は横断面でよく描出することができる（**図 8-30 の B**）[5, 7, 8, 9, 20]．内外の大腿脛関節，関節半月，側副靭帯の評価にはトランスジューサーを側副靭帯の頭側または靭帯上で関節を縦断するようにおく．この位置では関節囊，近位および遠位の骨輪郭，関節腔，三角形でエコー源性の半月板を描出できる（**図 8-31**，**図 8-32 の A，B**）．内側の半月は容易に描出できるが，外側半月は皮膚表面から遠いため描出するのが難しい．

　容易に見つけられる解剖学的目印は，膝蓋骨，大腿骨，脛骨の骨表面，内外側の大腿骨滑車縁，滑車間溝，脛骨粗面，関節腔，子牛では軟骨性骨端成長板および骨端成長板である．

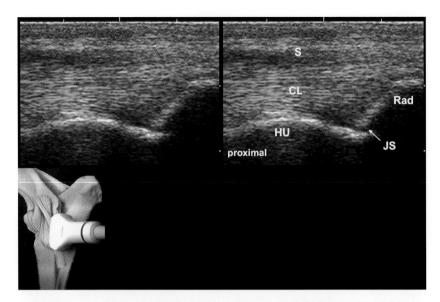

図 8-17　4 歳齢シンメンタール牛の正常な左側肘関節外側面超音波縦断像（7.5 MHz リニアトランスジューサー）.
CL：平行する線維束としてみられる外側側副靭帯，HU：上腕骨表面，JS：肘関節腔，Rad：橈骨表面への外側 CL の付着部位，S：皮下組織，proximal：近位.

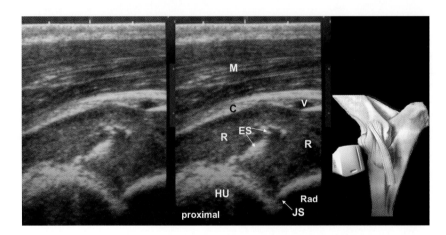

図 8-18　4 歳齢シンメンタール牛の感染性線維素性化膿性肘関節炎の左側肘関節背側面超音波縦断像（7.5 MHz リニアトランスジューサー）.
エコー性スポット（ES）を混じた不均一な低エコー性滲出による背側嚢の重度の拡張がみられる.
C：関節包，HU：上腕骨顆の凸状表面，JS：肘関節腔，M：上腕二頭筋，Rad：橈骨表面，V：血管，proximal：近位.

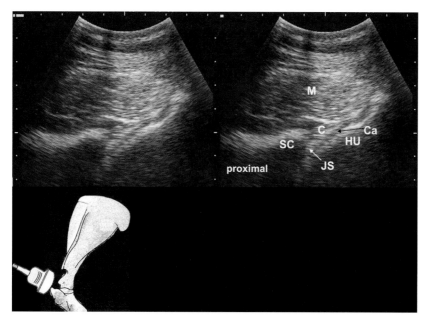

図 8-19　4 歳齢シンメンタール牛の正常な右側肩関節前外側面超音波縦断像（4 MHz コンベクストランスジューサー）．
C：関節面に直接接する関節包，Ca：関節軟骨を示す無エコー性の細い帯状部，HU：上腕骨面，JS：肩関節腔，M：棘上筋，SC：肩甲骨表面，proximal：近位．

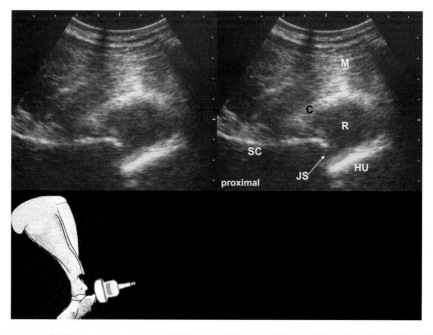

図 8-20　2.5 歳齢シンメンタール牛の線維素性化膿性肩関節炎の右側肩関節前外側面超音波縦断像（3.5 MHz コンベクストランスジューサー）．
関節陥凹（R）の顕著な不均一，低エコー性滲出のために関節包（C）は重度に拡張している．HU：上腕骨表面，JS：肩関節腔，M：棘上筋，SC：肩甲骨の高エコー性の表面，proximal：近位．

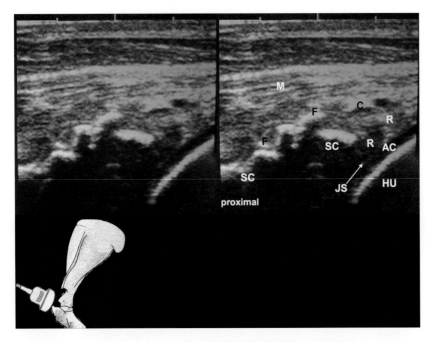

図 8-21 10 週齢のシンメンタール子牛の漿液性線維性肩関節炎，肩甲骨遠位の骨炎および骨髄炎の左側肩関節前外側面超音波縦断像（7.5 MHz リニアトランスジューサー）．
関節陥凹の拡張（R），上腕骨頭（HU）上の関節軟骨（AC）がみられる．肩甲骨表面（SC）は不規則，粗であり，小骨片（F）を有し，骨溶解と骨膜性増殖を示す．C：関節包，JS：関節腔，M：棘上筋．

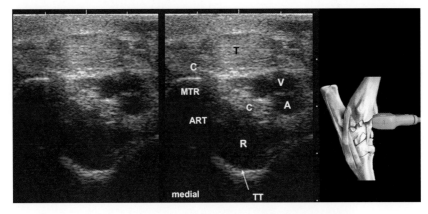

図 8-22 4 歳齢シンメンタール牛の正常な左側足根下腿関節背内側嚢の超音波横断像（7.5 MHz リニアトランスジューサー）．
A：足背動脈，ART：アーチファクト（距骨輪郭は超音波と平行位置にあるため描出できない），C：関節包，MTR：距骨内側の隆線，R：正常量の無エコー性の滑液を入れた関節陥凹，T：第三腓骨筋停止部の腱，TT：距骨滑車の凹状の輪郭，V：足背静脈．

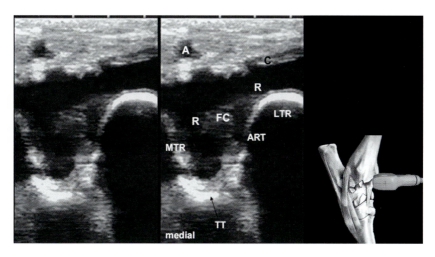

図 8-23　3カ月齢シンメンタール子牛の感染性漿液性線維素性足根下腿関節炎における背側関節囊の左側足根下腿関節背側面超音波横断像（7.5 MHz リニアトランスジューサー）．
関節陥凹（R）は無エコー性滲出によって重度に拡張し，距骨外側突起と距骨滑車（TT）の幅広い高エコー性バンドは音響増強であることが示唆される．ART は図 8-22 にみられるのと同様のアーチファクトである．A：足背動脈，C：関節包，FC：フィブリン凝塊，LTR：距骨の外側突起，MTR：距骨の内側突起．

● 股関節および骨盤

　股関節の描出には大腿骨頸の斜め縦断面が最も適している。トランスジューサーを大転子上におき，2つの寛結節を結ぶ線が脊柱と交わる点に向けて頭側内方向に移動させる。このことによって大転子，大腿骨頸と大腿骨頭，股関節腔，関節囊，寛骨臼表面を評価することができる（図 8-33 ～図 8-35）。成牛では股関節は皮膚から 12 ～ 18 cm の深さにあるので，3.5 MHz のコンベクス型またはセクタ型のトランスジューサーが必要である[30, 42]。

　可変型トランスジューサー（4 ～ 8 MHz）を用いた直腸からの超音波検査では，すべての骨盤帯の骨，後腰椎と仙椎の腹側面，仙腸関節，腹大動脈と近位分枝を評価できる[42]。

　容易に見つけられる解剖学的目印は，大転子，大腿骨頸と大腿骨頭表面，子牛では軟骨性骨端成長板および骨端成長板，骨盤骨内外の表面，脊椎および腹部大動脈である。

正常な筋骨系構造の超音波像

骨と関節
● 解剖
　関節は2つ以上の骨の結合からなり，関節間隙を形作るヒアリン軟骨，関節表面を裏打ちする線維性関節囊，1つまたは複数の関節陥凹を有する関節腔，関節の靱帯などに覆われている[46]。指（趾）節間関節，肘関節，肩関節には背側，掌側／底側，頭側または尾

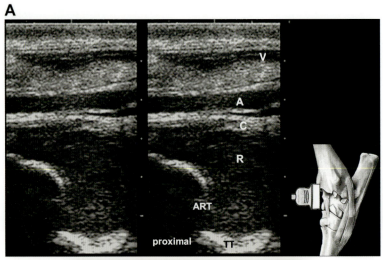
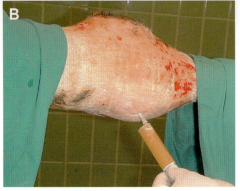

図 8-24
A 3歳のシンメンタール牛の感染性漿液性足根下腿関節炎の左側足根下腿関節背側面超音波縦断像（7.5 MHz コンベックストランスジューサー）．背側関節陥凹（R）は無エコー性で重度に拡張し，距骨滑車（TT）の反射による幅広い高エコー性バンドは音響増強であることが示唆される．ART は図 8-22 と同様である．A：足背動脈，C：関節包，V：足背静脈．
B 同牛の左側足根骨背面写真．感染性漿液性関節炎の足根下腿関節背内側嚢への関節穿刺と異常な滑液の吸引を示す．吸引液は黄色で混濁し，小さい線維素性綿状物を含んでいる．

側に関節陥凹がある．指（趾）節間関節の掌側／底側の関節陥凹は趾の屈腱鞘のすぐ背側にある．大きな複合関節である手根関節，足根関節，膝関節にはそれぞれの個々の関節に関節陥凹があり，それらは互いに交通しているものも，あるいは完全に別れているものもある．また関節陥凹の大きさは関節の可動程度と関連している[46]．

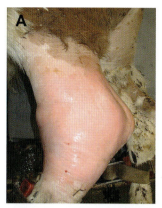
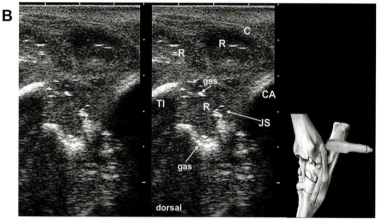
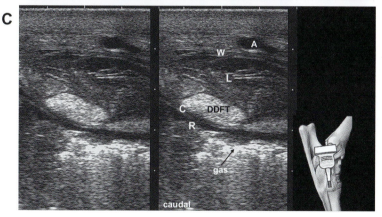

図 8-25
A 12週齢シンメンタール子牛の足根下腿関節, 足根間関節および足根中足関節の化膿性関節炎の左側足根背外側写真. 背側および尾側の関節嚢は重度の滲出のため容易に認識される.
B 同子牛の足根下腿関節尾外側面超音波横断像 (7.5 MHz リニアトランスジューサー). 尾外側関節嚢の化膿性滲出がみられる. 高エコー性の頭側の脛骨表面 (TI) と尾側の高エコー性の踵骨表面 (CA) 間の三角部は重度に拡張した関節陥凹である. 関節陥凹は不均一で, 主に低エコー性の滲出と大小のガス泡を含んでいる. C: 関節包, JS: 関節腔.
C 同子牛の左側足根尾内側面超音波横断像 (7.5 MHz リニアトランスジューサー). 化膿性関節炎と腱滑膜炎を伴う足根下腿関節尾内側関節嚢および隣接する足根屈腱鞘. 拡張した関節陥凹 (R) がみられる. DDFT および長第一趾屈筋腱. 多量のガス貯留も認められる. A: 伏在動脈, C: 関節包, L: 拡張した腱鞘の内腔, W: 腱鞘壁.

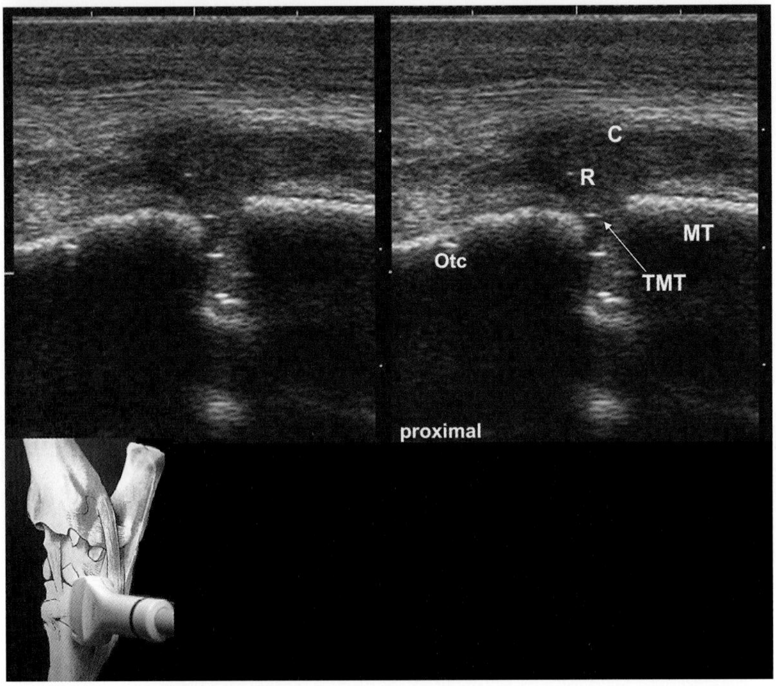

図 8-25 （つづき）
D Cと同じ部位の超音波縦断像（7.5 MHz リニアトランスジューサー）．DDFT および長第一趾屈筋腱の平行した線維束がみられる．関節嚢内の多量のガス蓄積のために，ガス遠位にアーチファクトができ，滑液滲出像をみえなくしている．L：腱鞘内腔の拡張，R：拡張した関節陥凹，W：腱鞘壁．
E 同子牛の左側足根外側面超音波縦断像（7.5 MHz リニアトランスジューサー）．化膿性滲出で拡張した足根中足関節嚢がみられる．不均一な滲出による関節嚢の拡張がある．C：関節包，MT：中足骨表面，Otc：中心第四足根骨，TMT：足根中足関節腔．

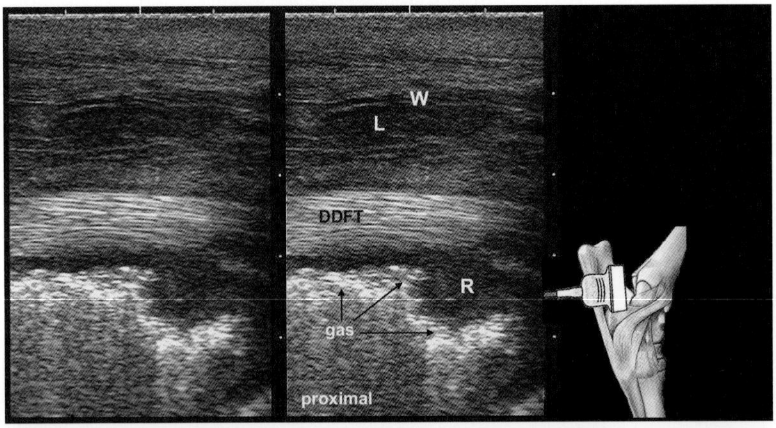

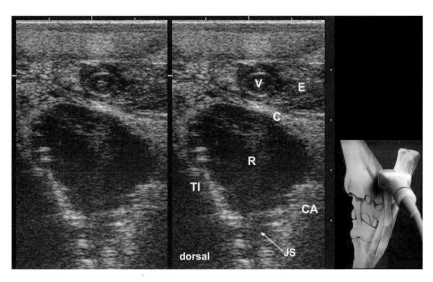

図 8-26　5歳齢シンメンタール牛の感染性線維素性足根下腿関節炎と静脈血栓症の足根下腿関節尾外側面超音波横断像（7.5 MHz リニアトランスジューサー）．
低エコー性滲出で拡張した関節陥凹（R）には音響増強と流動現象がなく，線維素性滲出であることが示唆される．C：関節包，CA：踵骨表面，E：皮下の炎症性浮腫，JS：関節腔，TI：脛骨表面，V：低エコー性血栓で拡張した静脈．

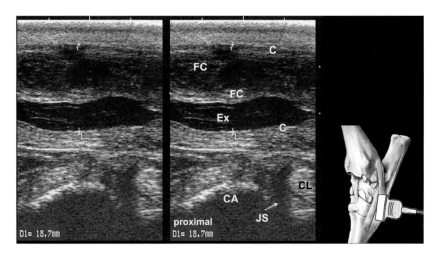

図 8-27　6歳齢ホルスタインフリージアン牛の感染性漿液性線維素性滑液包炎（外側足根滑液包）の足根外側面超音波縦断像（7.5 MHz リニアトランスジューサー）．
滑液包はフィブリン凝塊（FC）と無エコー性漿液性滲出（Ex）で満たされている．拡張した滑液包（＋1間）の外内幅は 18.7 mm である．C：滑液包，CA：踵骨表面，CL：外側側副靱帯，JS：踵骨と中心第四足根骨間の関節腔．

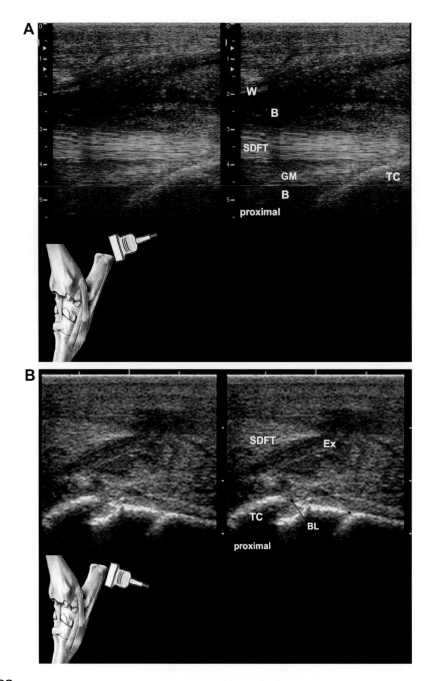

図 8-28
A 4歳齢ホルスタインフリージアン牛の踵骨腱下滑液包および踵骨隆起上の腱に沿った感染性線維素性炎の左側足根後面超音波縦断像（7.5 MHz リニアトランスジューサー）．踵骨隆起（TC）への腓腹筋腱（Gm）付着部．B：低エコー性滲出によって拡張した滑液包腔，SDFT：浅趾屈腱，W：滑液包壁．
B 同牛の左側足根後面超音波縦断像（踵骨腱下滑液包および踵骨隆起上の浅趾屈腱に沿った感染性線維素性炎，7.5 MHz リニアトランスジューサー）．BL：線維軟骨および踵骨隆起表面の溶解，Ex：線維素性滲出と腱線維の崩壊，SDFT：浅趾屈腱，TC：踵骨隆起．

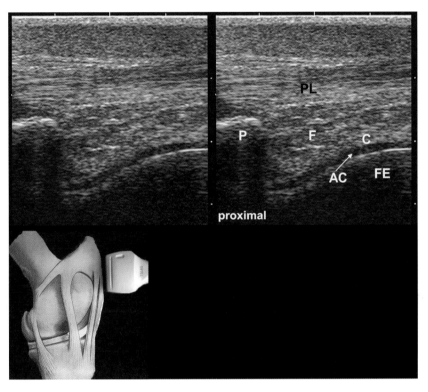

図 8-29 4 歳齢シンメンタール牛の正常な大腿脛関節背面の超音波縦断像（7.5 MHz トランスジューサー）．
AC：内側滑車縁関節軟骨の無エコー性バンド，C：関節軟骨に接する大腿脛関節包，F：脂肪組織，FE：大腿骨内側滑車縁の軟骨下骨表面，P：膝蓋骨の高エコー性の表面，PL：平行する線維を有する内側膝蓋靱帯．

● 正常な超音波像

　関節の超音波検査では解剖学的目印が存在する．若牛では長骨の軟骨成長板および肘頭，上腕骨大結節，踵骨，脛骨粗面，大転子の骨端成長板などが容易に識別でき，縦断面では骨表面の高エコー線が無エコーとなって短く途切れる部位である（**図 8-33**，**図 8-34** 参照）[5, 7, 8, 9, 10, 20, 25, 29, 42]．

　健康牛の理想的条件下では，関節を形成する骨，関節腔，軟骨，靱帯（側副靱帯），関節周囲の腱，大きい血管を描出することができる．関節を伸長，屈曲させると関節の運動性を評価でき，関節面を広範囲に描出することができる（**図 8-11** の C 参照）[4, 5, 7, 8, 11, 18, 19, 20, 47, 48, 49]．超音波ビームを垂直に当てるとヒアリン軟骨が高エコーの骨表面上で無エコーの細いすじ状にみえる関節もある．関節軟骨が描出されるか否かは，軟骨の厚さ，動物の年齢，超音波装置の解像度によって異なる．成牛のヒアリン軟骨の非石灰化層の厚さは 1，2 mm 以下である（**図 8-4** の A，**図 8-19**，**図 8-21**，**図 8-29** 参照）[9, 42, 46, 50]．1 ～ 6 週齢の子牛では関節軟骨の厚さは 6 ～ 10 mm で，無エコーや軽度のエコー源性の小点を含む均一な低エコー領域として描出される（**図 8-34** 参照）[16, 29, 42]．同様の超

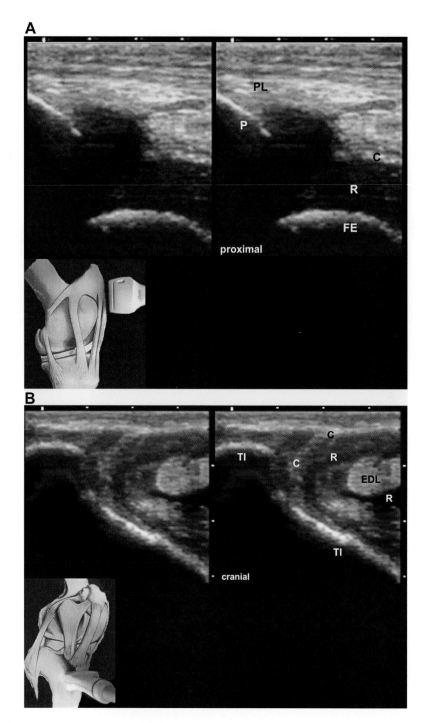

図8-30
A 6週齢シンメンタール子牛の大腿膝蓋関節嚢の漿液性線維素性炎（多発性関節炎）の右側大腿膝蓋関節背側面超音波縦断像（7.5 MHz リニアトランスジューサー）．大腿膝蓋関節包（C）は大腿膝蓋関節陥凹内（R）の不均一な多量の滲出によって著しく挙上している．FE：大腿骨内側滑車縁の凸状の高エコー性の表面，P：膝蓋骨基部の表面，PL：内側膝蓋靭帯，proximal：近位．
B 同子牛の大腿脛関節遠位嚢の漿液性線維素性関節炎の膝部頭外側超音波横断像（7.5 MHz リニアトランスジューサー）．遠位外側大腿脛関節陥凹（R）は脛骨伸筋溝内に存在する．長趾伸筋（EDL）周囲には不均一（無エコー，低エコー性）な滲出がある．C：関節包，TI：脛骨表面，cranial：頭側．

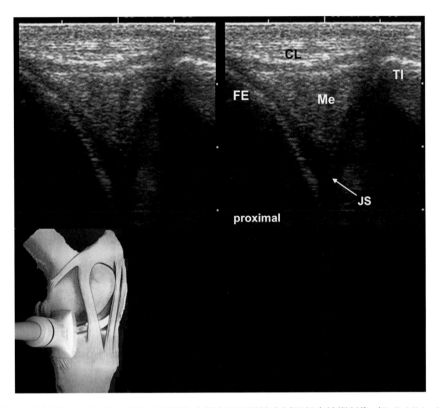

図8-31　4歳齢シンメンタール牛の正常な右側大腿脛関節内側面超音波縦断像（7.5 MHzリニアトランスジューサー）．
内側大腿脛関節の内側側副靭帯（CL）は三角形の均一な低エコー性の内側半月（Me）に付着している．
FE：大腿骨の表面，JS：内側大腿脛関節腔，TI：脛骨表面，proximal：近位．

音波像は骨端の分厚い軟骨層においてもみられる（大転子，脛骨粗面；図8-33参照）[9, 16, 29, 42]．非常に若齢の子牛では関節軟骨が分厚いため病的な滑液の増量と間違いやすい．しかし関節軟骨は圧迫によって流動現象はみられない．疑わしい場合は，対側肢を検査して比較するべきである．

　縦断面ですべての関節は高エコーの骨表面が短く途切れるようにみえるか，あるいは関節部の骨輪郭が内側にカーブするので漏斗状にみえる（図8-1〜図8-4のA，図8-10〜図8-12のA，図8-16〜図8-21，図8-25のE，図8-26，図8-27，図8-31，図8-32のB，図8-33〜図8-35，表8-1）[9, 10, 11, 16, 18, 19, 25, 29, 42]．骨や関節が凹状や凸状であったり，超音波ビームが接線方向であったりすると，超音波が十分に反射されないので軟骨下病変（図8-22，図8-23，図8-24のA参照）のようなアーチファクトが形成されてしまう[47]．

　関節包は，健康な関節では関節表面に細いエコー源性の構造として描出されるが，隣接する軟部組織とエコー源性が同じため区別しにくい（図8-1〜図8-3，図8-10，図8-19，図8-22，図8-29，図8-33，図8-34参照）[5, 8, 9, 10, 11, 16, 25, 29, 42]．正常な滑液量は少

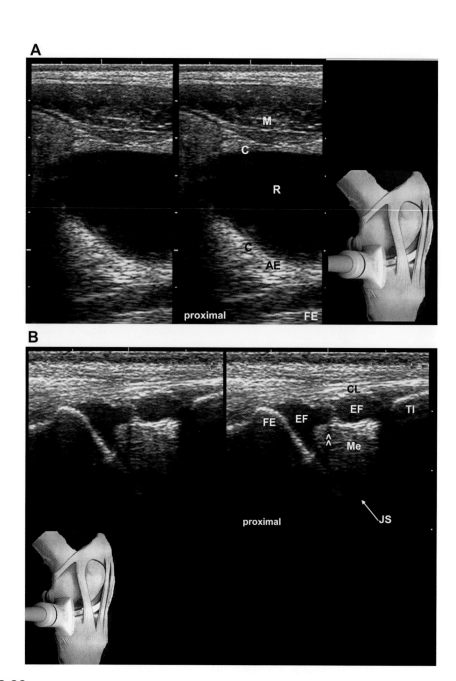

図 8-32
A 13カ月齢シンメンタール育成牛の外傷による内側大腿脛関節嚢の重度の漿液性滲出を示す膝内側面超音波縦断像（7.5 MHz リニアトランスジューサー）．漿液性滲出によって重度に拡張した関節陥凹（R）と無エコー性液による音響増強（AE）．C：内側大腿脛骨関節包，FE：大腿骨表面，M：薄筋．
B 同育成牛の内側半月の内側側副靭帯からの分離がみられる膝内側面超音波縦断像（7.5 MHz リニアトランスジューサー）．微細な水平の病変（矢頭）がみられる三角形をした半月（Me）．CL：大腿脛関節の内側側副靭帯，EF：半月と内側 CL 間の無エコー性滲出，FE：高エコー性の大腿骨表面，JS：関節腔，TI：高エコー性の脛骨表面．

第 8 章 牛の筋骨系疾患の超音波診断　171

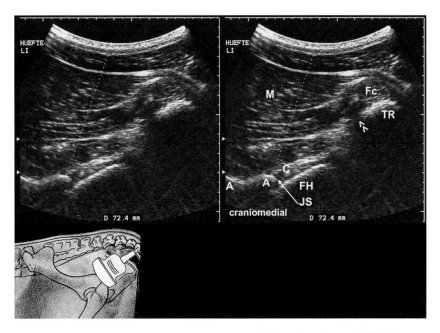

図 8-33　7 カ月齢シンメンタール子牛の正常な左側股関節部の超音波斜め縦断像（3.5 MHz コンベクストランスジューサー）．
トランスジューサーは大転子から頭背方への仮想線が左右の寛結節間を結ぶ線の脊柱長軸を横断する点に向けて，大腿骨頚の長軸と平行になるようにおく．大転子は不均一低エコー性にみえる線維軟骨層（Fc）に覆われている．矢頭は骨端成長板を示す．寛骨臼縁と大腿骨頭（FH）間の関節腔（JS）がみられる．皮膚表面から関節までの距離は 72.4 mm である．A：寛骨臼縁と寛骨表面，C：関節表面を覆う股関節包，M：殿筋，TR：大転子の高エコー性の表面．

ないので，通常，健康な関節の関節嚢が描出されることは少ない（**図 8-1**，**図 8-3**，**図 8-10**，**図 8-17**，**図 8-19**，**図 8-22**，**図 8-29**，**図 8-33**，**図 8-34**，**表 8-1**，**表 8-2** 参照）[5, 11, 16, 47, 51]。正常な指（趾）節間関節および球節関節の関節陥凹は描出できない。しかしこれらの関節の背側や掌側／底側嚢はわずかに描出できることもあり，幅 2 mm ほどの無エコー部分が滑液である（**図 8-1**，**図 8-3**，**図 8-6** 参照）[11]。股，膝，足根，肩，肘，手根の関節陥凹部は識別できないが（**図 8-10**，**図 8-17**，**図 8-19**，**図 8-29**，**図 8-31**，**図 8-33**，**図 8-34** 参照），関節嚢の部分が無エコーの小領域として識別できることもある。これは関節腔の部位には滑液がまったくないか，ごくわずかだからである[9, 10, 11, 16, 20, 25, 29, 42]。

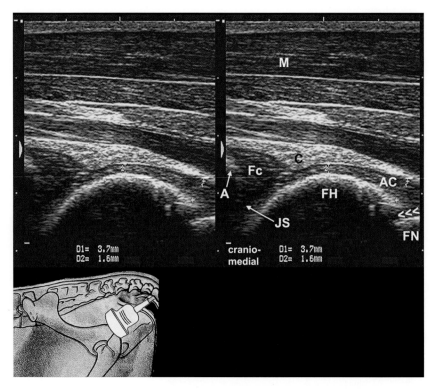

図 8-34　7 カ月齢シンメンタール子牛の正常な左側股関節部の超音波斜め縦断像 (3.5 MHz リニアトランスジューサー).
寛骨と大腿骨頭間の関節腔 (JS) がみられる. 大腿骨頭と大腿骨頸を覆うヒアリン軟骨はこの若齢子牛では低エコー性にみえる. 関節軟骨の厚さは 3.7 mm および 1.6 mm である. 矢頭は大腿骨頭と大腿骨頸間 (FN) の骨端成長板を示す. A：寛骨表面, C：股関節包, Fc：寛骨臼縁を覆う不均一低エコー性にみえる線維軟骨唇, FH：大腿骨頭の凸状表面, M：臀筋.

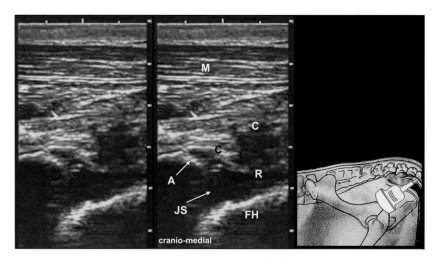

図 8-35　4.5 カ月齢ブラウンスイス牛の左側股関節の感染性漿液性線維素性関節炎の超音波斜め縦断像 (7.5 MHz リニアトランスジューサー).
寛骨と大腿骨頭 (FH) 間の関節腔 (JS). A：寛骨臼表面, C：股関節包, M：臀筋, R：不均一な滲出によって拡張した関節陥凹.

表 8-1　筋骨系重要構造の超音波像.

皮膚	細い線状エコー
結合組織	エコー源性は組織密度によって低エコー性～エコー性まで様々.
脂肪組織	エコー源性はほぼ無エコー性～低エコー性まで様々.
筋	縦断像では筋中隔による筋状のエコー性～高エコー性を特徴とする低エコーではない像. 横断像では不規則で小さい点状のエコー性～高エコー性の筋中隔の反射像.
腱, 靭帯	明瞭な線維束が線状, 平行に走行する様々な大きさの均一なエコー構造.
骨表面	完全な音響陰影を遠位に伴う平滑な高エコー反射帯像.
関節軟骨	高エコー性の軟骨下骨上の無エコー性の細い層.
関節腔	関節部分の骨輪郭が漏斗状に内側に湾曲して骨表面の線状高エコーが狭く途切れる部位.
関節陥凹（関節嚢）	正常では関節腔は画像化できない. ときに関節腔は非常に狭い無エコー領域としてみられる.
関節包	健康関節では関節表面近くにエコー性構造としてみとめられる.
半月板	均一で, 低エコー性～エコー性の三角形の構造.
血管	細い線状エコー（とくに動脈で壁は明瞭である）で包まれたチューブまたは帯状の均一, 無エコー構造. 動脈では拍動がみられ, 静脈は完全に圧縮できる.

表 8-2　感染性または外傷性関節炎で拡張した 133 関節嚢の最大幅の超音波計測値.

関節	牛の年齢	関節数	背側／頭側関節嚢の最大幅（mm）	掌側／底側／尾側関節嚢の最大幅（mm）
股関節[a]	4 カ月齢	1	10	—
肩関節[a]	1 週～3 歳齢	6	20	—
肘関節	1 週齢	1	—	11
前腕手根関節	1 週～10 歳齢	28	17～32	16～32
手根間関節	3 週～6 カ月齢	4	13	—
手根中手関節	3 週～6 カ月齢	3	9.5	—
大腿膝蓋関節	2 カ月～7 歳齢	4	28～36	—
足根下腿関節	1 週～11 歳齢	61	21～42	21～34
遠位足根間関節	7 カ月～7 歳齢	4	13	—
足根中足関節	10 カ月～8 歳齢	4	9.5	—
球節関節	1 週～6 歳齢	7	6～17	12～22
近位趾節間関節	14 カ月～11 歳齢	3	7～12	6～9
遠位趾節間関節	6 カ月～6 歳齢	7	6～17	8～14

a：Johann Kofler & Birgit Altenbrunner-Martinek の未発表データ, 2009.
文献 4, 5, 7, 18, 19 から引用.

腱鞘，滑液包，腱および靭帯

● 解剖

　腱鞘は滑液を入れたチューブ様の構造で，伸腱や屈腱が方向を変える部位，あるいは硬い表面上での走行を助け，指（趾），手根，足根に存在する[46]。腱鞘壁の構造は関節包と同じである。

　腱や靭帯は平行する線維束からなる。浅趾屈腱と深趾屈腱を覆う指（趾）の屈腱鞘は中手や中足の下方3分の1から遠位種子骨のすぐ近位まで伸び，隣接する指（趾）の腱鞘とは交通していない[52]。この腱鞘内の腱の特有の構造によって，内部および外部の近位区画（図8-5参照）および副蹄から遠位にある遠位区画からなる領域に分割される。近位の内部区画は副蹄より近位の深指（趾）屈腱を覆い，浅指（趾）屈腱とその繋靭帯の浅指（趾）屈腱への分枝部（屈腱袖）によって境される。近位の外部区画は屈腱袖を覆い，掌側／底側および背側に腔を作る[46,52]。中手または中足骨に沿って繋靭帯は5つに分岐し（図8-5参照），うち4つは近位種子骨に付着する。繋靭帯は若齢牛ではほとんどが筋線維からなるが，年齢とともに靭帯様になる[46]。伸腱は橈骨，上腕骨，大腿骨頭，脛骨の背側または外側にある筋から起こり，手根または足根上を腱鞘を伴って通過する。総指（趾）伸筋と外側指（趾）伸筋は末節骨の背側に付着する。

　滑液包は液を封入した粗性結合組織内の嚢で，骨と腱または靭帯間，あるいは骨と皮膚間のクッションとして働く[46]。大腿二頭筋腱と大腿骨外側顆の間に滑液包がある。踵骨皮下滑液包は皮膚と浅趾屈腱，踵骨腱下滑液包は浅趾屈腱と踵骨隆起との間にある。肩の頭側の上腕二頭筋滑液包（結節間包）は上腕二頭筋腱のクッションとなり，棘下筋腱と上腕骨大結節外側部との間にも滑液包がある。皮下の反応性（損傷誘発性）の滑液包は手根背面（手根ハイグローマ）または足根外側（外側足根滑液包炎）への過度の圧迫によるものかもしれない[46]。

● 正常な超音波像

　腱と靭帯は均一なエコー源性構造として様々な大きさに描出される。横断像では円形から楕円形あるいはリング状（屈腱袖），縦断像では平行する線状の線維構造にみえる（図8-3，図8-4のB，図8-6，図8-7，図8-8のB，図8-10，図8-13のB～図8-17，図8-22，図8-25のC，D，図8-30のA，B，表8-1参照）[1, 6, 9, 10, 11, 22, 25, 47, 53, 54, 55]。トランスジューサーは線維方向に平行または垂直に保持し，最適な縦断像および横断像を得るようにする。このことは腱が直線状でなく湾曲している場合にはアーチファクトを避けるために重要である（図8-25のD参照）。繋靭帯は屈腱と比べて結合組織と筋組織量が異なるのでやや低エコー性である（図8-4のB，図8-6参照）[6, 22]。伸腱のエコー源性は屈腱と同じであるが，横断面ではかなり低エコー性である（図8-3，図8-10，図8-16）[3, 10, 25, 40]。球節，手根，肘，足根，膝の側副靭帯はエコー源性で，縦断面では平行する線維構造が明瞭である（図8-17，図8-27，図8-31，図8-32のB）[9, 10, 16, 20, 25]。

● 腱鞘

　趾の屈腱鞘の個々の区画の腔や境界は描出できないが（**図 8-4** の B, **図 8-6**），近位区画の背側部分は例外で，狭い無エコー領域（2 mm 以下）として横断像と縦断像の両方を描出することができる。腱鞘は横断面で全体を観察することができる。さらにリニア型トランスジューサーの長さが十分であれば，直接接している他の趾の腱鞘も比較して同時に描出することができる。手根や足根上の正常な腱鞘滑液量は少ないので，超音波で腱鞘の腔や壁を描出することはかなり難しいか，困難である（**図 8-10**, **図 8-22**）[2, 5, 10, 16, 25]。このことは前述した滑液包でも同様である[9, 16, 29]。

筋

● 解剖

　肢近位や体幹の大きな筋肉群は受動的な筋骨系である。骨格筋は起始部の腱，筋腹，停止部の腱からなり，超音波で明瞭に描出できる。筋線維は長軸状で，筋腹内で互いに平行に走行する。多くの場合，筋には筋中隔が存在する。筋膜は様々な厚さの硬い結合組織の層で，個々の筋を被覆し，あるいは部分に分かれて筋中隔として筋間を走行する[46]。

● 正常な超音波像

　筋の縦断像は特徴的な弱い低エコー性で，エコー性～高エコー性の筋中隔によって区分される。横断では中隔は高エコー性の反射である小さな不規則な点としてみられる（**図 8-18〜図 8-21**, **図 8-33〜図 8-35**, **表 8-1**）。筋膜は様々な幅の高エコー線としてみられる。筋から腱への移行部ではエコー源性が増加する。いくつもの中隔と筋膜は様々な方向から合わさって，エコー性で平行な腱線維構造が形成される[10, 25, 29, 47, 55, 56, 57, 58, 59]。

筋骨系疾患の超音波像

　液体は超音波の理想的な伝導媒体で，組織を識別する音響インピーダンスの差を形成するもとになる。液体は超音波の伝播も改善する[41]。炎症（感染）過程では滲出による組織内への液体貯留が起こるので，超音波を適用するのに向いている[60]。牛では筋骨系の感染は一般的である。外傷性の軟部組織の腫脹および創傷治癒の遅延も超音波の適用すべき病変である[2, 3, 5, 6, 7, 18, 19, 49, 51, 61]。感染過程の初期では軟部組織のみに病変がみられるので，X 線からはあまり有用な情報が得られないことが多い[5, 33, 34, 39]。筋の炎症の超音波所見は滑液腔の炎症とよく似ているので，これらを一緒に論じる。

関節炎，腱滑膜炎，滑液包炎

滑膜腔の感染は穿孔創による直接的感染，周囲感染の波及，感染の血行性転移によって生じる（**図**8-8のA，**図**8-12のB，**図**8-13のA，**図**8-24のB，**図**8-25のA参照）[35, 62]。外傷性関節炎は通常，大きな関節に起こり，関節包，側副靱帯，十字靱帯の損傷や断裂および脱臼や亜脱臼とともに生じることも多い[30, 33, 36, 51, 62]。牛で最も一般的に罹患する腱鞘は後肢の趾の屈腱鞘である[1, 6, 52, 63, 64, 65]。

滑液の増量（浸出）は超音波で確実に検出される[1, 2, 4, 5, 6, 7, 8, 11, 16, 18, 19, 20, 21, 23, 24, 27, 47, 48, 49, 51, 66]。病的な滑液腔（関節陥凹，腱鞘，滑液包）は当該部位において薄いエコー性の被膜や壁を有する軽度〜重度の拡張としてみられ，明らかに関節表面から 6〜42 mm 変位する（**図**8-2，**図**8-4のA，B，**図**8-11のA〜C，**図**8-12のA，**図**8-18，**図**8-20，**図**8-21，**図**8-23，**図**8-24のA，**図**8-25のB，C，E，**図**8-26，**図**8-30のA，B，**図**8-35，**表**8-2参照）。滲出液のエコー源性はその性状（漿液性，漿液線維素性，線維素性，化膿性；**表**8-3）によって無エコー〜エコー性である。滑膜腔が無エコーまたは低エコー性の場合には周囲組織とよく識別できる（**図**8-4のA，B，**図**8-11のA〜C，**図**8-20，**図**8-24のA，**図**8-26，**図**8-30のA，B，**図**8-32のA，B）。それは滑膜腔が無エコーまたは低エコー性であるのに対して周囲組織は通常，エコー性だからである（**図**8-21，**図**8-25のB参照）。内容が液性であることは流動現象によって確認できる。これは低エコー〜エコー性の粒子や凝固物が無エコー性の液中で揺れ動いたり，浮遊したりするのがみとめられることで分かる（**図**8-4のA，**図**8-12のA，**図**8-18，**図**8-23，**図**8-25のB，C，**図**8-30のB，**図**8-35参照）[1, 2, 4, 5, 6, 7, 8, 18, 19, 21, 27, 47, 66]。感染性の炎症が長く続けば，滑液中に多量のフィブリノーゲンが存在し，ゼリー状のフィブリン塊が凝結して液が吸引できなくなる。このような半凝結塊は超音波では疾病期間によって低エコー性〜エコー性にみえる（**図**8-11のA〜C，**図**8-26参照）。これらの塊は圧縮することはできても，流動現象はみとめられない[1, 2, 4, 5, 6, 7, 8, 18, 19, 27]。液を満たした腔内容とエコー性の周囲軟部組織を識別できるかどうかは感染性滲出液の密度，細胞量およびエコー源性によって様々である（**図**8-2，**図**8-4のA，B，**図**8-11のA〜C，**図**8-12のA，**図**8-18，**図**8-20，**図**8-21，**図**8-23，**図**8-24のA，**図**8-25のB，C，E，**図**8-26，**図**8-30のA，B，**図**8-32のA，B，**図**8-35参照）。

表8-3では超音波によって滲出液の性状を特定できないことを示している。経験のある臨床家は病歴，身体検査，疾病原因などによって穿刺を行う以前に滑液の性状や密度をある程度予測できる。さらに穿刺して吸引することで明瞭となる（**図**8-24のB参照）。

外傷による関節内の新鮮な血液貯留は均一，無エコー性にみえ，形成後数時間しか経過していない血腫も同じである[32]。しかし牛がいつもこの時期に受診されるとは限らない。時間経過に伴って超音波像は無エコー領域によって区画された不均一な低エコー塊となり，これは血液凝固塊の像と同じである[5, 32]。超音波で側副靱帯，十字靱帯または関節半月（**図**8-32のB参照）などの関節包内病変がみとめられ[47, 51]，さらに関節穿刺で出血

表 8-3 感染性または外傷性関節炎牛 118 頭，155 関節の超音波所見の比較；吸引滑液の肉眼所見または手術中または剖検所見を含む.

関節滲出液の エコー源性	流動現象	音響増強	隣接組織との差異	吸引液の種類， 滲出性炎症の種類
均一，無エコー	あり	あり	明瞭	漿液性，漿液線維素性
均一，無エコー	なし	なし	明瞭	新鮮な凝固，ゲラチン状のフィブリン塊
均一，無〜低エコー	なし	なし	不明瞭または困難	慢性線維素性炎症，器質化中のフィブリン塊
不均一，低エコー，無エコー領域と様々な大きさの点状高エコーが散在	あり	なし	非常に明瞭	小フィブリン塊または化膿性滲出物を伴う漿液線維素性滲出
無エコー領域を伴う不均一，低エコー領域	なし	無エコー領域の遠位のみ	明瞭に識別可能な無エコー領域	血清様，赤色，凝固血およびフィブリン塊，関節血症

文献 5, 18, 19 のデータから引用.

性サンプルが吸引されて外傷性関節炎と確定診断がなされる例もある[38,63]。

　滑液腔の感染性疾患では周囲の結合組織に炎症性の浮腫がみられ，これは細い低エコー性の中隔で仕切られた不規則な無エコー性の液体貯留領域としてみられる（蜂巣状：**図8-4 の A，図8-13 の B，C，図8-14，図8-26**）。牛の関節腫脹の類症鑑別疾患には腱滑膜炎の合併，関節周囲膿瘍，血腫またはフレグモーネなどがある。超音波を用いれば腫脹部位の正確な位置および罹患構造を迅速かつ確実に識別できる[1, 2, 5, 6, 15, 18, 19, 21, 24, 27, 30, 31, 32, 34, 44, 45]。とくに牛の趾，手根，足根などの腱鞘や関節などにおいて隣接する滑液腔との病的交通に関しても確定することができる（**図8-7，図8-9 の A，B，図8-25 の C，D 参照**）[1, 2, 4, 5, 6, 18, 19]。

　牛では趾の屈腱鞘以外の腱鞘の感染性疾患はあまり一般的ではないが，橈側手根伸筋腱，総および外側趾伸筋腱，手根屈筋腱，および長第一指屈腱，足根の後脛骨筋腱などの腱鞘でみられることもある（**図8-13 の B，C，図8-14，図8-25 の C，D**）[2, 19, 24, 63, 65]。橈側手根伸筋腱（**図8-15 参照**）の無菌性腱滑膜炎が報告されている[2, 18, 64]。

　長期間の起立不能になるような整形外科疾患や内科疾患，敷き料の不足や不適切な床材，筋の萎縮などは，すべて牛の手根，足根，膝などの褥瘡性潰瘍の誘因となる。これらは慢性，無菌性であることも，感染性の滑膜炎になることもある[27, 63, 67]。最もよくみられるのは前手根滑液包炎（手根ハイグローマ）（**図8-16 参照**），外側足根滑液包炎（**図8-27 参照**），踵骨皮下および踵骨腱下滑液包炎である。棘下筋腱および大腿二頭筋の結節間および腱の滑液包の罹患はまれである。罹患滑液包は滑液包の下または上にある腱，あるいは特徴的な骨表面などの解剖学的目印によって特定することができる[2, 14, 18, 19, 27, 63, 67]。

膿瘍および血腫

膿瘍，血腫，漿液腫は褥瘡性潰瘍，医原性因子，鋭性または鈍性の損傷などによって起こる[63]。臨床検査だけで大筋群または関節付近の占拠性病変を確定診断することは難しい。

膿瘍はその形態学的組成（細胞破片，微小胞，細胞集塊）から一般的に不均一な超音波像を呈する[14, 18, 19, 32, 59, 61, 66]。14例の牛の様々な部位の膿瘍の超音波像の研究では2つのタイプがあることが示されている[32]。タイプ1の膿瘍は背側にガスを貯留し，高エコーの幅広い反射帯として描出される（図8-25のC，Dにみられるものと同様）。ガス貯留部と関連して多重反射やリングダウンアーチファクトを伴う音響陰影がみられる。液性の滲出物はガス部の遠位または腹側にみられ，不均一な低エコー〜エコー性である。このような膿瘍は周囲組織と境界不明瞭であるが，流動現象を惹起できるものもある（図8-36，図8-37）[32, 66]。タイプ2の膿瘍は周囲組織と境界明瞭であり，内容の大部分は無エコー性で，小さい浮遊性の低エコー性の反射と多くの微細なエコー性〜高エコー性反射が不均一にみられ，流動現象も存在する（図8-36，図8-37）[32, 66]。

血腫は損傷された血管から周囲組織内に血液が漏出して起こり，フィブリンが損傷部を覆って癒着を生じる[63]。新鮮な血腫はほぼ無エコー性で（図8-38），流動現象と音響増強がみられる。血腫の凝固過程と組織化の進行とともに，無エコー性（液体），低エコー性，エコー性（器質化）領域が交互に重なってみられるようになる（図8-39）[32, 61, 68]。牛の正常な血液凝固では数時間以内に凝固機転が働き，不均一な像となり，線維芽細胞の浸潤によってさらにエコー性となる。超音波像に影響を与えるような重要な血液凝固項目にはヘマトクリット，血中フィブリノーゲン濃度，吸収作用および繊維素溶解などがある[32, 68]。膿瘍と血腫を臨床的に診断することは可能であるが，関節，腱鞘，骨，血管などの近くにある場合，これらの構造に波及しているかどうかははっきりと分からない。病歴や臨床所見に基づいて超音波検査を実施すれば膿瘍，血腫，腫瘍の鑑別は可能である。腫脹部の穿刺や生検を行えば診断が確定される[28]。血腫では背側にガスの貯留はないが，膿瘍ではしばしばみられる。膿瘍や急性の血腫と異なって，通常，腫瘍は硬い塊である[69]。

腱炎と靭帯炎

● 超音波の適応症

腱や靭帯の超音波は，外傷，腱や靭帯損傷の可能性のある創傷，あるいは腱滑膜炎が疑われる場合などで，腱や靭帯（側副靭帯および膝蓋靭帯）の走行に沿って腫脹があるものに適用される。

超音波は馬の腱の評価に用いられており，牛の腱や靭帯の構造，エコー源性，線維の向きの評価にも使用できる。馬の腱炎や靭帯炎は巣状の限局性病変が特徴で，腱や靭帯内に無〜低エコーの領域（芯病変）がみられる[53, 54, 55]。ほとんどは線維束の断裂を生じる過度のストレスによって起こる。

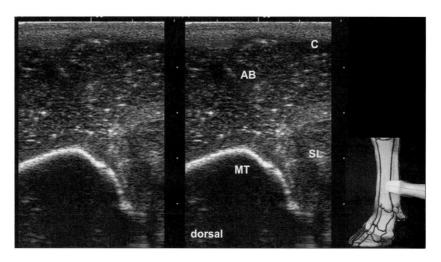

図8-36 5歳齢シンメンタール牛の左側中足外側底側膿瘍の中足遠位部超音波横断像（7.5 MHz リニアトランスジューサー）．
AB：膿瘍腔，C：膿瘍被膜，MT：骨膜反応のない高エコー性の中足骨凸状表面．

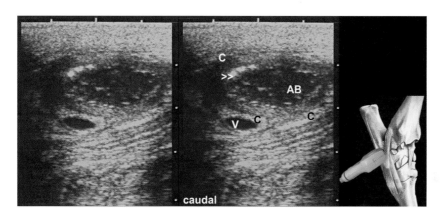

図8-37 6歳齢シンメンタール牛の静脈に近接する膿瘍の右側足根外側面超音波横断像（7.5 MHz リニアトランスジューサー）．
高エコー性の反射（矢頭）はガスまたは硬い組織崩壊物を示す．
AB：膿瘍腔，C：膿瘍被膜，V：外側伏在静脈の後枝．

　牛では部分断裂のような無菌性腱炎や靭帯炎の報告はないが，馬の超音波像と同様であると考えられる[53,54,55]．

　腱の化膿性壊死を伴う趾の屈腱鞘の感染，異物の穿孔による輪状の欠損などの屈腱疾患の超音波像はすでに報告されている．これらは限局性で，エコー源性の瀰漫性低下または喪失，平行線維構造の喪失，化膿性感染や壊死による広範囲に及ぶ無エコー性の巣状病変などとしてみられる（**図8-9**のA，B，**図8-28**のB）[1,6]．

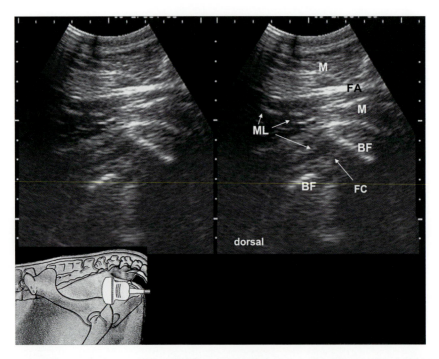

図 8-38　5 歳齢シンメンタール牛の股関節背側坐骨棘骨折の左側股関節部超音波横断像（3.5 MHz コンベックストランスジューサー）.
トランスジューサーは背腹方向においている．BF：遠位に音響陰影を作る坐骨棘縁の骨折片，FA：筋膜，FC：骨折裂部，M：正常な臀筋，ML：無エコーの新しい血腫のある筋病変部.

筋肉病変

　筋の超音波は，筋の腫脹（たとえば腓腹筋断裂），筋腹上皮膚の褥瘡性潰瘍，大腿内側の間擦疹，大腿外側の褥瘡性潰瘍，感染性腱炎，腱筋移行部の腱滑膜炎（たとえば橈側手根伸筋上）などに適用される．

　牛の筋肉病変は急性外傷，医原性，慢性虚血と低酸素症などによって起こる．慢性虚血と低酸素症は褥瘡性皮膚潰瘍牛にみられ，筋の持続性圧迫に起因する．これは硬い床面での長時間の横臥，またはときに重度の乳房浮腫によって起こる．原因によって筋肉の外傷は血腫，筋断裂，コンパートメント症候群，筋壊死，膿瘍などを起こす[54, 56, 59, 63, 70]．原因疾患の種類によって，様々な超音波像が描出される．これらには新鮮血腫内の無エコー液の貯留（**図 8-36** 参照），散乱性の低レベルエコーを伴う小さいまたは大きい不規則な病変（筋断裂），正常な筋状痕の喪失を伴う境界不明瞭な領域，筋肉のエコー源性の全般的増加（コンパートメント症候群，麻酔後ミオパチー，筋壊死），音響陰影および正常な筋肉構造の喪失を伴う高反射領域（筋膿瘍）などがある[54, 55, 56, 57, 58, 59]．慢性の筋外傷は線維化と瘢痕化が起こる．これらは不均一なエコー増加領域としてみられるが，大きさが増大することはない[54, 55, 59]．

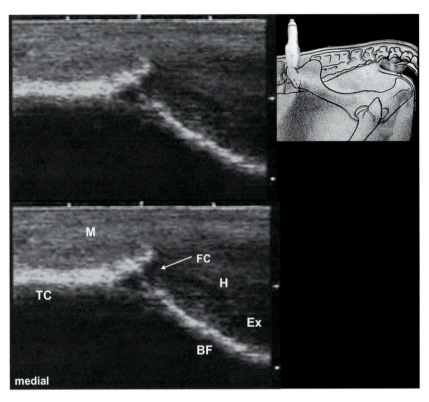

図 8-39　6 歳齢ホルスタインフリージアン牛の 14 日経過した寛結節の開放性骨折の超音波横断像（7.5 MHz リニアトランスジューサー）．
トランスジューサーは外内方向においている．BF：寛結節の転移した骨折片，Ex：液体の滲出，FC：骨折裂，H：凝固した血腫，M：中臀筋．

骨折，骨周囲炎，骨炎，骨髄炎

　骨の超音波は肩甲骨，肋骨，骨盤などの X 線撮影が困難な部位に用いられる．骨盤の超音波は経皮的または経直腸的に実施される [42]．

　言うまでもないが，X 線は骨病変に適用される．超音波は骨表面で反射され，完全に吸収されるので正常な骨表面は滑らかな高エコー性の反射帯として描出される [41, 47, 48, 49]．骨折は滑らかな骨表面の中断または段差としてみられる．軟部組織内の小骨片は遠位に音響陰影を伴う高エコー性反射像としてみられる（**図 8-38**，**図 8-39**）[41, 45, 47, 55, 71, 72]．同時に存在する骨折と関連する血腫は骨折部周辺で様々な大きさの無エコーから低エコー領域として描出される [47, 71, 72]．

　骨溶解および骨髄炎は周囲軟部組織の変化と関連し，のちに腐骨形成や骨膜反応が起こる．X 線で診断される以前の骨炎や骨髄炎の初期画像は無エコー性の炎症性滲出や周囲軟部組織の腫脹による骨膜の肥厚や骨からの変位である [55, 59, 73]．小さい無エコー領域が平滑で高エコー性の骨表面と低エコー～エコー性の周囲軟部組織との間にみられる [7, 8, 55, 73]．骨溶解と骨膜反応はのちに不規則で不整な骨表面としてみられる（**図 8-4**，**図 8-11** の C，

図8-21，図8-28のB）[2,8]。

超音波ガイド下穿刺

病的滑液腔やその他の液体貯留（膿瘍，血腫）の穿刺は確立されている単純な診断技術である[33,36,38,62,74]。口径の太い針で穿刺すれば，液性内容だけを吸引できる[2,5,32,33,38]。

超音波ガイド下穿刺の適用

滑液腔に大きな瀰漫性の腫脹があると触診では適切な穿刺部位をみつけにくい。このようなことはとくに2つ以上の隣接する滑液腔に病変がある場合や，滅多に穿刺することのない肢の近位の滑液腔（たとえば肩，股関節，二頭筋滑液嚢）で起こる。超音波装置があれば穿刺する前に関心部位の超音波検査を行うべきである。

超音波によって拡張した滑液腔の正確な位置が分かり，滑液腔内容の密度は流動現象や音響増強の有無によって評価することができる[8]。拡張した滑液腔の位置と大きさ，腔内の液性滲出の場所（**図8-12**のA，B）および皮膚表面の定めた点からの距離と向きは画面上のカーソルを用いて正確に測定できる。穿刺の方向と深さを超音波で決定したら[8,14]，針を超音波ガイド下またはガイドなしで刺入する[28,73〜75]。同様の技術は組織の生検[76]，肢や頚部静脈の感染性血栓症が疑われる部位の穿刺にも用いられる[14]。

臨床応用のための結論

超音波はどこでも使用でき，牛の筋骨系軟部組織を迅速かつ非侵襲的に識別できる画像診断装置である。身体検査の補助検査として極めて有用である。牛の臨床では筋骨系の超音波を適用する場面は多く存在する。臨床検査で診断できない軟部組織の腫脹には常に超音波を適用すべきである。超音波によって病変や液体貯留腔の位置と大きさ，周囲組織，内容性状（液体または半液体）の正確な情報を得ることができる。目的とする滑液腔や他の腔の穿刺は超音波検査後に超音波ガイド下またはガイドなしで実施することができる。

牛の正常な滑液腔はわずかしか液体を含んでいないので超音波で描出するのは困難またはできない。したがって容易に画像化されるような滲出は炎症性過程であることを示している（**表8-2**参照）。X線と異なり，超音波は滲出量の増加と滑液嚢の拡張によって関節の炎症を早期に確認できる。早期診断，罹患軟部組織構造の正確な識別，病変の特徴の把握，罹患部位の術前検査は手術や治療の計画および予後判定に非常に大きな利益をもたらす。

その他には，筋や腱の病変や断裂，術後の創傷治癒の遅延，X線で診断できない肢や体幹の異物の検出，X線撮影できない肢近位の骨折（骨盤，肩甲骨，肋骨）の診断などに用いられる。しかしながら臨床家は超音波の走査深度や牛の筋骨系の複雑さなどによる超音

波の限界についても心得ていなければならない。

　大動物の繁殖用として一般的に使用されている 5.0 〜 7.5 MHz のリニア型トランスジューサーは牛の筋骨系の軟部組織の腫脹を迅速かつ容易に識別することができる。

引用文献

1) Kofler J. Sonography as a new diagnostic tool for septic tenosynovitis of the digital flexor tendon sheath in cattle—therapy and long term follow-up. *Dtsch Tierarztl Wschr* 1994; 101(6): 215–222.
2) Kofler J. Application of ultrasonic examination in the diagnosis of bovine locomotory system disorders. *Schweizer Archiv fur Tierheilkunde* 1995a; 137(8): 369–380.
3) Kofler J. Description and determination of the diameter of arteries and veins in the hindlimb of cattle using B-mode ultrasonography. *J Vet Med* 1995b; 42(4): 253–266.
4) Kofler J. Septic arthritis of the proximal interphalangeal (pastern) joint in cattle—clinical, radiographic, ultrasonographic findings and treatment. *Berliner und Munchener Tierarztliche Wochenschrift* 1995c; 108(8): 281–289.
5) Kofler J. Arthrosonography: the use of diagnostic ultrasound in septic and traumatic arthritis in cattle—a retrospective study of 25 patients. *Br Vet J* 1996a; 152(6): 683–698.
6) Kofler J. Sonographic imaging of pathology of digital flexor tendon sheath in cattle. *Vet Rec* 1996b; 139(2): 36–41.
7) Kofler J. Ultrasonography in haematogeneous septic arthritis, polyarthritis and osteomyelitis in calves. *Wien Tierarztl Mschr* 1997a; 84(5): 129–139.
8) Kofler J. Ultraschalluntersuchung am Bewegungsapparat. In: Braun U, editor. *Atlas und Lehrbuch der Ultraschalldiagnostik beim Rind*. Berlin: Parey Buchverlag; 1997b. p. 253–268 [in German].
9) Kofler J. Ultrasonographic examination of the stifle region in cattle—normal appearance. *Vet J* 1999; 158(1): 21–32.
10) Kofler J. Ultrasonographic examination of the carpal region in cattle—normal appearance. *Vet J* 2000; 159(1): 85–96.
11) Kofler J, Edinger H. Diagnostic ultrasound imaging of the soft tissues in distal bovine limb. *Vet Radiol Ultrasound* 1995; 36(3): 246–252.
12) Kofler J, Kuebber P, Henninger W. Ultrasonographic imaging and thickness measurement of the sole horn and the underlying soft tissue layer in bovine claws. *Vet J* 1999; 157(3): 322–331.
13) Kofler J, Martinek B, Kuebber-Heiss A, et al. Generalised distal limb vessel thrombosis in two cows with digital and inner organ infections. *Vet J* 2004; 167(1): 107–110.
14) Kofler J, Breinreich B, Altenbrunner-Martinek B. Phlegmon of the distal limb—an exact diagnosis? *Revista Romana Medicina Veterinaria* 2007; 17(2 Suppl): 34–35 [in German].
15) Munroe GA, Cauvin ER. The use of arthroscopy in the treatment of septic arthritis in two highland calves. *Br Vet J* 1994; 150(5): 439–449.
16) Flury S. *Ultrasonographische Darstellung des Tarsus beim Rind* [*Ultrasonographic imaging of the tarsus in cattle*]. 1996; Thesis: Veterinary Medicine, Bern, Switzerland.
17) Kofler J, Kuebber-Heiss A. Long-term ultrasonographic and venographic study of the development of tarsal vein thrombosis in a cow. *Vet Rec* 1997; 140(26): 676–678.
18) Kofler J, Martinek B. Ultrasonographic imaging of disorders of the carpal region in 42 cattle—arthritis, tenosynovitis, precarpal hygroma, periarticular abscess. *Tierarztl Prax Ausg G Grosstiere Nutztiere* 2004; 32(2): 61–72.
19) Kofler J, Altenbrunner-Martinek B. Ultrasonographic findings of disorders of the tarsal region in 97 cattle—arthritis, bursitis, tenosynovitis, periarticular abscess and vein thrombosis. *Berl Munch Tierarztl Wschr* 2008; 121(3-4): 145–158.
20) Schock B, Nuss K, Koestlin R. Ultrasonographic examination of the stifle in the calf. In: *Proceedings of the 10th International Symposium on Lameness in Ruminants*. Lucerne, Switzerland; 1998. p. 311–313.
21) Roth M, Nuss K. Der klinische Fall: septische Arthritis beider Tarsokruralgelenke metastatischen Ursprungs bei einem Kalb. *Tierarztl Prax* 1999; 21(5): (287), 379–381 [in German].

22) Tryon KA, Clark CR. Ultrasonographic examination of the distal limb of cattle. *Vet Clin North Am Food Anim Pract* 1999; 15(2): 275–300.
23) Nuss K. Septic arthritis of the shoulder and hip joint in cattle: diagnosis and therapy. *Schweiz Arch Tierheilkd* 2003; 145(19): 455–463.
24) Nuss K, Maierl J. Tenosynovitis of the deep flexor tendon sheath (M. flexor digitalis lateralis et M. tibialis caudalis) at the bovine tarsus (16 cases). *Tierarztl Prax* (G) 2000; 28(6): 299–306.
25) Saule C, Nuss K, Köstlin RG, et al. Ultrasonographic anatomy of the bovine carpal joint. *Tierarztl Prax* 2005; 33(G): 364–372.
26) Van Amstel SR, Palin FL, Rohrbach BW, et al. Ultrasound measurement of sole horn thickness in trimmed claws of dairy cows. *J Am Vet Med Assoc* 2003; 223(4): 492–494.
27) Seyrek-Intas D, Celimli N, Gorgul OS, et al. Comparison of clinical, ultrasonographic, and postoperative macroscopic findings in cows with bursitis. *Vet Radiol Ultrasound* 2005; 46(2): 143–145.
28) King AM. Development, advances and applications of diagnostic ultrasound in animals. *Vet J* 2006; 171(3): 408–420.
29) Altenbrunner-Martinek B, Grubelnik M, Kofler J. Ultrasonographic examination of important aspects of the bovine shoulder—physiological findings. *Vet J* 2007; 173(2): 317–324.
30) Starke A, Herzog K, Sohrt J, et al. Diagnostic procedures and surgical treatment of craniodorsal coxofemoral luxation in calves. *Vet Surg* 2007; 36(2): 99–106.
31) Starke A, Heppelmann M, Meyer H, et al. Diagnosis and therapy of septic arthritis in cattle. *Cattle Pract* 2008; 16(1): 36–43.
32) Kofler J, Buchner A. Ultrasonic differential diagnostic examination of abscesses, haematomas and seromas in cattle. *Wien Tierarztl Mschr* 1995; 82(5): 159–168.
33) Weaver AD. Joint conditions. In: Greenough PR, Weaver AD, editors. *Lameness in cattle*. 3rd edition. Philadelphia: WB Saunders; 1997. p. 162–170.
34) Kofler J, Hittmair K. Diagnostic ultrasonography in animals—continuation of the clinical examination? *Vet J* 2006; 171(3): 393–395.
35) Bailey JV. Bovine arthritides: classification, diagnosis, prognosis, treatment. *Vet Clin North Am Food Anim Pract* 1985; 1(1): 39–51.
36) Dirksen G. Bewegungsapparat. In: Dirksen G, Gründer H-D, Stöber M, editors. *Die klinische Untersuchung des Rindes*. 3rd edition. Berlin: Parey; 1990. p. 549–591 [in German].
37) Stanek C. Examination of the locomotor system. In: Greenough PR, Weaver AD, editors. *Lameness in cattle*. 3rd edition. Philadelphia: WB Saunders; 1997. p. 14–23.
38) Rohde C, Anderson DE, Desrochers A, et al. Synovial fluid analysis in cattle: a review of 130 cases. *Vet Surg* 2000; 29(4): 341–346.
39) Farrow CS. The radiologic investigation of bovine lameness associated with infection. *Vet Clin North Am Food Anim Pract* 1999; 15(1): 411–423.
40) Heppelmann M, Rehage J, Kofler J, et al. Ultrasonographic diagnosis of the septic arthritis of the distal interphalangeal joint in cattle. *Vet J* 2009; 179(1): 407–416.
41) Gladisch R. Einführung in die sonographische Diagnostik. Sonderheft. *Tierarztl Prax* 1993; 41: 3–9 [in German].
42) Grubelnik M, Kofler J, Martinek B, et al. Ultrasonographic examination of the hip joint and the pelvic region in cattle. *Berliner und Munchener Tierarztliche Wochenschrift* 2002; 115(5–6): 209–220.
43) Kofler J, Buchner A, Sendlhofer A. Application of real-time ultrasonography for the detection of tarsal vein thrombosis in cattle. *Vet Rec* 1996; 138(2): 34–38.
44) Martinek B, Zoltan B, Floeck M, et al. Chondrosarcoma in a Simmental cow— clinical, ultrasonographic, radiographic and pathological findings. *Vet J* 2006; 172(1): 181–184.
45) Martinek B, Huber J, Kofler J, et al. Bilateral avulsion fracture (apophyseolysis) of the calcaneal tuber in a heifer. *Berl Munch Tierarztl Wschr* 2003; 116(7-8): 328–332.
46) Nickel R, Schummer A, Seiferle E. In: Frewein J, Wille K-H, Wilkens H, editors. 7th edition, *Lehrbuch der Anatomie der Haustiere*. Bewegungsapparat, vol 1. Berlin: Parey; 2001. p. 15–27, 215–220, 230–282, 287–288, 407–554 [in German].

47) Sattler H, Harland U. In: *Arthrosonographie*. Berlin: Springer; 1988. p. 1–133.
48) Van Holsbeeck M, Introcaso JH. Musculoskeletal ultrasonography. *Radiol Clin North Am* 1992; 30(5): 907–925.
49) Chhem RK, Kaplan PA, Dussault RG. Ultrasonography of the musculoskeletal system. *Radiol Clin North Am* 1994; 32(2): 275–289.
50) Jurvelin JS, Räsänen T, Kolmonen P, et al. Comparison of optical, needle probe and ultrasonic technique for the measurement of articular cartilage thickness. *J Biomech* 1995; 28(2): 231–235.
51) Dik KJ. Ultrasonography of the equine stifle. *Equine Vet Educ* 1995; 7(3): 154–160.
52) Stanek C. Morphologische, funktionelle, chemische und klinische Untersuchungen zu den Erkrankungen der Fesselbeugesehnenscheide des Rindes. *Wien Tierarztl Mschr* 1987; 74: 397–412: 1988; 75: 14–29, 46–58, 84–102, 127–138, 170–180 [in German].
53) Genovese RL, Rantanen NW, Hauser ML, et al. Diagnostic ultrasonography of equine limbs. *Vet Clin North Am Equine Pract* 1986; 2(1): 145–225.
54) Genovese RL, Rantanen NW. The superficial digital flexor tendon & the deep digital flexor tendon, carpal sheath, and accessory ligament of the deep digital flexor tendon (check ligament). In: Nyland TG, Mattoon JS, editors. *Veterinary diagnostic ultrasound*. Philadelphia: WB Saunders; 1998. p. 289–398, 399–445.
55) Reef VB. *Equine diagnostic ultrasound*. Philadelphia: WB Saunders; 1998. pp. 39–186.
56) Dik KJ. Ultrasonography of the equine crus. *Vet Radiol Ultrasound* 1993; 34(1): 28–34.
57) Reimers K, Reimers CD, Wagner S, et al. Skeletal muscle sonography: a correlative study of echogenicity and morphology. *J Ultrasound Med* 1993; 12(2): 73–77.
58) Smith RKW, Dyson SJ, Head MJ, et al. Ultrasonography of the equine triceps muscle before and after general anaesthesia and in post anaesthetic myopathy. *Equine Vet J* 1996; 28(4): 311–319.
59) Leveille R, Biller DS. Muscle evaluation, foreign bodies and miscellaneous swellings. In: Nyland TG, Mattoon JS, editors. *Veterinary diagnostic ultrasound*. Philadelphia: WB Saunders; 1998. p. 515–521.
60) Bonnaire F, Berwarth H, Paul C, et al. Einsatz der Sonographie zur Akut-und Verlaufsdiagnostik in der septischen Unfallchirurgie. *Unfallchirurgie* 1994; 97(3): 164–170 [in German].
61) Walz M, Möllenhoff G, Josten C, et al. Die Bedeutung der Sonographie in der Erkennung von Wundheilungsstörungen nach chirurgischen Eingriffen. *Orthopädische Praxis* 1993; 6(6): 399–402 [in German].
62) Trent AM, Plumb D. Treatment of infectious arthritis and osteomyelitis. *Vet Clin North Am Food Anim Pract* 1991; 7(3): 747–778.
63) Dirksen G. Krankheiten der Bewegungsorgane. In: Dirksen G, Gründer H-D, Stöber M, editors. *Innere Medizin und Chirurgie des Rindes*. 4th edition. Berlin: Parey; 2002. p. 6–103, 187–189, 764, 773–779, 797–801, 816–818, 825, 834–835, 974–975 [in German].
64) Klee W, Hänichen T. Epidemiologische, klinische und pathologisch-anatomische Untersuchungen über die Entzündung der Karpalgelenkstrecker beim Rind. *Schweiz Arch Tierheilkd* 1989; 131(3): 151–157 [in German].
65) Anderson DE, St-Jean G, Morin DE, et al. Traumatic flexor tendon injuries in 27 cattle. *Vet Surg* 1996; 25(4): 320–326.
66) Sauer W, Grüner J, Jakober B, et al. Wertigkeit der Sonographie zur Erfassung eines Gelenk-und Weichteilempyems. *Ultraschall Klin Prax* 1987; 2(2): 175–177 [in German].
67) Nuss K, Ringer S, Meyer SW, et al. Lameness caused by infection of the subtendinous bursa of the infraspinatus muscle in three cows. *Vet Rec* 2007; 160: 198–200 [in German].
68) Aufschnaiter M. Sonography of coagulated blood: experimental and clinical findings. *Ultraschall* 1993; 4(2): 110–113.
69) Bruns J, Lüssenhop S, Behrens P. Sonographische Darstellung von Weichteiltumoren der Extremitäten und gelenkassoziierten Weichteilveränderungen. *Ultraschall in Med* 1994; 15(2): 74–80 [in German].
70) Fornage BD, Touche DH, Segal P, et al. Ultrasonography in the evaluation of muscular trauma. *J Ultrasound Med* 1983; 2(12): 549–554.
71) Shepherd MC, Pilsworth RC. The use of ultrasound in the diagnosis of pelvic fractures. *Equine Vet Educ* 1994; 6(4): 223–227.

72) Reisinger R, Altenbrunner-Martinek B, Kofler J. Sternal recumbency after traumatic injury of the caudal thoracic spine with fracture of the dorsal spinous processes of the thoracic vertebrae 11 to 13 in a heifer. *Wien Tierarztl Mschr* 2008; 95(3-4): 72–79.

73) Howard CB, Einhorn M, Dagan R, et al. Ultrasound in diagnosis and management of acute haematogenous osteomyelitis in children. *J Bone Joint Surg* 1993; 75-B: 79–82.

74) Braun U, Wild K, Merz M, et al. Percutaneous ultrasound-guided abdominocentesis in cows. *Vet Rec* 1997; 140(23): 599–602.

75) David F, Rougier M, Morisset S. Ultrasound-guided coxofemoral arthrocentesis in horses. *Equine Vet J* 2007; 39(1): 79–83.

76) Tucker R. Ultrasound-guided biopsy. In: Nyland TG, Mattoon JS, editors. *Veterinary diagnostic ultrasound*. Philadelphia: WB Saunders; 1998. p. 649–653.

第9章 雌牛の生殖管の超音波画像

Luc DesCôteaux, DMV, MSc[a,b,*], **Giovanni Gnemmi**, DVM, PhD[c], **Jill Colloton**, DVM[d]

> ▶ **Keywords**
> ・超音波 ・牛 ・雌畜 ・繁殖 ・管理 ・診断

　1980年代中頃に始まった雌牛生殖管の超音波検査は農場における超音波使用の幕開けであった．これ以来，繁殖や牛疾病診断への臨床応用に関する多くの研究努力が払われてきた．生殖器の超音波検査が現在の臨床家にとって迅速かつ正確で費用効果のある牛の生殖管診断法であることは超音波使用に関する論文でも同様に評価されている[1〜3]．

　超音波は診断ツールとして牛群の繁殖管理に広く応用できることから，本章では臨床家が野外で使用する最も実際的方法を提示することを目的としている．また本章では上級の臨床家や研究者が超音波ドプラを使用して卵巣生理を理解すること，受精卵移植プログラムで使用すること，乳牛の繁殖同期化プロトコルで使用できることなどについても検討する．これらに関する詳細な情報や実際の適用法を知りたい読者は文献リストの中から参照していただきたい[4]．

動物の準備，保定，必需品

　牛に危険がないよう適切に保定し，検査者が検査しやすいように位置取りしなければならない．広めのタイストールやフリーストール内で検査する場合は，畜主やマネージャーを牛の横側に立たせて牛が左右に動かないように制御しつつ，尾が邪魔にならないように

This paper was translated and adapted with permission from Les Éditions du Point Vétérinaire (Wolters-Kluwer trademark).

[a] Department of Clinical Studies, Faculté de médecine vétérinaire, Université de Montréal, St-Hyacinthe, Québec J2S 7C6, Canada
[b] Food Animal Ambulatory Clinic, Faculté de Médecine Vétérinaire, Université de Montréal, St-Hyacinthe, Québec, Canada
[c] BovineVet Studio Veterinario Associato, Via Cadolini 9, Fr. Cuzzago, 28803 Premosello Chiovenda, Italy
[d] Bovine Services LLC, F4672 Highway 97, Edgar, WI 54426, USA
* Corresponding author. Department of Clinical Studies, Faculté de médecine vétérinaire, Université de Montréal, St-Hyacinthe, Québec, Canada.
E-mail address: luc.descoteaux@umontreal.ca (L. DesCôteaux).

つかんでおいてもらう（**図 9-1**）．牛が適切に保定されて左右の動きが最小になっている場合（たとえば直検レイルにおかれている場合やヘッドロックされている場合）は，マネージャーには牛の前にいて検査すべき牛を選別し，繁殖記録を付けてもらうようにする．

　卵巣と子宮の質のよい画像を描出し，早期妊娠診断，胎子の雌雄鑑別を行うためには直腸から手で糞便を取り除く必要がある．

　農場では 5 MHz のリニア型プローブが最も多目的に使用でき，牛の生殖器検査にも一般的に使用される．卵巣の検査や早期妊娠診断には周波数の高い（7.5 ～ 10 MHz）プローブの方を好む臨床家もいる[4]．最近の超音波装置には 5 ～ 10 MHz の可変型プローブもある．

　画像はモニターまたは双眼ゴーグル上でみる．卓上のモニターは直腸検査中も容易にみることができるよう検査者のすぐ横におく必要があり，観察や判読しやすいようにモニターの角度や距離を調整する．アームストラップ，装具，ベルトなどが付属するポータブル装置では直腸に挿入しない側の腕に装着して画面を上手くかつ安全にみられるようにする（**図 9-1** 参照）．

　生殖管の検査は常に系統的方法で進めるべきである．筆者は卵巣を最初に検査することで，残りの生殖管部分の解釈（たとえば妊娠の可能性，双子診断，卵巣嚢腫の診断）の助けになり，診断精度が向上すると考えている．

卵巣の超音波検査

　牛の卵巣は動的な器官で，定期的に非排卵性および排卵性の卵胞を作り，黄体（CLs）を形成する．臨床家は超音波検査で観察される卵巣構造をいつの時期でも正しく解釈しなければならない．

　乳牛の性周期は 18 および 24 日で，このことは 2 ～ 3（ときに 4）の卵胞ウェーブが存

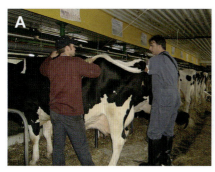
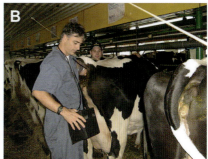

図 9-1　生殖器系の超音波検査（A，B）．
ストラップを腕に通して首に掛けた携帯型装置を用いて超音波検査を行う牛の臨床家とそれを補助する酪農家．補助者は動物が左右に動かないように動物の後の傍らに立ち，検査の邪魔にならないように牛の尾をもつ．

在することを示す。これらのウェーブの終わりには直径12〜15 mmの1つの優勢な卵胞が現れる[4]。

卵胞

複数の卵胞ウェーブが存在するため，および性周期の間（最初の数日を除いて）はほとんど常に直径8 mm以上の卵胞が存在するために，優勢卵胞を特定して，いつ排卵が起こるか予測することは難しい[4]。これは研究目的で毎日超音波検査をしている場合もそうである。性周期の様々な時期に1回だけ超音波検査を行う野外診療の場面ではさらに難しい。このような状況下で牛に発情が来つつあることを知るために，臨床家は子宮のエコー特性，子宮緊張度，子宮内膜分泌（p. 193「非妊娠子宮の超音波検査」参照）の変化のような徴候とともに行動の変化（図9-2）を加えたものに頼らざるを得ない[4]。

黄体

どちらかの卵巣に黄体があるということは若牛の性成熟や成牛の性周期が繰り返されていることを意味する[4]。人工授精された牛では一側の卵巣に黄体があれば，同じ側の子宮角で妊娠している可能性が高く，十分に注意を払って検査する必要があることを示唆する。2つの排卵があった場合（図9-3），双胎妊娠も疑うべきである。この場合は胚喪失の危険があるので，後日，再検査するべきである[4]。

超音波では子宮の検査とともに黄体期日を評価することもできる（p. 193「非妊娠子宮の超音波検査」参照）。しかし，黄体の形態と超音波所見にはバリエーションがあるので，最近の繁殖記録がないと正確な診断は難しい[4]。

移動式または携帯型の超音波装置によって発情周期第3または第4日からの若い黄体の輪郭を捉えることができる[4]。日にちが経過するにつれて黄体の血管密度が増加するので

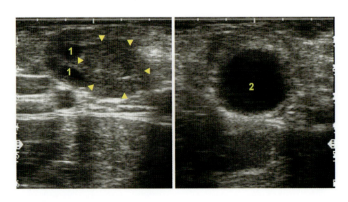

図 9-2　発情後の牛の卵巣の超音波像.
左側卵巣に2つの0.5 cmの卵胞（1）と右側卵巣に1つの2.3 cmの優勢卵胞（2）がある．左側卵巣の黄体は周囲の卵巣実質と同様のエコー源性があり，識別が難しい．矢頭：黄体縁.

（黄体溶解時まで続く），黄体は周囲の卵巣支質に比べて低エコー源性（暗色化）となる（**図9-4**）[5]．超音波モニター上のこのわずかな徴候は野外や明るいところでは認識するのが難しい場合もある．

発情周期の最初の10日間では，30～50％の黄体に超音波画像で明らかな腔があることが分かる（**図9-5**）[6, 7]．この中心腔がある黄体（CLc）は，妊娠30日の卵巣でもまれに存在する場合もあるが，常に若い機能的なものである．中心腔がある黄体は正常な量のプロジェステロンを産生する正常な構造である．これは牛の発情周期の長さを変化させたり，

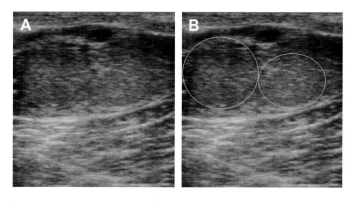

図9-3　双子妊娠28日の左側卵巣の超音波像（6 MHz リニアプローブ，深さ4 cm）（A，B）．
卵巣には2つの黄体（2つの排卵）が存在する．

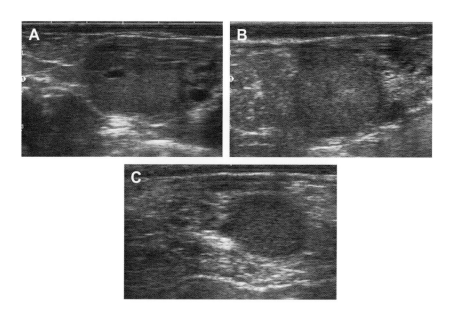

図9-4　発情周期6，9，11日目の牛の黄体の比較（8 MHz リニアプローブ，深さ4 cm）．
6日目の黄体はほぼ隣接する卵巣実質と等エコー性であるが，成熟とともに低エコー性（暗色）になる．
A　6日目の黄体．B　9日目の黄体．C　11日目の黄体．

妊娠の可能性を減じたり，妊娠牛の胚死を起こしたりするものではない[7,8]。

黄体と黄体囊腫をどのように鑑別すべきかの議論はいまも続いている。反芻動物の繁殖学における実際の超音波検査に焦点を当てた教科書には様々なタイプの黄体囊腫とその経過が示されている[4]。

発情前期に退行する黄体は周囲の卵巣支質とエコー源性が同じになるので，これを超音波で識別することはさらに難しい（**図 9-2**，**図 9-6** 参照）[4,5]。

卵巣の病的状態

● 卵巣静止

泌乳牛の 10 ～ 64％，平均 20％に無排卵性無発情が存在する[9,10]。このような牛の卵巣には黄体も大きい卵胞もなく，その代わり直径 2 ～ 4 mm 未満の小卵胞が存在する[4]。**図 9-7** は静止卵巣と発情前期卵巣の超音波画像の比較である。

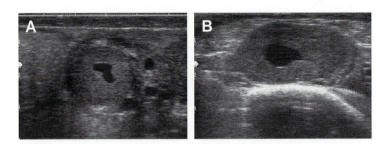

図 9-5　発情周期 8 ～ 10 日目の中心腔を有する黄体の超音波像（10 MHz リニアプローブ，深さ 4 cm）（A，B）.

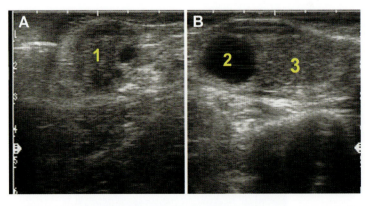

図 9-6　発情周期終末の黄体（発情前期）は周囲の卵巣実質と等エコー性なので識別が難しい（8 MHz リニアプローブ，深さ 4 cm）.
左側卵巣には小さい 0.3 mm 卵胞（A），右側卵巣には 1.5 cm 卵胞と卵巣実質と等エコー性の 2 cm 黄体（B）がみられる．1：卵巣実質，2：1.5 cm 卵胞，3：黄体．

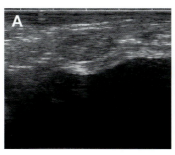 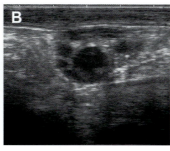

図9-7 不活動卵巣（A）および発情前期卵巣（B）の超音波像.
右側の画像では1 cmの優勢卵胞と卵巣実質縁に数個の小卵胞が存在する（8 MHzリニアプローブ，深さ4 cm）.

● 卵巣囊腫

　卵巣囊腫は古典的には直径25 mmより大きい卵胞が黄体のない卵巣に10日間以上存在するものと定義される（**図9-8**）. 現在では卵胞囊腫は直径が16または17 mmより大きいものとされている[4, 11, 12]．

　部分的に黄体化が生じている卵胞囊腫はプロスタグランジン F2 αの注射に反応する黄体囊腫となる．黄体囊腫と中心腔がある黄体（CLc）の鑑別は黄体壁構造の分厚さによっている．必ずしも一般的ではないが，黄体壁の厚さが3 mmを超えるものがCLcで，3 mm未満が黄体囊腫である（**図9-9**）[4]．携帯型超音波装置によってはこの差を野外で鑑別するのが困難なこともある．しかし，この定義は理論的なものといえる．なぜなら直径が25 mmより大きく，正常なCLより長く持続しないCLcがあるからである．知っておくべきは，このタイプの卵巣構造に正確な診断を下さなくても排卵を同期化する治療計画には影響しないということである．

非妊娠子宮の超音波検査

　子宮の超音波検査は迅速かつ正確で最も侵襲性の少ない子宮の健康状態を評価する診断法である[4]．

　本項では発情周期で得られる子宮の主な超音波画像を示す．また牛の主要子宮疾患についても示す．

発情前後の期間

　この期間は発情前3日から発情後4日までで，発情前期と発情中期の始まりを含む．循環血中のエストロジェンが高く，子宮の血流量も増加している[4]．直腸検査で子宮は腫脹し，子宮角は無発情期ほど湾曲していない[11]．子宮頸管は部分的に開いており，発情時に子宮内膜腺から分泌された粘液が流出するようになっている．

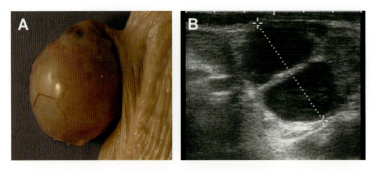

図9-8 4 cmの卵胞嚢腫の写真（A）と超音波像（B）（8 MHzリニアプローブ，深さ5 cm）．
嚢腫は2つの腔に分割されている．

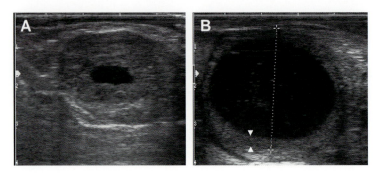

図9-9 乳牛の中心腔を有する黄体（A）と黄体嚢腫（B）の超音波像（10 MHzリニアプローブ，深さ4 cm）の比較．
2.8 cmの中心腔を有する黄体（A）および厚さ2〜3 mmの壁を有する3.7 cmの黄体嚢腫（B）がみられる．
矢頭：嚢腫の黄体化した壁．

　子宮のこのような変化を超音波で観察でき，グレー色調の均一性の減少と子宮壁の腫脹として描出される[4, 12]．また子宮表面は広く暗色の無エコー帯となり，浮腫や子宮内膜下の血管活動の増加を反映している（**図9-10**）．発情中は子宮内膜の粘膜はさらにエコー源性で，子宮内膜と子宮筋層間の境界面にはより広範な血管床がみえる（**図9-11**）[4, 12]．発情中の子宮内腔には子宮内膜液が多く貯留しているのがみとめられる（**図9-12**）．これを早期妊娠と誤診することがある[13]．卵巣に黄体がないことを超音波検査で確認すれば妊娠と間違うことはない．

無発情期

　無発情期は循環血中プロジェステロン値が高い状態にある．子宮壁はその前の期間より薄く，この時期の子宮角は腹側に折り畳まれているので指をうまく使って超音波プローブを操作しないとよく描出できない[13]．子宮は空虚で子宮内膜液もないので，均一にみえる．**図9-13**にはこの時期の典型的な画像を示す．

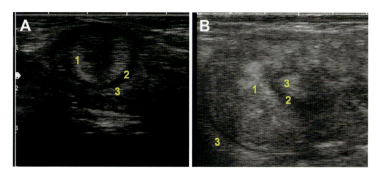

図 9-10 発情前期子宮の超音波横断像（A）および縦断像（B）（8 MHz リニアプローブ，深さ 4 cm）．
子宮壁の明らかに不均一なエコー源性および腫脹（とくに子宮内膜）がみられる．無エコー性の血管床は子宮横断面の子宮内膜下で容易に識別される（子宮内膜周囲の黒色リング）．
1：子宮内膜，2：血管領域，3：子宮筋層．

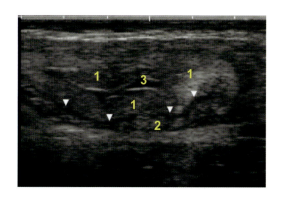

図 9-11 高エコー源性の子宮内膜および子宮内腔の少量の粘液貯留がみられる発情期子宮の超音波斜め縦断像（8 MHz リニアプローブ，深さ 4 cm）．
子宮内膜下の明瞭な血管帯および子宮壁の腫脹がみられる．
1：子宮内膜，2：子宮筋層，3：子宮内の粘液貯留，矢頭：子宮内膜下の血管帯．

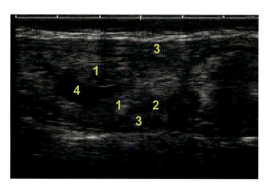

図 9-12 子宮内腔に液を溜めた発情期子宮の超音波縦断像（8 MHz リニアプローブ，深さ 4 cm）．
1：子宮内膜，2：血管帯，3：子宮筋層，4：子宮液．

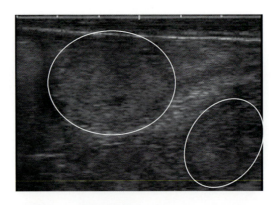

図 9-13　無発情期子宮（白色円）の超音波横断像（8 MHz リニアプローブ，深さ 4 cm）．
図 9-10A の発情前期子宮の超音波像に比べてエコー源性は明らかに均一である．

子宮の病的状態

　超音波で観察される子宮の主要な病的状態は感染性疾患である[4, 13]。これらには産褥性子宮炎，臨床型子宮炎，臨床型および潜在性子宮内膜炎，子宮蓄膿症がある[4]。これらの分娩後の子宮感染の定義は Sheldon らによって議論され，提示されているが[14]，的確な判断基準とはいえず，将来の研究で比較，改善される必要がある。超音波で診断される他の非感染性子宮疾患には子宮粘液症がある[4]。

● 産褥性および臨床型子宮炎（分娩後 21 日未満）

　急性産褥性子宮炎（全身症状［泌乳減少，倦怠または他のトキセミア症状および＞39.5℃の発熱］を伴い，異常に拡張した子宮および子宮からの悪臭のある赤褐色水様性の排液がある）は一般的に分娩後最初の 10～15 日に診断されるが，21 日までみられる[14]。この急性感染は超音波で確定診断する必要はない。

　臨床型子宮炎（分娩後 21 日以内で，全身症状はないが，異常に拡張した子宮と膣内に化膿性の子宮排出液がみられる）の超音波検査では宮阜の存在しない子宮壁の肥厚が広範囲の血管網とともにみられる。子宮内腔の液は様々な程度にエコー源性（画面上でグレートーン）で，たくさんの高エコー粒子を含んでいる（**図9-14**）[4]。

● 子宮内膜炎（臨床型および潜在性）および子宮蓄膿症

　臨床型子宮内膜炎は分娩後 21 日を過ぎて子宮から化膿性の排液がみられるものをいう。化膿性排液がなく，異常内容が貯留する感染性子宮は潜在性子宮内膜炎と診断される。

　子宮蓄膿症は子宮内腔に化膿性内容が貯留し，持続性の黄体が存在して子宮頸管が閉鎖しているものをいう[14]。一般的にこのような子宮感染は自発的待機期間中（＞50 日）の乳牛にみられる。超音波検査では子宮内には様々な量の化膿性液が貯留し，不均一なエコー源性を呈し，高エコー性粒子を含んでいる（**図9-15**）[4]。感染子宮の子宮角の直径は 5～

20 cm の間である（図9-15）[4, 15]。

妊娠子宮の超音波検査

　牛群の繁殖成績を改善したい酪農家にとって超音波による早期妊娠診断は迅速かつ安全で費用効果のある方法である．超音波による牛の妊娠診断は人工授精後 27 日から開始でき，極めて正確である[2]．

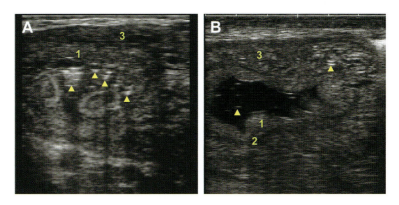

図 9-14　分娩後 10 ～ 15 日の牛の臨床型子宮炎の超音波像（7.5 ～ 8 MHz リニアプローブ，深さ 6 cm）．
左側画像では様々なエコー源性の液体，多くの高エコー性小片（黄矢頭），子宮壁の肥厚がみられる．
1：子宮内膜，2：血管帯，3：広範な血管網（A）を有する肥厚した子宮筋層（B）．

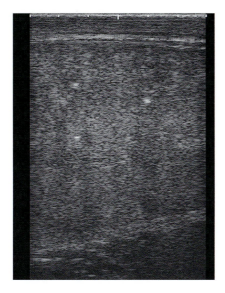

図 9-15　泌乳第 55 日の子宮蓄膿症牛の超音波像（8 MHz リニアプローブ，深さ 9 cm）．
子宮内容は高エコー性小片を含む不均一なエコー源性にみえる．

198

本項では正常な妊娠を診断するための主要な超音波指標を提示し，続いて双子妊娠および胚死の超音波画像を示す．さらに超音波による妊娠診断時にみられる胎子異常で，最もよく報告されているものを示す．

胚期

胚期とは受胎から器官形成期の終末である妊娠第 42 日までと定義される[4]．

妊娠第 26 日から開始される早期妊娠診断では受胎産物によって産生される様々な量の無エコー性の液体がみられる．次に妊娠 28 〜 42 日にみられる超音波画像の妊娠指標を示す（図 9-16）．第 27 または 28 日以前では診断を確定するような子宮内の液体貯留は十分ではないようである．羊水中の胎子はおそらく子宮内膜襞の陰に隠れているので，胎子が画像化されるのが妊娠 28 〜 30 日まで遅れる．第 30 日から羊膜は鏡面反射するような高エコー源性を有する被膜として描出される[13, 16]．

多くの超音波装置では臨床家が胚や胎子の日齢を測定するプログラムが付属するようになってきた．頭部と殿部間の距離である"頭殿長（CRL）"が妊娠 55 日までの評価では

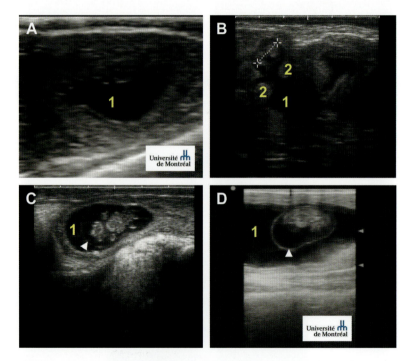

図 9-16　妊娠 28 〜 42 日子宮の超音波像（7.5 〜 10 MHz リニアプローブ）．
A　妊娠 28 日で，胚はみられず，液体の貯留だけがみられる．
B　子宮内膜襞の背後に隠れている 32 日齢の胚（1.2 cm 長）．
C　羊膜に包まれる 40 日齢の胚（1.8 cm 長）．
D　エコー源性の強い羊膜がみられる 42 日齢の胚（2.4 cm 長）．
1：尿腹液，2：子宮内膜襞，矢頭：羊膜，X-X：2 つの X のマーク間に胚が存在する．
（モントリオール大学提供）

最も正確である（**図9-17**，**表9-1**）[4]。

読者は胎子の日齢による CRL，外頭，体幹，眼の直径などが記述された図表が掲載されている参考書を利用すればよい。また，これらは妊娠140日までの胚や胎子の正常な発達を評価する指標ともなる[4]。

胎子期

第45日から胎子の動きを観察することができる。超音波検査中の約60％の時間で胎動がみられる[17]。

腹腔内の胎子の位置や胎子サイズの増大のため妊娠期間の中程から直腸からの超音波検査が利用できなくなる[4]。**図9-18**の超音波像には第42日以降にみられる2，3の妊娠

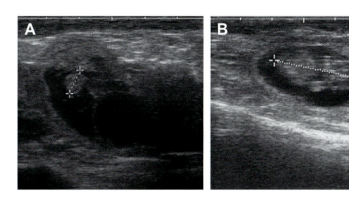

図9-17　CRL測定による胚日齢の評価.
A　CRL＝0.7 cm（評価日齢：30日）．B　CRL＝2.7 cm（評価日齢：42日）．

表9-1　妊娠25〜90日の胚および胎子発育の主要な身体および超音波性状.

妊娠期（日）	胚小胞の横径（cm）	頭殿長（cm）	観察所見
25	1.0	0.5〜0.7	－
30	1.8〜2.0	0.8〜1.2	－
35	2.0〜2.5	1.3〜1.7	すべての四肢の趾が認識できる．
40	3.0〜3.5	1.7〜2.4	胎動開始．
45	－	2.3〜2.6	
50	－	3.5〜4.5	雌雄ともに生殖突起が移動．
55	－	4.5〜6.0	泌尿生殖襞と生殖結節の融合．
60	－	6.0〜7.0	外生殖器（クリトリス，ペニス，陰嚢）．頭蓋骨と脊椎に骨化中心がみられる．
90	－	14〜15	頭殿長測定値がほとんどのリニアプローブの長さを越える．胎子齢は他の胎子計測法で評価される．肢の骨化．胃の分化．

Des Coteaux L，Colloton J，Gnemmi G．反芻動物と駱駝の生殖器の超音波．
Ames（IA）：Wiley-Blackwell；2009からのデータ．

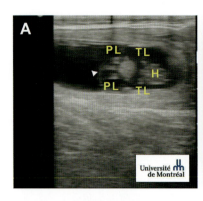 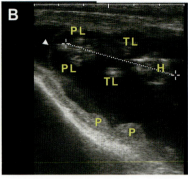

図 9-18　45 〜 53 日齢胎子の超音波像.
A　四肢（前肢［TL］および後肢［PL］），腹部，頭部（H）がみられる 45 日齢胎子（モントリオール大学提供）．B　胎盤節（P），羊膜（矢頭），肢（TL および PL），頭部（H）がみられる 53 日齢胎子（CRL＝ 4.5 cm）の長軸像．

指標を示す．その他の画像は次の項で示す．

雌雄鑑別および双子診断

　雌雄鑑別および双子診断は通常，55 〜 60 日以降の二度目の妊娠診断時に行われる[4,13]．この検査によって牛群中での牛の将来性および分娩前管理が決定される[4]．雌を妊娠している乳牛は雄を妊娠しているものより農場に残されるよう選別される傾向がある．双胎妊娠の牛には注意深く超音波検査を実施し，胎子の生死，正常な発達，雌雄を鑑別する[4]．雌雄の鑑別はフリーマーチンの可能性を知る上で重要である．双胎妊娠牛の妊娠期間は短いので，次の泌乳のための管理法の変更を余儀なくされる．このことは難産，胎盤停滞，子宮炎，ケトーシス，第四胃変位などの双子妊娠と関連する問題を注意深く監視する必要があることを意味する[18]．

● 雌雄鑑別

　この検査は妊娠 56 〜 110 日に適用されるが，理想的には 60 〜 70 日がよい[4,13,19,20]．ペニスまたはクリトリスになる胎子構造である生殖突起は授精後 45 日からみられるようになるが，およそ 55 〜 58 日にならないと信頼できる部位に位置しない[4,13,19,20]．

　雄と雌の生殖突起はエコー源性が強い構造で，モニター上では骨のエコー源性に似た二分葉の構造として描出される[4,13]．胎子の臍および尾と生殖突起との位置関係によって胎子の性別診断がなされる[13,19,20]．

　雄の胎子の生殖突起は臍の直後に位置し，雌では最終的に尾の下側に位置する（**図 9-19**）[4,13,19,20]．

　妊娠 70 日後に生殖突起は最終的には小陰唇または包皮になる泌尿生殖褶に被覆され，そのためにエコー源性が減少する[4,13]．この時点で，超音波画像では四分葉の構造にみえ

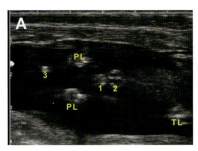 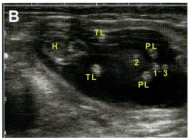

図 9-19　雄胎子（A）と雌胎子（B）の超音波像（10 MHz リニアプローブ，深さ 4 cm）．
A　67 日齢の雄胎子．臍（2）後方に生殖突起（1）が存在するのが分かる．B　尾（3）の下方に生食突起（1）がみられる 56 日齢の雌胎子．
H：頭部，PL：後肢，TL：前肢．

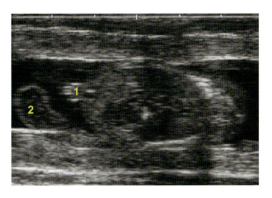

図 9-20　73 日齢雄胎子のペニス部分の超音波横断像（8 MHz リニアプローブ，深さ 4 cm）．
雄の外生殖器（1）の左側に臍帯の斜め縦断がみられる（2）．この 4 分葉の高エコー構造は包皮に囲まれた中心にあるペニスである．

るようになる（**図 9-20**）[4, 13]。妊娠 70 日以降，生殖突起は外生殖器という用語に置き換えられる[4]。

他にも胎子の雌雄鑑別の指標が存在する。その 1 つは雌で妊娠 75〜80 日に乳頭がみられるようになることである。これらは雄では未発達のままである（**図 9-21**）[4]。

胸部（心臓と肺）や腹部（肝，第四胃，第一胃，腎，膀胱）の臓器の発達は早く，妊娠 2 カ月には容易に観察できることも興味深い[4, 17]。超音波検査を注意深く行えば，臓器の発達を観察でき，異常を診断できるものもある。胎子の腹部および胸部臓器の超音波像は利用できるが，本章の範囲を超える。

● 双子妊娠

泌乳牛の双子妊娠は過去数十年間で増加しているようである。ある研究では 1959 年の 4.45％ から 1997 年の 6.68％ に増加している[21]。今日，多くの臨床家が働いている牛群では 8〜10％ を超えている。難産や分娩後の問題が双子妊娠のためであることもしばしば

である[18]．したがって双子妊娠の牛を知って，その管理を徹底すれば分娩前後の問題は改善されることになる．

　最初の早期妊娠診断時に子宮は通常より液体を多く含んでおり，さらに単胎の場合より尿膜や羊膜の量も多い（ツインライン）（**図9-22**）[4]．一般にツインラインは双子妊娠にみられる．ツインラインは片方または両方の胚または胎子から延び，双子に共有される絨毛尿膜である[4]．

胚死および胎子死

　妊娠28〜42日の胚死は一般的に10〜15％生じる[4,13,17]．胎子の死亡率は42〜56日および56〜98日で，それぞれ6％および3％である[17]．同側双子妊娠（同側の子宮角に

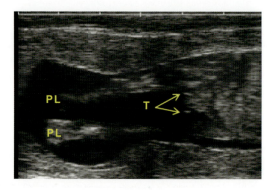

図9-21　72日齢雌胎子の骨盤／後肢部分の超音波横断像（8 MHzリニアプローブ，深さ4 cm）．
2本の後肢（PL）が容易に識別でき，肢間には乳頭（T）がみられる．

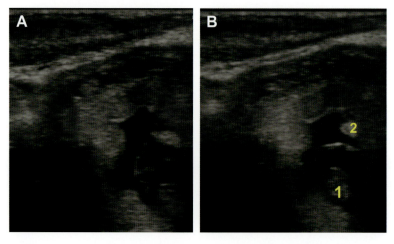

図9-22　3歳齢ホルスタイン牛の左側子宮角28日齢の双子妊娠の超音波像（6 MHzリニアプローブ，深さ4 cm）．
A　正常の28日齢妊娠より液と羊膜の量が多い．B　2つの胚がツインラインと呼ばれる羊膜絨毛膜で別々に分かれているのが容易に識別できる．

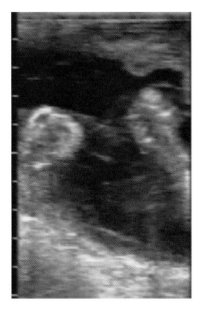

図 9-23　同側子宮角の 28 日齢双子妊娠の超音波像（5 MHz リニアプローブ，深さ 10 cm）.
この画像では双子の全身はみえないが，2 つの頭部が識別できる.

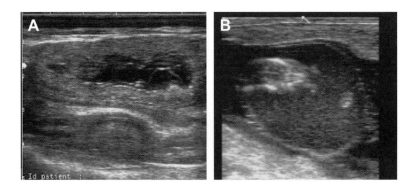

図 9-24　胚死および胎子死の典型的な超音波像.
A　45 日齢の胚死. 境界が不鮮明，不規則で高エコー性の羊膜（10 MHz リニアプローブ，深さ 5 cm）.
B　68 日齢の胎子死. 羊水中に変性胎子および高エコー性の胎子崩壊物がみられる（7.5 MHz リニアプローブ，深さ 5 cm）.

双子がいる）での死亡率は 32％である[22]. したがって双子妊娠牛を分娩するまでにどのように扱うかを決めるために双子妊娠を超音波で再評価することは重要である（図 9-23）[4].

　胚死および胎子死を診断する古典的な超音波像は少なくとも次のいずれか 1 つの像を有することである. すなわち尿膜液または羊水中に非常に高エコーの崩壊堆積物があること, 確定できない構造が存在すること, および胎子の心拍動がないことである[4,13,17].

　図 9-24 の超音波画像には胎子死を診断する 2, 3 の所見を示してある.

胎子の異常

胎子異常の発生は高くない（0.07％）が，そのほとんどが難産の原因となる[17]。したがって異常な胎子を流産させるためにできるだけ正確な診断を得ることが重要である。

以下の胎子異常は最もよく報告され，超音波で注意深くみれば容易に診断される。それらは双頭胎子（図9-25），脳水腫，心膜水腫，反転性裂胎，球状無形体（奇胎），シャム双生子などである[4, 13, 17]。

その他の適用

超音波検査は牛繁殖における専門的プログラムや技術において重要な決定を行うために必要不可欠なツールである。この項では超音波検査を利用して繁殖成績を改善する 2, 3 のプログラムを紹介する。技術の適用に関する詳細や超音波画像は本章の範囲を超えるので，他の専門文献を参照されたい[4, 13, 17]。

胚回収と移植プログラムおよび体外受精

牛の臨床家が行う胚の回収と移植や専門的体外受精技術の精度を改善するためには超音波検査による生殖器の情報が必要である[4]。これらの超音波評価に関して多くの研究が行われ，過排卵プロトコルの追跡チェック，人工授精日，胚回収に実際的に有用であるこ

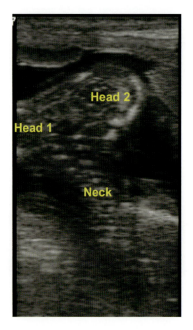

図 9-25　妊娠 67 日の双頭胎子（6 MHz リニアプローブ，深さ 7 cm）．
頸椎も 2 列みられる．

とが知られている。超音波検査によって最も適した受卵牛が選別されることで移植卵の妊娠率も向上している[4]。超音波による数種の評価基準（たとえば，卵胞を分類すること，高額な精液を選択する前に大きい卵胞数を数えること，黄体や卵胞数が同数に近くなるまで再回収するべきかを決めるために，回収前の黄体数を数えること，受卵牛の黄体を評価すること）が試験され，過去20年間かけて確証されたおかげで現在の臨床家は新しい胚移植プログラムを実施することができる[4]。

超音波カラードプラ

超音波のカラードプラ技術によって発情周期中および疾病状態の卵巣局所循環の血行動態の変化が示されている。この技術を用いた発情周期中，妊娠中，分娩後の子宮の検査によって診断精度が改善され，治療選択が広げられる可能性がある[4]。この子宮に対する超音波診断法の付加的価値は論証中である。いくつかの専門的文献や研究がその診断的価値に言及しているだけであるが，それにもかかわらず近い将来にカラードプラが有用になると考えている進歩的な臨床家にとっては価値あるツールである[4,5,23,24]。

乳牛の繁殖同期化プログラムにおける超音波使用

乳牛の繁殖管理は同期化プロトコルによって著しく変化した。著者らは超音波を使用することによって同期化プログラム成績が改善されたと考えている。その理由には，超音波によって授精前や授精時の子宮問題や無排卵牛の比率が分かるようになり，間接的に牛群レベルで泌乳初期の栄養バランスを評価するようになったこと，黄体の有無によって合理的な同期化プロトコルが行えるようになったこと，不受胎牛を効率的に発情回帰させるために早期妊娠診断を行うようになったこと，などが挙げられる[4]。

要約

超音波はすべての獣医師と生産者が容易に使用できる経済的価値の高いツールである。超音波で妊娠，非妊娠を早期に判別することで，迅速に非妊娠牛を授精群に戻すことができる。卵巣構造を正確に把握することはとくに同期化プロトコルにおいて重要である。なかでも乳牛のように胚死や胎子死が高い場合には超音波で生存を確かめられることは重要である。超音波によって双子妊娠が分かることで生産者は牛を効率的に管理することができる。子宮の病的状態を直腸検査で評価するのは常に難しいが，超音波はより感度の高い診断ツールである。かつて遺伝的価値の高い牛の販売時にだけ役立つと考えられていた胎子の雌雄鑑別でさえ，酪農場の淘汰決定要素として有用であることが確かめられている。生殖器の超音波検査は乳牛群の管理（たとえば栄養，淘汰，牛の販売ビジネス，繁殖）を支援し，他の部位の超音波検査を始める"きっかけ"にもなる。

引用文献

1) DesCôteaux L, Buczinski S. Examen échographique de l'appareil reproducteur et de la glande mammaire[Ultrasonographic examination of the reproductive tract and mammary gland]. In: Buczinski S, DesCôteaux L, editors. *Échographie des bovins[Bovine ultrasonography]*. Paris: Les Éditions du Point V ét érinaire; 2009. p. 109-119 [in French].
2) DesCôteaux L, Fetrow J. Does it pay to use an ultrasound machine for early pregnancy diagnosis in dairy cows? In: *Proceedings of the Annual Convention of the American Association of Bovine Practitioners*. Spokane (WA); 1998. p. 172-174.
3) Oltenacu PA, Ferguson JD, Lednor AJ. Economic evaluation of pregnancy diagnosis in dairy cattle: a decision analysis approach. *J Dairy Sci* 1990; 73: 2826-2831.
4) DesCôteaux L, Gnemmi G, Colloton J. *Practical atlas of ruminant and camelid reproduction ultrasonography*. Ames(IA): Wiley-Blackwell; 2010.
5) Miyamoto A, Shirasuna K, Hayashi KG, et al. A potential use of color ultrasound as a tool for reproductive management: new observations using color ultrasound scanning that were not possible with imaging only in black and white. *J Reprod Dev* 2006; 52: 153-160.
6) Kito S, Okuda K, Miyazawa K, et al. Study on the appearance of the cavity in the corpus luteum of cows by using ultrasonic scanning. *Theriogenology* 1986; 25: 325-333.
7) Pierson RA, Ginther OJ. Ultrasonic imaging of the ovaries and uterus in cattle. *Theriogenology* 1988; 29: 21-37.
8) Kastelic JP, Pierson RA, Ginther OJ. Ultrasonic morphology of corpora lutea and central luteal cavities during the estrous cycle and early pregnancy in heifers. *Theriogenology* 1990; 34: 487-498.
9) Opsomer G, Grohn YT, Hertl J, et al. Risk factors for post partum ovarian dysfunction in high producing dairy cows in Belgium: a field study. *Theriogenology* 2000; 53: 841-857.
10) Walsh RB, LeBlanc SJ, Duffield TD, et al. Synchronization of estrus and preg-nancy risk in anestrous dairy cows after treatment with a progesterone-releasing intravaginal device. *J Dairy Sci* 2007; 90: 1139-1148.
11) Bonafos LD, Kot K, Ginther OJ. Physical characteristics of the uterus during the bovine estrous cycle and early pregnancy. *Theriogenology* 1995; 43: 713-721.
12) Pierson RA, Ginther OJ. Ultrasonographic appearance of the bovine uterus during the estrous cycle. *J Am Vet Med Assoc* 1987; 190: 995-1001.
13) Carriére PD, DesCôteaux L, Durocher J. *Ultrasonography of the reproductive system of the cow*. Faculte de medecine veterinaire, Universite de Montreal. St. -Hyacinthe, Quebec, Canada: 2005. [CD-ROM audio-video-3D interactive learning environment and multilingual]. http://www.medvet.umontreal.ca/litiem/ produits_fr.htm.
14) Sheldon M, Lewis GS, LeBlanc S, et al. Defining postpartum uterine disease in cattle. *Theriogenology* 2006; 65(8): 1516-1530.
15) Barlund CS, Carruthers TD, Waldner CL, et al. A comparison of diagnostic techniques for postpartum endometritis in dairy cattle. *Theriogenology* 2008; 69(6): 714-723.
16) Kastelic JP, Curran S, Pierson RA, et al. Ultrasonic evaluation of the bovine conceptus. *Theriogenology* 1998; 29: 39-54.
17) Ginther OJ. *Ultrasonic imaging and animal reproduction: cattle*. Wisconsin: Equiservices Publishing; 1998. p. 134-143.
18) Van Saun RJ. Comparison of pre-and postpartum performance of Holstein dairy cows having either a single or twin pregnancy. In: *Proceedings of the Annual Convention of the American Association of Bovine Practitioners*. British Columbia, Canada; 2001. p. 204.
19) Curran S. Fetal sex determination in cattle and horses by ultrasonography. *Theriogenology* 1992; 37: 17-21.
20) Stroud BK. Clinical applications of bovine reproductive ultrasonography. *Compendium Continuing Education Practicing Veterinarian* 1994; 16: 1085-1097.
21) Day JD, Weaver LD, Franti CF. Association of twin pregnancy diagnosis and parturition with days open, days pregnant at diagnosis, parity, and milk production in dairy cattle. *Bovine Practice* 1997; 31: 25-28.
22) Lopez-Gatius H, Hunter. Spontaneous reduction of advanced twin embryos: its occurrence and clinical relevance in dairy cattle. *Theriogenology* 2005; 63: 118-125.

23) Bollwein H, Meyer HH, Maierl J, et al. Transrectal Doppler sonography of uterine blood flow. *Theriogenology* 2000; 53: 1541–1552.
24) Acosta TJ, Hayashi KG, Ohtani M, et al. Local changes in blood flow within the preovulatory follicle wall and early corpus luteum in cows. *Reproduction* 2003; 125: 759–767.

第10章 妊娠後期牛の超音波画像評価

Sébastien Buczinski, Dr Vét, DÉS, MSc

> ▶ *Keywords*
> ・胎子の健康 ・超音波画像 ・妊娠後期 ・高リスク妊娠 ・クローン妊娠

　長年に渡って，牛の生産目標は1年1産のままである。これは酪農場の乳生産や更新用雌牛においては正しい[1]。繁殖効率もまた1年間の成牛当たりの離乳子牛数に基づいている[2]。一方では，受精卵やクローン技術などの生殖補助技術が遺伝選択の新しいテクノロジーとして発展してきている[3]。しかしこれらの技術は高価で，とりわけクローンは妊娠期を通じて多くの合併症や損失を伴う[4]。馬においては妊娠中に先天異常を診断することは妊娠喪失を予期したり，リスクの高い妊娠を扱ったりするための有用な手段である[5]。高リスク妊娠という用語は母牛や胎子の疾病または付属器の異常によって子宮内および子宮外の生存が危うくなるような妊娠に対して用いられる[4]。

　腹部からの超音波像は補助ツールとして家畜の胎子と子宮付属器を評価するために広く用いられるようになり[5〜8]，人の妊娠ではさらに広く研究されている[9,10]。牛の妊娠に利用可能な情報は人の産科学ほど発達していないが，胎子や子宮付属器の超音波による評価によって興味ある情報が得られている。牛への超音波の適用は母牛の疾病によって妊娠が危うい例やクローンによる妊娠例などのいずれも高リスク妊娠において役立つ[4]。他の種と同様に，胎子に対する超音波検査の主要な目的は，胎子の発育遅延または異常[9]，胎子のバイオフィジカルプロファイルの変化，最終的には先天異常を検出することである[11]。

Clinique Ambulatoire Bovine/Bovine Ambulatory Clinic, Département des Sciences Cliniques, Faculté de Médecine Vétérinaire, Université de Montréal, CP 5000, Saint-Hyacinthe, QC, Canada J2S 7C6
E-mail address: s.buczinski@umontreal.ca

胎子および子宮付属器評価のための腹部超音波像の理論的基礎

　様々な母牛の疾病または胎盤の異常は胎子に悪影響を与える[12]。これらの相互作用を広く吟味することは本章の範囲を超えるが，重要なことは腹部超音波による妊娠評価は胎子母体単位の多くの相互作用に依存するということである。一般的な異常は子宮胎盤灌流障害および胎子へ配分される酸素と栄養の減少である[13]。これらの過程は胎子の発達と成長に影響し，その健康を損なう[5, 6, 9, 13]。胎盤の機能不全は子宮内での成長を妨げ，心脈管系と中枢神経系に悪影響を及ぼす[14]。胎子の低酸素症には多くの影響がある。急性の低酸素症（母牛の出血，呼吸窮迫，ショックで起こる）は羊胎子の胎動と胎子心拍数（FHR）の減少をもたらす[15]。低酸素状態が12時間以上続くと羊胎子の心拍数は正常に戻り，次にカテコラミン分泌が増加するため正常な胎子より心拍数が増加する[15]。しかしFHRの増加がないか，増加割合が軽微な例においてもFHRの変動は非常に大きな影響を受けている[15]。胎動様式は低酸素障害直後に正常に復するので，慢性的な低酸素状態によって胎動も影響を受ける。もし低酸素状態が持続したり，胎子の酸血症が付随したりすると胎動の減少が続く[16]。

　胎盤と子宮液の超音波像は妊娠中の状態によって様々な影響を受ける[17～19]。したがって胎盤節および子宮液と羊膜の検査は，とくに胎盤の数，形態，大きさ，外観に異常がみられるクローン妊娠の場合[20]などでは子宮胎盤装置[4, 19, 20]の評価にとりわけ有益である。比較医学による多くの情報は胎子の健康評価に有用であるが，現在のところ牛の臨床家が実際の臨床で用いることはほとんどない。しかしながら，他の種や牛で行われた研究からは妊娠後期の超音波は臨床家に有用な情報を提供することが示されている。

牛の妊娠後期の腹部超音波像

　妊娠後期の受胎産物の超音波検査は母牛の頭部だけを繋留した起立位で行う[19]。検査（約30分間を要する）は通常右側下腰部に位置している胎子の存在部分を確認するため腹部を振盪して受胎産物を触知することから始める。右側腹部の腹側部分を尾側は乳房から頭側の乳静脈終末部までの毛を刈る。この刈毛部は，右側では膝の背側 15 cm の水平線，左側では白線まで広げる（**図 10-1**）。もし受胎産物のよりよい画像を得るために必要であれば，さらに広げてもよい。画質をよくするために皮膚に水と超音波ジェルを適用する。母牛の腹部と胎子の大きさによっては深部の走査のために低周波数（5 MHz 未満）プローブが必要となる[6, 18, 19]。高周波数プローブ（5 MHz）は胎盤節と子宮液の評価に用いる[20]。しかし 5 MHz の超音波は深部まで到達しないので常に胎子を観察することは難しい。

胎盤および子宮液の評価

　これらの評価ではまず胎子と胎盤構造を検出することから始める。大抵の場合，胎盤節

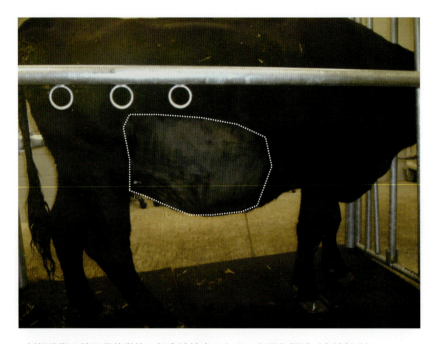

図 10-1　妊娠後期の胎子母体単位の超音波検査のために必要な領域（点線部分）．
腹部の振盪によって胎子位置を確認したあと，乳房から頭側の剣状突起，また膁部中央までを毛刈りし，検査中に必要であればさらに広げる．

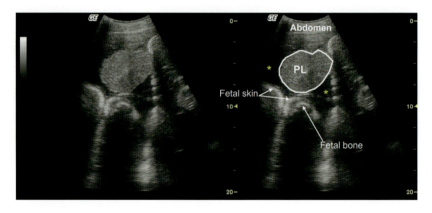

図 10-2　妊娠後期牛の胎盤節（PL）の超音波像．
胎盤節はエコー源性の卵形構造物で，尿膜液（＊）に囲まれている．古典的には胎盤節の中心部は周辺よりも一般的にエコー源性である．胎盤節は鶏卵大のサイズを有する．胎子の皮膚もエコー源性の線として観察される．胎子の骨は線状高エコーで音響陰影を伴って描出される．
Abdomen：腹部, Fetal skin：胎子の皮膚, Fetal bone：胎子の骨.

は鶏卵大でエコー源性の卵形から楕円形の構造なので容易に確認できる（**図 10-2**）[20]．胎盤節は子宮壁上に分布し，無〜低エコー性の子宮液に囲まれて容易に観察できる（**図 10-2，図 10-3** 参照）．羊水は低エコー性にみえ，様々な量の粒子を含んでいる（**図 10-3** 参照）[19, 21]．尿膜液は牛の妊娠で最も重要な子宮液である．尿膜液のエコー源性は羊

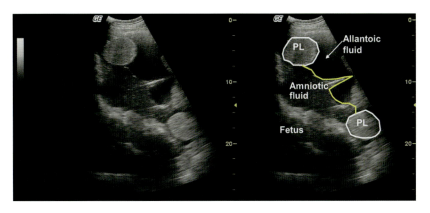

図10-3 妊娠後期（8カ月）の子宮液の超音波像．
尿膜と羊膜の両方の液がみられる．羊水のエコー源性は尿膜液より高い．羊水にはエコー源性の小粒子が含まれていることが尿膜液と異なる．尿膜液は血液や尿と同様に無エコー性である．羊水と羊膜液はエコー源性の薄い羊膜（黄色線）で隔てられている．2つの胎盤（PL）がみられる．
Allantoic fluid：尿膜液，Amniotic fluid：羊水，Fetus：胎子．

水より低いのですぐに確認でき，無エコー媒体ともなる。尿膜液のエコー源性は妊娠中に徐々に増加する[20,21]。これらの子宮液はエコー性の薄い膜である羊膜で隔てられている（**図10-3参照**）。他の種では最深部にある胎水は子宮液検査のツールとして関心がもたれている[4,22]。羊水量の減少は羊水過少症と診断され，人では胎児の喪失と関連する[22]。牛における最深部子宮液測定の主要な適応症は子宮液の水症である[5,19]。牛の妊娠最終月の子宮液の最深部は3.5 MHzプローブで観察すると20 cmより深く，腹部からの走査で常に胎子の一部を描出できる[19]。

胎子の評価

次に胎子を超音波で観察することによって別の情報を収集することができる。牛の胎子は大きいので低周波数プローブを用いても人[22]や羊[4]のように胎子全体を観察することはできない。したがって特定の部分を評価するのに限られる。胎子の胸部は心拍動によって認識される（**図10-4**）。胸部の縦断面では骨または軟部組織による肋骨の多重反射がみられる（**図10-5**）。また低エコーの肺実質もみられる。したがって胎子の心拍数は目視で，あるいはMモードまたはパルス波ドプラが可能なら自動的に測定できる（**図10-6**）。過去の研究では妊娠最終数日間のFHRの変動が大きいことが分かっている。牛の平均FHRは出生3週前の114拍/分〜妊娠最後の2週間の109拍/分まで幅がある[23]。妊娠最後の2週間のFHRの変動は90〜125拍/分の間である[24]。しかし妊娠最後の2週間に問題がなければ重度の頻脈（180拍/分を超える）になることはめったにない[25]。ドプラやコンピュータ曲線によるFHRの持続モニターはFHR変動の検出に有用であり，胎子の重要な健康指標である[9,15,16]。しかしFHRの持続モニターおよびコンピュータ解析は

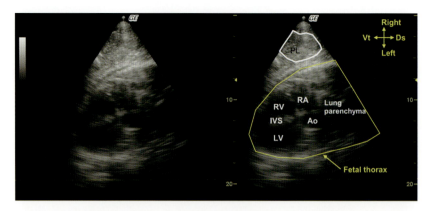

図 10-4　胎子の胸部を識別したあと，胎子の心臓を描出することができる．
胎子心拍数は 15 秒間の心拍動を目視によって数えることで計測できる．心室中隔（IVS）で隔てられた右側心室（RV）と左側心室（LV）が観察される．大動脈（Ao）と右心房（RA）もみとめられる．胎子と腹壁間に胎盤（PL）が 1 つ挟まれて存在する．
Ds：背側，Vt：腹側，Fetal thorax：胎子の胸部，Lung parenchyma：肺実質．

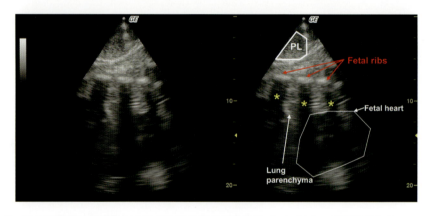

図 10-5　胎子の胸部は縦断像における胎子肋骨の多重反射（＊）によって認識される．
胎子肋骨の横断面は等間隔の高エコー線が特徴で，超音波は骨表面より深部に到達しないのでエコー線の後方には陰影ができる．低エコー性の肺実質とともに拍動している胎子の心臓が観察される．
PL：胎盤，Fetal ribs：胎子の肋骨，Fetal heart：胎子の心臓，Lung parenchyma：肺実質．

健康なホルスタイン乳牛にのみ実施されており，時間当たりの FHR の平均増加数は妊娠最後の 3 週間では比較的一定である（4.5〜5 拍/時間）[23]．将来的に障害の起きた妊娠における FHR の変動パターンが臨床応用される以前に研究される必要がある．

　胎動または胎子活動もまた人の胎児[22]と馬の胎子[6,18]ではバイオフィジカルプロファイルの重要な部分である．胎子活動は中枢神経機能の興味深い徴候である[5]．妊娠中の胎動は中枢神経系の成熟とともに進行性に複雑になる[26,27]．胎子が大きいと胎動をはっきりと観察できないことが問題となる．したがって，ほとんどの時間で胎動のタイプや複雑性を知ることができない．これらの理由から Reef ら[6]による胎子の活動スケールは牛の胎動を記述する実際的方法である[28]．簡単にいえば，著者は胎動のある時間を 0〜4 のスケー

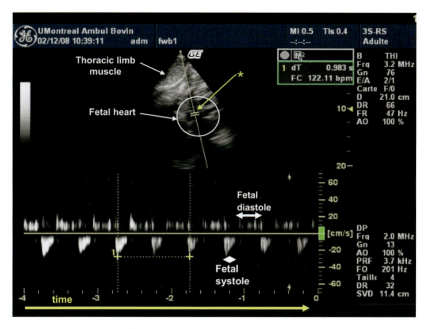

図 10-6　パルス波ドプラによる胎子心拍数の測定.
超音波パルスを胎子の心臓におくと，ビームパス上の容量サンプル（＊）が観察される．FHR は 3 心拍（正弦曲線の 3 カ所の相同点）の距離によって測定する．この例では FHR（FC）は 122 拍／分と算出された．Thoracic limb muscle：前肢帯筋，Fetal heart：胎子の心臓，Fetal diastole：胎子心臓の拡張期，Fetal systole：胎子心臓の収縮期，Time：時間.

ルに区分している。スコア 0 は 30 分間の検査時間に胎動がまったくないものをいう。スコア 1 は検査時間の 33％，スコア 2 は 33 ～ 66％，スコア 3 は 66％を超えて胎動のあるものをいう。検査時間中，常に胎動があるものをスコア 4 とする。健康な胎子のほとんどは総検査時間の 66％未満に胎動がある[29]。また検査時間中の不活動は健康胎子ではみとめられていないが[29]，障害の起きた胎子で報告されている[28,29]。しかしながら健康な牛胎子の記述はないものの，人の健康な胎児ではその不活動またスリーピング期は一般的にみられる所見であり[3,10]，健康な馬胎子ではまれな所見であるとされている[30]。

　胎子の超音波像は胎子の発育異常を予期するのに有用かもしれない。残念なことに他の種で用いられたり，あるいは妊娠初期の牛胎子の頭大横径，大腿骨長，腹囲の測定に用いられたりした超音波指標は胎子の大きさ，胎子の位置，骨サイズであり，牛胎子の発育異常予期には信頼できるものではない[4]。馬胎子の発育評価に使用されている胎子胸部大動脈直径[5,6]は牛においても妊娠中に増加することが分かっている（**図 10-7**）[31]。この指標は分娩時体重と相関があり，分娩前 10 日間での胎子胸部大動脈直径値（Ao）と分娩時体重（BW）との関係は，BW = 1.88 Ao − 0.667（相関係数 [R] = 0.062）で表される（Buczinski ら，未公表データ，2008）。最終的には中手および中足の横断幅の指標によって胎子が大きく難産の危険が高いことを予期できることが確証されている[32,33]。この測定に関する問

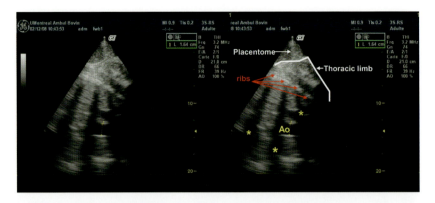

図 10-7　胎子の大動脈はその動脈壁および心周期の収縮期と拡張期に伴うサイズ変化によって識別される．
胸部大動脈直径（Ao はここでは 1.64 cm）は胎子成長を評価する興味深いツールである．胎子肋骨は多重反射（＊）によって容易に識別される．胎子前肢の横断像も観察される．
Placentome：胎盤節，Thoracic limb：前肢，ribs：肋骨．

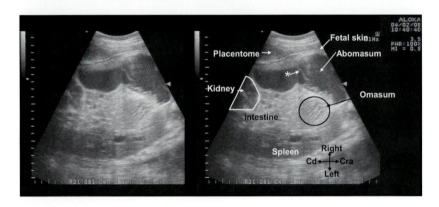

図 10-8　胎子臓器の評価にも超音波は有用である．
この画像では主要な腹部臓器が描出されている．胎子の第四胃は低エコー性羊水で満たされており，エコー性の第四胃襞（＊）の存在によって容易に識別される．第三胃葉は細いエコー性の線として観察される．
Cd：尾側，Cra：頭側，Placentome：胎盤節，Kidney：腎臓，Intestine：腸，Spleen：脾臓，Fetal skin：胎子皮膚，Abomasum：第四胃，Omasum：第三胃．

題は，これが経直腸的超音波検査によって胎子を触知でき，存在が確認できる場合にのみ行えることである[32,33]．したがって，この手技は分娩異常が予期される妊娠の最終週にだけ有用であるといえる[32,33]．

　胎子の超音波画像は胎子の臓器の評価にも有益である．腹部臓器は操作者が慣れていれば容易に識別できる（図 10-8）．しかし胎子の位置によって系統的評価が困難なこともある．馬胎子の胃の大きさは妊娠の進行とともに増大し，胎子の神経系の発達の間接的評価となる嚥下運動と関連する[5]．現在までのところ，胎子臓器の超音波画像は先天異常の診断に関心が向いており，興味は持たれているものの胎子の発育や健康の評価には用いられていない．

子宮胎盤装置の血流評価

　子宮胎盤の灌流は胎子の発達の鍵となる因子なので，超音波ドプラによる非侵襲的な子宮灌流の評価が牛においても記述されている[34]。牛の妊娠期間中の子宮動脈は超音波ドプラでモニターされている[35, 36]。子宮の血流量は妊娠30日と比べて17倍増加する[35]。妊娠子宮角と同側の子宮動脈血流は分娩時体重と相関があるが，相関は高くない（R＝0.34）[35]。血管抵抗は妊娠8カ月まで減少し，その後は分娩まで比較的一定である[36]。この指標は分娩時体重と負の相関がある（R＝－0.45）[35]。残念ながら，高リスク妊娠やクローン妊娠において子宮動脈のドプラ検査が有用かどうか利用できる研究はない。

　胎子血流のドプラ検査ではドプラ波パターンの測定に興味が持たれている[37]。人の胎児血流のドプラシグナルは胎児の貧血，子宮内成長障害，胎盤機能不全によって影響を受ける[37]。しかしこれらの所見の牛への実際的適用は小型反芻獣と異なって胎子の大きさと位置のために限界がある[38]。

妊娠後期の超音波評価時の異常所見

　妊娠後期の牛胎子評価の主要な関心事は高リスク妊娠の管理である。高リスク妊娠では妊娠を持続させることが帝王切開を行うよりよいかの判断が難しいために，野外または入院時の臨床的課題であることは変わっていない。牛で観察される高リスク妊娠には2種類ある。第一のカテゴリーは母牛または胎子の疾病により障害を受けた妊娠である[32, 39, 40]。このタイプの妊娠は牛の臨床で最もよく遭遇する。第二のタイプの高リスク妊娠はクローンの妊娠である。クローン作成過程は妊娠全期間中および新生子期の死亡と関連している[4, 31, 41]。

母牛または胎子疾病による高リスク妊娠時の胎子の健康評価

　妊娠に影響する母牛の疾病は数多く存在する[42]。しかし牛[4, 29]では馬[5, 6, 43, 44]に比べてこの関連性に関してあまり興味はもたれていない。重度の炎症過程，貧血，低血量性または敗血性ショック，中毒症などの母牛の疾病はすべて妊娠に悪影響を与える可能性がある[4, 29]。10頭の高リスク妊娠牛の予備的研究では腹部超音波所見は胎子死亡の診断に有用であることが示されている[29]。胎子心拍が存在しないことは胎子の死亡を示す明確な徴候である[21, 29]。検査時間中（30分）に胎子の活動がずっとある場合，およびずっとない場合は予後の悪い可能性があるのでモニターするべきである[28, 29]。これらの所見を確かめるには連続的な超音波検査が必要になるかもしれない[30]。健康な子馬では過剰活動やスリーピング期はめったにみられないからである[30]。FHRの定時的な超音波評価は胎子の障害の診断にはよいツールではないようである[29]。残念ながら胎子障害の例におけるFHRの変動に関するデータはない。子宮液内にエコー性の粒子が大量にみられることも胎子の障害または死亡の徴候である[21, 29]。

牛の妊娠中胎子に複数の異常があることもある[45,46]。しかし，出生前の胎子異常の診断は早期の超音波診断に限られる[47]。超音波検査で検出される胎子の先天異常は胎子の全身水腫などである[28]。しかし，胎子の位置によっては胎子異常があっても診断できない場合もある[39]。

クローン妊娠胎子の健康評価

動物のクローン作成は牛の究極の繁殖支援技術である[4]。牛のクローンは多くの点に興味がもたれているが，体細胞からのクローン作成では妊娠中や出生直後に死亡が多発することが主要な問題である[4,41,49,50]。死亡のほとんどは妊娠初期に起こるが，この後にも起こり得る。このようなことは感染性病原体が存在しない牛の正常な妊娠ではまれにしかみられないことである[31]。クローン妊娠は全妊娠期間で高リスク妊娠と考えられる[4,31,50]。さらにクローン子牛は複数の先天異常または尿膜水腫のような子宮付属器の異常に罹患する可能性がある[41,51,52]。これらの理由から，腹部超音波検査は障害の起きた妊娠を診断して胎子を適切に管理するために有用である。

他のタイプの妊娠と同じように，胎子心拍の非存在は胎子死亡の症状である[28]。胎子の不活動または過剰活動もまた胎子死亡と矛盾しない臨床症状である[28,29]。しかしながら胎子の活動が感度と特異度の高い胎子死の症状であると評価するには症例数が不十分である[40]。

胎子の異常な成長パターンもクローン妊娠の問題と認識されている[4,31]。これらの問題は胎盤肥大，胎盤節の減少などの様々な胎盤異常，および巨大胎子と関連する[52,53]。近年では巨大胎盤，巨大子，異常子症候群などと呼ばれている[4,52,53]。中手または中足幅および胸部大動脈直径は難産リスクの高い過大子牛の診断に有用なはずである[32,33]。

臨床的に尿膜水腫が疑われる症例で，胎子の死亡と関連する場合においても超音波所見は有用である[31]。これらの例では尿膜液の増量のために胎子の腹部と胸部を画像化することは常に不可能である[31,40,52]。

胎盤節の異常（**図10-9**）または羊膜の肥厚などの例では他の異常もみとめられる[19,28,40,52]。クローン妊娠後期にみられるその他の超音波異常所見は胎盤節が小さい（長さ1 cm未満）ことであるが，これらは比較対照の妊娠ではみられなかった[20]。最近のクローン妊娠と正常妊娠の胎盤形成を比較した形態分析では，クローン妊娠は正常妊娠と異なって直径11 cmを超える胎盤節がしばしばみられることが示されている[54]。同じ研究では，どのクローン妊娠にも正常妊娠にみられない副胎盤（直径1 cm未満）が存在していた。しかし胎盤節の大きさや数が異常子症候群や胎子の死亡を疑う確かな指標であるとする超音波画像研究はない。胎盤構造の肉眼的異常が一貫して胎子の障害と関連するものではないことは理解しておくべきである[55]。したがって，胎子の死亡が疑われる場合には胎子を評価することも必要となる。

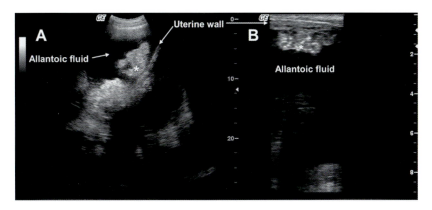

図 10-9　クローン妊娠 7 カ月の尿膜水腫の異常胎盤節.
胎盤節（＊）は不規則，凸凹の構造である（A）．他の胎盤節のエコー源性も正常とは異なっている．正常な胎盤節のエコー源性とは異なる高エコー性および低エコー性の病巣が観察される（B）．(Buczinski S. Echographie des Bovins, Les Editions du Point Veterinaire. France : Wolter-Kluwer ; 2009. p.161-168 から改変)
Uterine wall：子宮壁，Allantoic fluid：尿膜液.

要約

　牛の解剖と超音波像をよく理解すると腹部超音波検査によって胎子母体単位の適切な情報を得ることができる．牛の高リスク妊娠を管理するための超音波の使用に関するデータは限られているものの，胎膜水腫や胎子の死亡については容易に疑うことができる．妊娠末期の胎子の胸部大動脈の測定は出生時体重を予測する興味深いツールである．胎子と子宮付属器の超音波検査の解釈には人の産科と同じように十分な注意が必要であり[56]，同様の超音波所見が繰り返し観察されることが必要である．牛の複雑な母体胎子間の相互作用の超音波像を理解するためにはさらなる研究が必要である．

引用文献

1) Olynk NJ, Wolf CA. Economic analysis of reproductive management strategies on US commercial dairy farms. *J Dairy Sci* 2008; 91(10): 4082-4091.
2) Dargatz DA, Dewell GA, Mortimer RG. Calving and calving management of beef cows and heifers in cow-calf operations in the United States. *Theriogenology* 2004; 61(6): 997-1007.
3) Vajta G, Gjerris M. Science and technology of farm animal cloning: state of the art. *Anim Reprod Sci* 2006; 92(3-4): 211-230.
4) Buczinski S, Fecteau G, Lefebvre RC, et al. Fetal well-being assessment in bovine near-term gestations: current knowledge and future perspectives arising from comparative medicine. *Can Vet J* 2007; 48(2): 178-183.
5) Bucca S. Diagnosis of the compromised equine pregnancy. *Vet Clin North Am Equine Pract* 2006; 22(3): 749-761.
6) Reef VB, Vaala WE, Worth LT, et al. Ultrasonographic assessment of fetal wellbeing during late gestation: development of an equine biophysical profile. *Equine Vet J* 1996; 28: 200-208.
7) England GC. Ultrasonographic assessment of the abnormal pregnancy. *Vet Clin North Am Small Anim Pract* 1998; 28(4): 849-868.

8) Ward VL, Estroff JA, Nguyen HT, et al. Fetal sheep development on ultrasound and magnetic resonance imaging: a standard for the in-utero assessment of models of congenital abnormalities. *Fetal Diagn Ther* 2006; 21(5): 444–457.
9) Lerner JP. Fetal growth and well-being. *Obstet Gynecol Clin North Am* 2004; 31(1): 159–176.
10) Devoe LD. Antenatal fetal assessment: contraction stress test, nonstress test, vibroacoustic stimulation, amniotic fluid volume, biophysical profile, and modified biophysical profile-an overview. *Semin Perinatol* 2008; 32(4): 247–252.
11) Woodward PJ, Kennedy A, Sohaey R, et al. *Diagnostic imaging: obstetrics*. SaltLake City(UT): Amirsys; 2005.
12) Smith GC, Fretts RC. Stillbirth. *Lancet* 2007; 370(9600): 1715–1725.
13) Cetin I, Boito S, Radelli T. Evaluation of fetal growth and fetal well-being. *Semin Ultrasound CT MR* 2008; 29(2): 136–146.
14) Barry JS, Rozance PJ, Anthony RV. An animal model of placental insufficiencyintrauterine growth restriction. *Semin Perinatol* 2008; 32(3): 225–230.
15) Bocking AD. Assessment of fetal heart rate and fetal movements in detecting oxygen deprivation in-utero. *Eur J Obstet Gynecol Reprod Biol* 2003; 110(1): S108–112.
16) Richardson BS, Bocking AD. Metabolic and circulatory adaptations to chronic hypoxia in the fetus. *Comp Biochem Physiol* 1998; 119(3): 717–723.
17) Abramowicz JS, Sheiner E. Ultrasound of the placenta: a systematic approach. Part I: imaging. *Placenta* 2008; 29(3): 225–240.
18) Reef VB. Late term pregnancy monitoring. In: Samper JC, Pycock JF, McKinnon AO, editors. *Current therapy in equine reproduction*. St-Louis(MO): Saunders Elsevier; 2007. p. 410–416.
19) Buczinski S. Examen echographique du fœtus et de ses annexes dans le troisiéme tiers de gestation [Ultrasonography of the fetus and its adnexa in the last trimester of pregnancy]. In: Buczinski S, editor. *Echographie des Bovins*[*Bovine ultrasonography*]. Point Veterinaire-Wolter-Kluwer; 2009. p. 161–168 [in French].
20) Kohan-Gadr HR, Lefebvre RC, Fecteau G, et al. Ultrasonographic and histological characterization of the placenta of somatic nuclear transfer-derived pregnancies in dairy cattle. *Theriogenology* 2008; 69(2): 218–230.
21) Jonker FH. Fetal death: comparative aspect in large domestic animals. *Anim Reprod Sci* 2004; 82–3: 415–430.
22) Manning FA. Fetal biophysical profile. *Obstet Gynecol Clin North Am* 1999; 26(4): 557–577.
23) Breukelman S, Mulder EJH, Van Oord R, et al. Continuous fetal heart rate monitoring during late gestation in cattle by means of Doppler ultrasonography: reference values obtained by computer-assisted analysis. *Theriogenology* 2006; 65(3): 486–498.
24) Jonker FH, Van Oord HA, Van Geijn HP, et al. Feasability of continuous recording of fetal heart rate in the near term bovine fetus by means of transabdominal Doppler. *Vet Q* 1994; 16(3): 165–168.
25) Jonker FH, Van Oord HA, Van der Weijden GC, et al. Fetal heart rate patterns and the influence of myometral activity during the last month of gestation in cows. *Am J Vet Res* 1993; 54(1): 158–163.
26) Romanini C, Rizzo G. Fetal behaviour in normal and compromised fetuses. An overview. *Early Hum Dev* 1995; 43(2): 117–131.
27) De Vries JI, Fong BF. Normal fetal motility: an overview. *Ultrasound Obstet Gynecol* 2006; 27(6): 701–711.
28) Buczinski S, Fecteau G, Comeau G, et al. Fetal well-being assessment, neonatal and postpartum findings of cloned pregnancies in cattle: a preliminary study on 10 fetuses and calves. *Can Vet J* 2009; 50(3): 261–269.
29) Buczinski S, Fecteau G, Lefebvre RC, et al. Ultrasonographic assessment of bovine fetal wellbeing during late pregnancy in normal, compromised and cloned pregnancies. In: 24th ACVIM forum, Louisville, *J Vet Int Med* 2006; 20(3): 722–723.
30) Reimer JM. Use of transcutaneous ultrasonography in complicated latter-middle to late gestation pregnancies in the mare: the 122 cases. *In Proc Am Assoc Equine Pract* 1997; 43: 159–161.
31) Heyman Y, Chavatte-Palmer P, LeBourhis D, et al. Frequency and occurrence of late-gestation losses from cattle cloned embryos. *Biol Reprod* 2002; 66(1): 6–13.
32) Takahashi M, Ueki A, Kawhata K, et al. Relationships between the width of the metacarpus or metatarsus and the birth weight in Holstein calves. *J Reprod Dev* 2001; 47: 105–108.
33) Takahashi M, Goto T, Tsuchiya H, et al. Ultrasonography monitoring of nuclear transferred fetal weight during the final stage of gestation in Holstein cows. *J Vet Med Sci* 2005; 67(8): 807–811.

34) Bollwein H, Meyer HHD, Maierl J, et al. Transrectal sonography of uterine blood flow in cows during the estrous phase. *Theriogenology* 2000; 53(8): 1541–1552.

35) Panarace M, Garnil C, Marfil M, et al. Transrectal Doppler ultrasonography for evaluation of uterine blood flow throughout the pregnancy in 13 cows. *Theriogenology* 2006; 66(9): 2113–2119.

36) Bollwein H, Baumgartner U, Stolla R. Transrectal Doppler sonography of uterine blood flow in cows during pregnancy. *Theriogenology* 2002; 57(8): 2053–2061.

37) Mari G, Hanif F. Fetal Doppler: umbilical artery, middle cerebral artery and venous system. *Semin Perinatol* 2008; 32(4): 253–257.

38) Galan HL, Anthony RV, Rigano S, et al. Fetal hypertension and abnormal Doppler velocimetry in an ovine model of intrauterine growth restriction. *Am J Obstet Gynecol* 2005; 192(1): 272–279.

39) Buczinski S, Belanger AM, Fecteau G, et al. Prolonged gestation in two Holstein cows: transabdominal ultrasonographic findings in late pregnancy and pathologic findings in the fetuses. *J Vet Med A Physiol Pathol Clin Med* 2007; 54: 624–626.

40) Buczinski S. Fetal well-being in late pregnancy (normal gestation, compromised and cloned pregnancies). In: DesCôteaux L, Gnemmi G, Colloton J. Editors. *Practical atlas of ruminant and camelid reproduction ultrasonography*. Ames, Iowa: Wiley-Blackwell; (in press).

41) Fecteau ME, Palmer JE, Wilkins PA. Neonatal care of high-risk cloned and trans-genic calves. *Vet Clin North Am Food Anim Pract* 2005; 21(3): 637–653.

42) Creasy RK, Resnik R, Iams J, et al, editors. *Creasy and Resnik's maternal-fetal medicine: principles and practice*. 6th edition. Saunders Philadelphia: Elsevier; 2009. p. 1282.

43) LeBlanc MM. Identification and treatment of the compromised equine fetus: a clinical perspective. *Equine Vet J Suppl* 1997; 24: 100–103.

44) Vaala WE, Sertich PL. Management strategies for mares at risk of periparturient complications. *Vet Clin North Am Equine Pract* 1994; 10(1): 237–265.

45) Leipold HW, Huston K, Dennis SM. Bovine congenital defects. *Adv Vet Sci Comp Med* 1983; 27: 197–271.

46) Whitlock BK, Kaiser L, Maxwell HS. Heritable bovine fetal abnormalities. *Theriogenology* 2008; 70(3): 535–549.

47) Ginther OJ. Fetal anomalies. In: Ginther OJ, editor. *Ultrasonic imaging and animal reproduction: cattle*. Cross Plains (WI): Equiservices Publishing; 1998. p. 219–228.

48) Faber DC, Ferre LB, Metzger J, et al. Agro-economic impact of cloning. *Cloning Stem Cells* 2004; 6(2): 198–207.

49) Taverne MAM, Breukelman SP, Perenyi Z, et al. The monitoring of bovine pregnancies derived from transfer of in vitro produced embryos. *Reprod Nutr Dev* 2002; 42(6): 613–624.

50) Chavatte-Palmer P, Heyman Y, Renard JP. Clonage et physiopathologie de la gestation associee [Cloning and associated physiopathology of gestation]. *Gynecol Obstet Fertil* 2000; 28(9): 633–642 [in French].

51) Hill JR, Roussel AJ, Cibbelli JB, et al. Clinical and pathologic features of cloned transgenic calves and fetuses (13 cases studies). *Theriogenology* 1999; 51(8): 1451–1465.

52) Constant F, Guillomot M, Heyman Y, et al. Large offspring or large placenta syndrome? Morphometric analysis of late gestation bovine placentomes from somatic nuclear transfer pregnancies complicated by hydrallantois. *Biol Reprod* 2006; 75(1): 122–130.

53) Farin PW, Piedrahita JA, Farin CE. Errors in development of fetuses and placentas from in-vitro-produced bovine embryos. *Theriogenology* 2006; 65(1): 178–191.

54) Miglino MA, Pereira FTV, Visintin JA, et al. Placentation in cloned cattle: structure and microvascular architecture. *Theriogenology* 2007; 68(4): 604–617.

55) Hill JR, Edwards JF, Sawyer N, et al. Placental anomalies in a viable cloned calf. *Cloning* 2001; 3(2): 83–88.

56) Lalor JG, Fawole B, Alfirevic Z, et al. Biophysical profile for fetal assessment in high-risk pregnancies. *Cochrane Database Syst Rev* 2008; (1): CD000038.

第11章 | 雄牛生殖管の超音波画像：重要な獣医専門領域

Giovanni Gnemmi, DVM, PhD[a,*], **Réjean C. Lefebvre**, DMV, PhD[b]

▶ Keywords

- 雄牛の生殖管検査　● 超音波評価　● 精巣　● 精嚢炎

　集約的であれ，粗放的であれ乳牛，肉牛どちらの牧場でも繁殖管理は家畜生産における重要管理点である。この40年間，乳牛の繁殖成績は発情発見不良のために低下し続けてきた。繁殖効率の低下による損失は米国だけで年間10～20億ドルに及ぶ[1]。このような状況下で，農場者，獣医師，科学者は空胎による損失を減少させ，妊娠率を改善させることを目的とする一連の戦略（たとえば同期化プロトコル）を進めてきた。しかしながら，これらの戦略は雌の繁殖管理だけに傾倒してきた。牛産業の未来戦略において雄について考えることも参考になるはずである。

　人工授精産業にとって，費用と遺伝的改良，肉牛生産における雌雄比，気掛かりではあるが酪農場への種雄牛の再導入などの観点に立って雄牛の価値を考えれば，雄の生殖能を維持することは牛産業全体を成功に導く鍵であると考えないわけにはいかない。驚くことに雄の生殖能は牛群で繁殖成績が低下した場合に考えられる最終項目なのが普通である。雄の繁殖能が重要なことは疑いないにもかかわらず，繁殖健全性検査（BSE）として知られる生殖器系の臨床評価は滅多に行われない。繁殖期間の前後にもBSEが行われていない農場は日常的に見受けられる。人工授精センターでさえ思春期前後の種雄牛に超音波検査を実施することはない。

　繁殖健全性評価は高繁殖能の雄牛を不十分な繁殖能を有する雄牛と鑑別することができる信頼性の高い，効果的な臨床的方法である。この評価によって繁殖能の低い可能性がある雄牛を雌牛とともに放牧地に放す前に，あるいは精液販売を宣伝する前に淘汰することができる。BSEは繁殖能検査ではなく，種雄牛の繁殖能が潜在的に低いことを確かめる

---

[a] Bovinevet Studio Veterinario Associato, Via Cadolini 9, Fr. Cuzzago 28803, Premosello Chiovenda (VB), Italy
[b] Département des Sciences Cliniques, Faculté de Médecine Vétérinaire, Université de Montréal, 3200 Rue Sicotte, Saint-Hyacinthe, Québec J2S 2M2, Canada
* Corresponding author.
E-mail address: giovanni.gnemmi@bovinevet.com (G. Gnemmi).

系統的な臨床的アプローチ法である。ルーチンな BSE には主に精液性状，陰囊囲，精巣触診があるが，詳しい診断には他の技術もしばしば必要である。この補完技術に超音波がある。生検のような特殊検査技術に比べて超音波は非侵襲的で[2〜5]，種雄牛の繁殖能に危険を及ぼさない。また，雄の生殖器の異常と関連する組織変化の部位と性状を特定し，病的状態を示唆することで予後の確定に役立つ。BSE であろうと種雄牛不妊例の検査であろうと，リアルタイム超音波検査は雄の外および内生殖器疾患による生殖管異常の診断に非常に有用である。

　超音波のルーチン使用だろうが，補完技術としての使用であろうが，少なくとも BSE の一部の検査を常に先行して実施しておくべきである。精液は細心な評価を行うべきで，精液の量と質の変化を観察するべきである（無精子症，精子減少症，膿精液症，形態変化，低濃度，凍結後の低生存率）[4〜6]。生殖器（精巣，精巣上体，蔓状静脈叢，精囊，前立腺，精管，尿道球腺）の形態変化および説明のつかない疼痛があれば追加検査を必要とする。異常を早期かつ正確に診断すれば種雄牛が将来に繁殖能を喪失し，経済損失を被ってしまう可能性を減じる。

　本章では種雄牛の生殖管を評価する超音波画像の使用を概観し，その動向と将来の応用性について議論することを目的とする。

超音波装置

　今日の牛の臨床家の 15〜20％は超音波をルーチンに使用している[7]。携帯可能，頑丈で，バッテリー駆動（長寿命リチウムバッテリーを動力源とする），重量 850〜2,000 g，5〜7 インチ液晶ディスプレイ画面のものが農場使用に都合よく，ほとんどのものが野外環境に耐久性を有する。牛の臨床では，直検用にデザインされた 5.0〜7.5 MHz の B モードリアルタイムスキャナが用いられる。セクタ型トランスジューサーは円形の形状をしているため精巣の研究には不向きである[4〜6]。超音波装置は最も適切なトランスジューサーを選択することが重要である。それはトランスジューサーによって画像解像度と超音波の組織到達深度がともに決まるからである。ほとんどの場合，5.0〜7.5 MHz のリニア型トランスジューサーが推奨される[4〜6]。

超音波の使用法

　安全に検査できるように種雄牛は適切に保定する必要がある。攻撃的あるいは神経質な種雄牛には軽い鎮静処置（キシラジン 0.01〜0.02 mg/kg の静注）が必要なこともある。種雄牛をリラックスさせるために身体検査や生殖器の検査をする前に精液採取した方がよい牛も存在する[4〜6]。

外部検査

　種雄牛とその精巣の評価は直腸検査時と同じように牛を落ち着かせ，十分用心して，牛の後方から接近する．後方からのアプローチではトランスジューサーは静かにゆっくりと連続的に精巣の表面に直接適用する．よい画像を得るために高品質の超音波ジェルを十分用いる必要がある[4〜6]．プローブと皮膚の接触をよくするために皮膚をお湯（35〜40℃）で湿らせるとよい．

　トランスジューサーからの超音波放射域の外側で片手の親指で精巣を上方に押し上げ，もう一方の手で検査する精巣を陰嚢底に押し付ける．このように陰嚢壁を緊張させることでトランスジューサーと陰嚢を密着させることができる[4〜6]．トランスジューサーは精巣上体頭と尾の中間の精巣外面に長軸状に適用する．両方の精巣を別々に検査したあと，両方の精巣頭端の精索を掴み，陰嚢底に向けて押し下げる（**図 11-1**）．次にトランスジューサーを両方の精巣を同時に横断する位置におく．こうすれば両方の精巣のエコーの質感を素早く比較することができる（**図 11-2**，**図 11-3**）．

　精巣の評価は常に2つの方向から行うべきである[4]：

1．矢状断：精巣の主軸に平行（**図 11-4**）
2．横断：精巣の主軸に垂直（**図 11-5**，**図 11-6**）

これらの断面は以下を示す：

・精巣の長さと厚さ
・精巣実質の性状（組織のエコー源性と構造，血管の存在）
・精巣白膜の性状（厚さと浮腫の存在）
・精巣上体（組織のエコー源性と構造）（**図 11-7**，**図 11-8**）

　超音波検査による外生殖器の評価は，精索，とくに蔓状静脈叢で終了する．

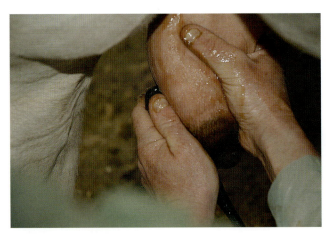

図 11-1　精巣の超音波検査：矢状断像.
プローブは精巣長軸においている．

ペニスの遊離端は勃起時にみることができ，包皮の皮膚上から容易に触診できる．後方ではS状曲も触知可能である．精巣とは異なり，この部位の長毛は超音波検査ジェルを皮膚に適用する前に刈る必要がある．
　横断面では高エコー性の尿道がエコー性の尿道海綿体および陰茎海綿体に囲まれてみえる．陰茎海綿体は硬い高エコー膜である白膜に取り囲まれている．

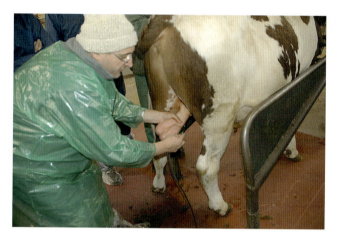

図11-2　精巣の超音波検査：両側精巣の矢状断像.
プローブは精巣長軸においている．両側精巣実質の比較．

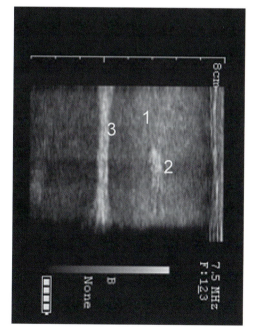

図11-3　両側精巣の矢状断像：超音波像.
1：精巣実質，2：精巣縦隔，3：陰嚢中隔．

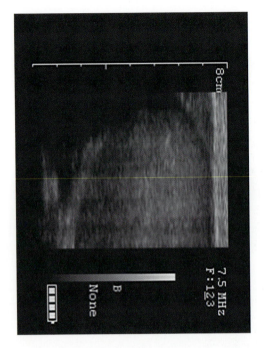

図 11-4　精巣の矢状断像.
超音波評価：正常な精巣実質は低エコー性，均一である．実質の中心は精巣網がエコー性の明るい構造として観察される．

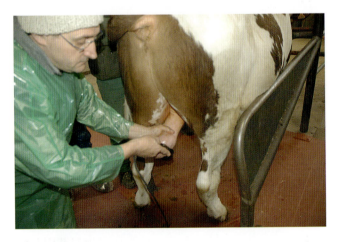

図 11-5　精巣の超音波検査.
プローブは精巣長軸に対して垂直においている．

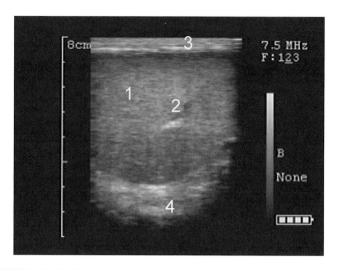

図 11-6　精巣横断像：超音波像.
1：精巣実質，2：精巣網，3：陰嚢中隔，4：陰嚢皮膚.

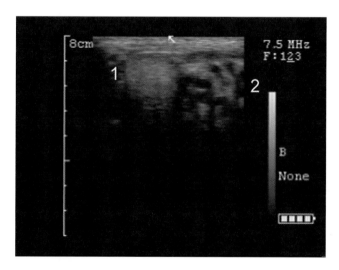

図 11-7　精巣上体頭の超音波像.
1：精巣上体頭，2：蔓状静脈叢.

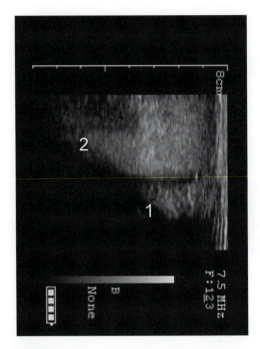

図 11-8　精巣上体尾の超音波像.
1：精巣上体尾，2：精巣実質.

内部検査

検査前にトランスジューサーの直腸挿入を容易にして内生殖器が適切に描出できるよう直腸内の糞便を取り除く．超音波検査の前に生殖器の配置，大きさ，硬さなどの事前検査を行う必要がある．バイオセキュリティの観点から（ヨーネ，牛白血病ウイルス［BLV］，牛ウイルス性下痢［BVD］），トランスジューサーはジェルを入れたプラスチック袋（直検用ビニール手袋）に入れて用いるべきである．あるいは使用のたびに，トランスジューサーを適切な消毒薬（たとえばビルコン S）でよく洗浄する．精嚢（**図 11-9**），膨大部（**図 11-10**），前立腺（**図 11-11**），尿道球腺（**図 11-12**），骨盤尿道を識別，評価できる．

外生殖器系の病変

精巣の異常

超音波はシスト[8]のような陰嚢内の病変を識別して位置を特定する，あるいは精巣病変を精巣周囲病変と区別することができる主要な撮画手段である．超音波検査は最少の保定と動物に不快を与えずに，偽陽性所見を最小にした（＜5%，Kaiper 1989）高い感度の情報が得られるよう実施する[9]．最初に触診可能な病変の位置と性状を確定し，次に触診できない病変を診断するように用いる．最も多く報告されている異常には，精巣炎，精巣嚢胞，精巣変性，血腫，精巣膿瘍，睾丸瘤，血瘤，精巣低形成，腫瘍などがある．

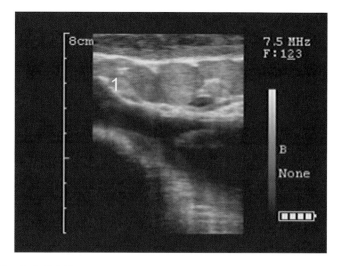

図 11-9　精嚢腺の超音波評価.
1：精嚢腺.

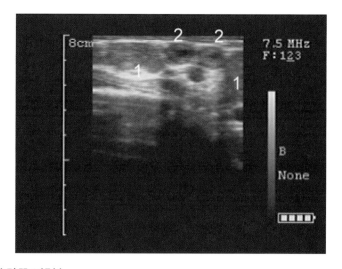

図 11-10　内生殖器の解剖.
1：精嚢腺，2：精管膨大部.

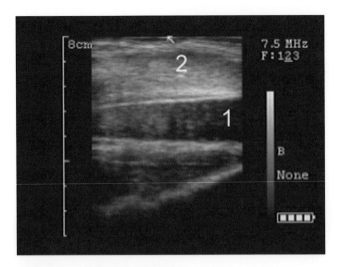

図11-11 内生殖器の解剖:前立腺および尿道筋.
1:前立腺伝播部,2:尿道筋.

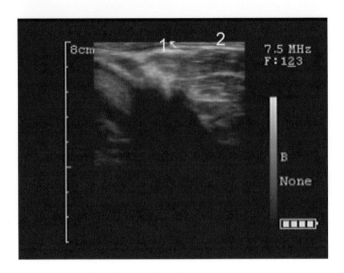

図11-12 内生殖器の解剖:尿道球腺および海綿体球筋.
1:尿道球腺,2:海綿体球筋.

1. 精巣炎はまれで，片側性である。疾病初期では片側だけの罹患でも，局所性および全身性の充血によってもう一方の精巣にも変性が起こる。超音波所見は疾病ステージ（急性または慢性）によって異なる。急性では陰嚢の疼痛，熱感，浮腫，腫脹がみられる。超音波所見では精巣組織の均一性が損なわれる。慢性症では精巣全般のエコー源性（線維症）および高エコー性（石灰化）領域が増加し，音響陰影が現れる。

2. 精巣嚢胞：超音波は陰嚢内（精巣内または精巣外）の嚢胞病変を識別し，位置を特定するために選択される画像診断手段である。精巣と精巣上体の嚢胞性病変は多くの種で報告されている（Matuszewska & Sysa [10]）。嚢胞病変は直径数 mm〜数 cm（1〜2 cm）の限界明瞭な低エコー性または無エコー性領域としてみられる。多くの例では嚢胞構造は精巣機能にも精液性状にも影響を与えない。

3. 精巣の変性は後天的な病変で，精巣実質性状の喪失であって，最終的に精巣の大きさを減じる。種雄牛による不妊の重要な要因であり，加齢とともに増加する。診断は病歴，陰嚢の検査，精液検査，超音波によってなされる。超音波では精巣組織構造の喪失が起こり，しだいに高エコー性となり，音響陰影がみられるようになる（**図11-13**）。

4. 血腫はまれで，常に外傷と関連する。超音波ではその器質化の程度によって無エコー性または低エコー性の円形構造にみえる。血腫は徐々にエコー性の被膜に囲まれ，様々なエコー源性が混在し，分葉した塊にみえるようになる。

5. 精巣膿瘍は膿瘍化の段階に依存して不均一な超音波像を示す。膿瘍は他の部位から血行性に生じることも多い。

6. 睾丸瘤：精巣を被う精巣鞘膜内の液体貯留であって無痛性の腫脹を起こす。これは精索の捻転または蔓状静脈叢の圧迫（リンパ組織の過形成，肉芽腫性精巣上体炎）に起因する。正常では鞘状腔（臓側鞘膜と壁側鞘膜間の腔）は実際的には存在しない腔である（< 2 mm）[4]。睾丸瘤では鞘状腔容量が増加し，数 cm に達する（**図11-14**）。睾丸瘤内の液体は単純（漿液）なことも，複雑（血様または膿性）なこともある。睾丸瘤は陰嚢と腹腔の持続的な交通による特発性のものもある。超音波では鞘状腔はエコー源性の粒子を含む無エコー性領域にみえる。

7. 血瘤は鞘状腔内の血液の貯留と定義される。この腔は無エコー性で，しだいに高エコー性になる。

8. 低形成とは年齢に比べて正常より小さい精巣（片側または両側）をいい，生殖細胞の異常と関連し，先天性と推定されている。精巣の低形成はおそらく種雄牛の最も一般的な生殖器異常で，通常，遺伝する可能性が高いと考えられている。超音波では精巣実質は正常より低エコー性にみえる。

9. 腫瘍：種雄牛で報告されてはいるが，診断を急ぐと見逃されることも多い。通常，片側精巣の腫大として発見される。腫瘍は高エコー（石灰化，線維症），無エコーまたは種々のエコー源性の混在したものとしてみられ，正常の精巣実質と容易に区別できる。

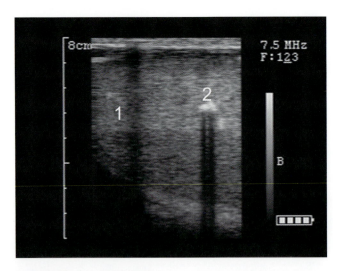

図11-13　精巣病変の超音波像：精巣の変性．
1：精巣実質，2：音響陰影．

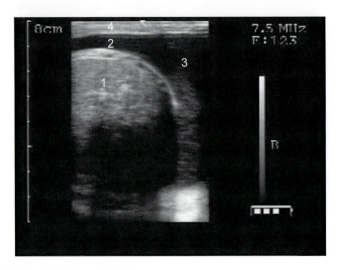

図11-14　精巣病変の超音波像：精巣水腫．
1：精巣実質，2：精巣鞘膜臓側板，3：液体貯留によって拡張した鞘状腔，4：精巣鞘膜壁側板．

精巣上体の異常

1. 精巣上体炎：急性の精巣上体炎は滲出液の存在のため低エコー源性であるのが特徴的である。慢性では精巣実質は不均一なエコー性である。

精索の異常

1. 精索静脈瘤は精巣血管錐体の蛇行静脈に存在する弁の機能不全による蔓状静脈叢の拡張である。小さい精索静脈瘤は無症状で，高齢の種雄牛では繁殖能の低下と精液性状の不良と関連する。病的な精索静脈瘤では蔓状静脈叢内に浮腫が存在する。超音波で蔓状静脈叢は不規則な低エコー性または無エコー性領域として描出される。
2. 感染性ウイルス疾患（BLV）ではリンパ組織の過形成があり，蔓状静脈叢の圧迫が起こる（睾丸瘤となる）。超音波でリンパ組織は低エコー性にみえる。
3. 鼠径ヘルニア：陰嚢頸の腫大は鼠径ヘルニアの可能性が高い。鞘膜内には運動性のある内容の腸管ループを識別することができる。まれには腸管腔にガスがみられ[4]，大網はさらに高エコー領域として描出される。
4. 精索の捻転（＞180°）は精索部分がその縦軸に沿って回転して生じる。超音波では捻転部位と同側の腹側で精索の低エコー性の拡張がみられる。精巣のエコー源性は増加または減少し，黄体と同じようなエコー源性となる。陰嚢の浮腫と睾丸瘤が存在する。

ペニスの異常

1. 血腫：白膜背側に外傷性の破裂が起こると海綿体から血液が出ていく[4]。このことによって包皮脱，陰嚢前方の腫脹が起こることが多く，種雄牛は交配を嫌う。外傷後に二次的に膿瘍が形成される。超音波では薄い高エコー壁を有する不均質な塊として描出される[4]。
2. 膿瘍は血腫から二次的に起こることが多い。超音波所見は時間経過によって様々である。若い膿瘍は薄い高エコー壁と不均一な吹雪状の内容にみえ，古い膿瘍は分厚い高エコー壁とエコー性（線維）〜高エコー性の（石灰化）内容を有する（図 11-15, 図 11-16）。

内生殖器系の病変

精嚢の異常

1. 精嚢炎：精嚢は雄の副生殖腺のなかで最も罹患の多い部位である[11]。精嚢の感染では常に白血球の増加およびしばしば膿精液症がみられる。感染は片側性のことも両側性のこともある。性成熟に達したばかりの若い種雄牛で最もよくみられる[2]。急性では精嚢腺は肥大し，腺内に膿がみられる。慢性でも肥大するが，線維化のため反対側の精嚢腺よりもエコー性または高エコー性にみえる（図 11-17）。
2. 肥大：高齢の種雄牛では準生理的であって，精液性状の変化を伴わない。反対に若い種雄牛での肥大は精液中の白血球増多と関連する。精嚢腺は腫大し，エコー源性が増し，黄体組織に似る。

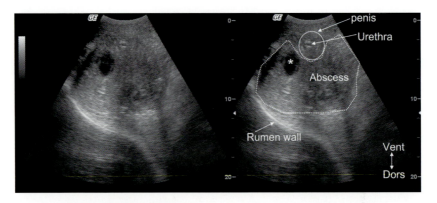

図 11-15　ペニス病変の超音波像：膿瘍.
ペニス腹側が腫脹した雄牛の超音波像．ペニス周囲には無エコー（＊）〜エコー性内容を有する不均一なマスがみられる．この所見はペニス付近の膿瘍を示し，穿刺で確かめられた．Vent：腹側，Dors：背側．（モントリオール大学，S. Buczinski, Dr. Vet, MSc の厚意による）

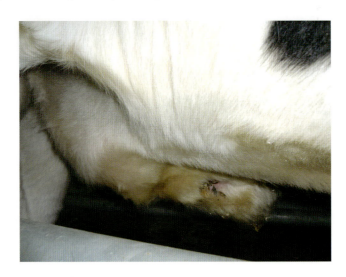

図 11-16　ペニス病変：膿瘍.

要約

　雄の生殖器疾病は罹患部位，重症度，予後の診断が容易でないため，もどかしいものである．超音波検査を補完的に実施するようにすればこのような問題に対処することができる．人工授精所で飼養される雄牛ばかりでなく農場の雄牛にも適用すべきである．検査は牛の繁殖用にデザインされた超音波装置で容易に実施することができる．しかし組織の異常を診断するためには，生殖器系の超音波解剖の十分な知識が必要である．

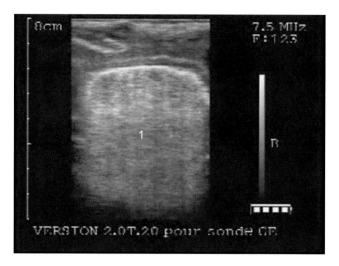

図 11-17 精嚢腺病変の超音波像：膿瘍.
1：精嚢腺の膿瘍.

引用文献

1) Pursley JR. *Practical ovsynch programs*. Presented at the 40th Annual Convention of the American Association of Bovine Practitioners. Vancouver, British Columbia, Canada, September 20–22, 2007.
2) Gilbert R, Fubini S. Surgery of the male reproductive tract. In: Fubini SL, Ducharme NG, editors. *Farm animal surgery*. Philadelphia: WB Saunders; 2004. p. 352.
3) Larson LL. Examination of the reproductive system of the bull. In: Morrow DA, editor. *Current therapy in theriogenology*. 2nd edition. Philadelphia: WB: Saunders; 1986. p. 101–116.
4) Gnemmi G, Lefebvre R. Bull anatomy and ultrasonography of the reproductive tract. In: Luc DesCôteaux, Gnemmi G, Colloton J, editors. *Practical atlas of ultrasonography for ruminant reproduction*. Black Well; in press.
5) Gnemmi G. Place de l'echographie du taureau en pratique. *Point Vét* 2007; 275: 51–54 [in French].
6) Gnemmi G. Ultrasonografia dell'apparato riproduttore maschile: applicazioni in campo. *Summa* 2006; 9: 43–49 [in Italian].
7) Gnemmi G, Maraboli C, Colloton J. Ultrasonografia in ginecologia buiatrica. *Summa* 2006; 9: 11–16 [in Italian].
8) Brunereau L, Fauchier F, Fernandez P, et al. Sonographic evaluation of human male infertility. *J Radiol* 2000; 81: 1693–1701.
9) Kaiper G. The clinical value of scrotal sonography. *Z Urol Nephrol* 1989; 82: 419–424.
10) Matuszewska M, Sysa PS. Epididymal cysts in European bison. *J Wildl Dis* 2002; 38: 637–640.
11) Bagshaw PA, Ladds PW. A study of the accessory sex glands of the bulls in abattoirs in northern Australia. *Aust Vet J* 1974; 50: 489–495.

第12章 臍疾患の超音波画像

Adrian Steiner, Dr med vet, MS, Dr Habil*, **Beatrice Lejeune**, Dr med vet

> ▶ *Keywords*
> ・臍　・超音波　・尿膜管　・子牛　・牛

　臍疾患は新生子牛の臨床で非常に重要である。臍疾患には，(1) ヘルニアや尿膜管シストのような非感染性疾患，(2) 腹腔内および腹腔外の臍構造の感染性疾患，(3) これらの合併，がある。感染は主に *Arcanobacterium pyogenes*，レンサ球菌，ブドウ球菌によるが，*Pasteurella* spp，*Proteus* spp，*Bacteroides* spp，*E coli* のことも少なくない。後者はとくに全身性感染や感染性関節炎を起こすことが多い[1]。全身性感染の発生は生後12時間以内に摂取した初乳の量および質との間に負の相関がある。臍感染の臨床症状には食欲減退，全身衰弱，発熱，瘻管形成や化膿性分泌を伴う臍の腫脹がある。尿膜管や臍動脈の感染では頻尿が特徴的所見である[2]。各種臍病変の鑑別診断は排尿，呼吸器，関節などの一般臨床検査を行ったあと，腹腔外の臍構造を検査し，腹腔内の遺残構造を両手で触診する[1]。この10年間で，臍構造の超音波検査は臍疾患子牛の診断と予後診断に極めて重要なものとなった。超音波は主に，(1) 深部触診では触れない腹腔内の遺残構造，および (2) まったく，あるいは部分的にしか還納できない臍ヘルニアを画像化できることに価値がある。外部に炎症所見がない場合でも腹腔内の臍構造に感染が存在することもある[3,4]。臍に異常のある32頭の牛の回顧的分析では，臍構造の超音波所見と身体所見（手術または剖検による）はよく，または非常によく合致することが明らかになっている。臍異常のある牛の47％に腹腔内の癒着が手術中にみられたが，超音波ではいずれの例でも癒着は検出できなかった[4]。臍疾患の多くは手術が必要である。腹部腹側からの超音波によって手術前に腹腔内の膿瘍の大きさや膀胱や肝との関連性が分かる。これは臨床診断が困難な育成牛や成牛においてもそうである[2,4,5]。膿瘍のルーチンな外科的切除の代わりに造袋術が必要な例もあるので，手術には術前の細心な計画が必要不可欠である[6〜8]。外科的切除後に起こる合併症は超音波を使用することで減少した。さらに予後不良例においても，超音波

Clinic for Ruminants, Vetsuisse-Faculty of Bern, 3012 Bern, Switzerland
* Corresponding author.
E-mail address: adrian.steiner@knp.unibe.ch (A. Steiner).

所見によって経済的に見合わない手術を事前に回避することができる[9]。

子牛の準備

　臍と腹部の毛を恥骨から外側に向かって鼠径まで，前方は胸骨と右側腹壁肋骨弓まで刈る。臍静脈や肝にも病変が及んでいることが疑われるならば，肝臓上の右側膁部の毛も刈る。十分に皮膚との接触が保たれてよい画像が得られるように，適量の超音波ジェルを毛を刈った皮膚に適用する。子牛にストレスがなく，腹腔内の臍の遺残構造の検査が十分にできるように保定する[4, 10〜12]。

超音波検査テクニック

　超音波検査は起立位の動物の右側から最もよく実施することができる[4, 10〜12]。起立位では臍帯遺残構造に存在するかもしれない病変が腹腔臓器に圧迫されて腹部腹側に近接するはずである。標準的な検査法は臍静脈に病変があるかどうかによって2，3のステップからなる[13]。検査は臍から始め，臍尾側の構造までを描出する（ステップ1）。次に臍の頭側部分を行い（ステップ2），最後に肝に病変が疑われるなら右側膁部から標準的な方法で肝を描出する（ステップ3）[14〜16]。ステップ1はプローブを臍の短軸および長軸において腹腔外の臍構造を尾側に向かって評価して行く。プローブは臍の尖端から基部に向けてゆっくり動かす。プローブは垂直にして，正中線を恥骨直前まで動かす。横断像はプローブを腹腔内の臍遺残構造（尿膜管または臍動脈）が存在する可能性のある部分を中心に描出する。病変構造の長軸と平行な縦断面を慎重に描出すれば，膀胱や腸管などの腹腔構造に病変が及んでいないかを判断できる。ステップ2はステップ1と同じように臍頭側の長軸の横断面を評価する。ここでは腹腔内の臍静脈遺残についても評価する。プローブをゆっくり前方に移動し，正中の右側でトランスジューサーを臍静脈の長軸に直角に向くようにする。この時点で肝門部が描出され，プローブは体軸を横断する位置にある。病変構造の長軸と平行する縦断面を慎重に描出すれば，肝や他の腹腔構造に病変が及んでないかを判断できる。ステップ3は肝の標準的な超音波診断およびこれに加えて肝組織への感染波及部位があるかを診断する（p. 48「第3章 牛の肝の超音波画像」参照）。

　使用するプローブは動物の年齢や腹腔内マスの大きさによる。若齢牛の体表の小さなマスに13 mHzを用いるような場合から，腹腔深くに及ぶ大きい構造に3.5 mHzを使用する場合まである[9]。セクタ型，リニア型のどちらのプローブも用いることができる。

臍構造の生理的退縮

　臍帯の断裂後，2本の臍動脈は能動的に収縮し，尿膜管は臍動脈の腹腔内への退縮に伴って受動的に引き戻る。平滑筋の収縮によって内腔が閉鎖する。臍動脈は最終的に膀胱の外側靭帯になる。健康子牛ではどの時期でも尿膜管の遺残を超音波で認識することはできない。生後1週齢の臍動脈は膀胱尖で終わっている。これらは膀胱の外側で周壁と中心部からなる円形の構造として3週間以上みとめられる。内腔は周囲組織に比べて無エコーから低エコー性の様々なエコー源性を呈する。中心部が高エコー性にみえる臍動脈もある[10, 11]。臍静脈は腹腔外では一対あって，羊膜に覆われていて腹腔内に引き戻らないが，小さな平滑筋の収縮によって虚脱する。内腔の凝血は2，3週内に再吸収される。腹腔内で臍静脈は最終的に肝鎌状靭帯に吊るされる肝円索になる。分娩後に臍静脈は体壁から肝まで超音波でたどることができる。内腔は通常，体壁近くで大きく，直径は10〜25 mmで，円形から楕円形の無〜低エコーの構造にみえる（**図12-1**）。50％までの健康子牛では，生後3週以内に腹腔内の臍静脈は超音波で描出できなくなる。描出できるものでは周囲組織より低エコー性にみえ，辺縁は不明瞭である[10, 11]。臍鞘は分娩後3日以内に縮小，乾燥する。さらに2，3週齢で脱落し，4週齢で皮膚跡も治癒する。臍構造周囲の体壁は数日から2，3週で完全に閉鎖する。この時点で臍のほとんどは超音波で低エコー性にみえ，一対の臍静脈はもはや描出されない[10]。

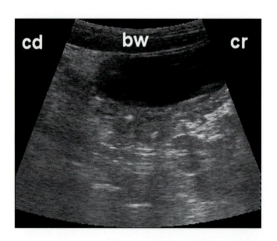

図12-1　2日齢ホルスタインフリージアン子牛の生理的な臍静脈の超音波像.
臍静脈は無エコー構造にみえる．超音波像はプローブを臍の頭側で体壁に垂直，臍静脈の長軸に平行において描出している．bw：体壁，cd：尾側，cr：頭側．

臍病変の超音波像

臍構造にみられる以下の超音波所見は異常と考えられる：すなわち，(1) 臍内に高エコー性構造が存在すること（**図12-2**），(2) いかなる年齢でも尿膜管の遺残構造がみられること，(3) 徐々に直径が増大する臍動脈または1週齢後においても膀胱尖から頭側に延びる臍動脈が存在すること（**図12-2**参照），(4) 3週齢後においても臍静脈の全長が描出できること，(5) いかなる年齢でも腹腔内の臍静脈内に巣状の高エコー部分がみられること[11]，である。

臍ヘルニア

臍部腹壁の欠損は単純性ヘルニア，遺残臍帯の感染を伴うヘルニア，皮下の膿瘍形成を伴うヘルニアのいずれかとしてみられる。体壁の欠損部からヘルニア嚢内に飛び出した腹腔構造は手で腹腔内に戻すことができ，ヘルニア輪の周縁を触知できる。触診によって，先天性欠損であるヘルニアは確実に診断される[17]。超音波検査では，ヘルニア輪が腹壁の不連続部分であることが描出される（**図12-3**）。さらに腹水，大網の一部（大網瘤），第四胃の一部（第四胃瘤），小腸ループ（小腸瘤）またはこれらの組み合わせなどのヘルニア内容が描出される[18]。腹水は完全に無エコーでヘルニア嚢の腹側に貯留する（**図12-4**）。第四胃はその内腔に高エコー性の襞が浮遊するのが特徴であるが，ミルクを飲んだ子牛では第四胃内容はほぼ無エコーで流動性で高エコー性の凝集（ミルクカード）が混在する。小腸ループの縦断および横断像は特徴的な収縮，液状内容，二重の層にみえる腸

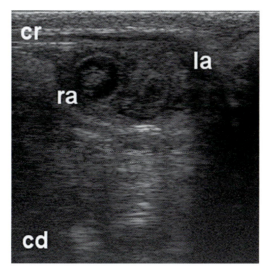

図12-2　5日齢ホルスタインフリージアン子牛の臍動脈炎の横断像．
右側動脈の中心部は高エコー性，左側動脈中心は低エコー性である．この超音波像は臍基部でプローブを臍頭側で臍長軸の横断面において描出した．cd：尾側，cr：頭側，la：左側臍動脈，ra：右側臍動脈．

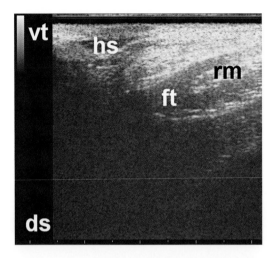

図 12-3　13 カ月齢レッドホルスタイン育成牛の体壁欠損部の超音波矢状断像.
体壁は高エコー源性の腹直筋に覆われた低エコー源性の線維組織で突然終わっている．プローブはヘルニア輪の後縁で体壁に垂直においている．ds：背側，ft：線維組織，hs：ヘルニア嚢，rm：腹直筋，vt：腹側．

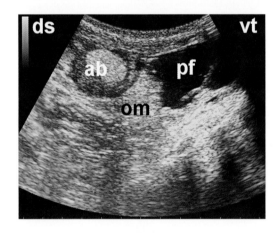

図 12-4　図 12-3 の育成牛の臍ヘルニアの矢状断像.
ヘルニア基部頭側に境界明瞭な膿瘍が存在する．大網がヘルニア嚢尾側に突き出ている．無エコー性の液体がヘルニア嚢腹側に貯留している．プローブはヘルニア前壁で垂直においている．
ab：膿瘍，ds：背側，om：大網，pf：腹水，vt：腹側．

壁がみとめられる（**図 12-5**）．大網は収縮のない構造で，不規則，高エコー源性の連続した領域である．臍帯部の感染が同時に存在すれば，低エコー性の壁に囲まれた高エコー源性の中心部が 1 カ所または数カ所にみられる（**図 12-4** 参照）．

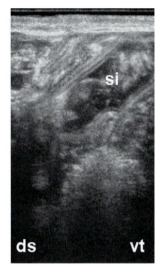

図12-5　6週齢ホルスタインフリージアン種子牛の臍ヘルニアの矢状断像.
臍内に空虚で液体を入れた数本の小腸ループがみられる．プローブは臍前壁で垂直においている．
ds：背側，si：小腸ループ，vt：腹側．

臍の膿瘍形成

　単純な臍膿瘍は臍の皮下織に限局していて，還納できない．そうでなければ臍膿瘍は腹腔内の臍帯遺残構を含んでおり，腹壁の欠損が同時に存在する（**図12-6**）．外科治療は病変構造によって単純な切開排膿から腹腔内の臍帯遺残構造の切除まで様々なので，これを鑑別することは極めて重要である．したがって十分に注意して体壁と腹腔の超音波検査を行わなければならない．皮下の膿瘍は様々な厚さの低エコー性のカプセルで囲まれた膿汁が存在することが特徴である．臍膿瘍内容の超音波所見は細胞充実性や膿汁濃度によって様々である．水様の内容は無エコー性の背景に高エコー性の粒子がたくさんみられる（**図12-7**）．クリーム状の膿はたくさんの高エコー性の粒子が強い高エコー性の領域に混在してみえる（**図12-8**）．チーズ様の膿は均一のエコー濃度であることが多い．膿にガスが含まれている場合，プローブが垂直に保持されれば液－ガス境界面がよく描出できる（**図12-8参照**）．臍膿瘍と臍ヘルニアの合併はまれではない（**図12-4参照**）．

尿膜管の疾患

　尿膜管の疾患は感染性と非感染性に分類され，前者には膀胱へ波及する，あるいは波及しない尿膜管膿瘍があり，後者には尿膜管遺残や尿膜管シストがある[12, 19, 20]．尿膜管膿瘍の直径が10 cmを超えると外科的切除が困難になり，術前に皮膚からの切開排膿が必要になるので，その大きさは臨床的に重要である[12, 20]．尿膜管膿瘍には膿瘍が1カ所またはそれ以上あるものや，膀胱尖から臍まで至る膿瘍など様々である．膿瘍は尿膜管内腔で顆粒状，高エコー性にみえるが，膿汁の細胞充実性や濃度に依存する（「臍の膿瘍形成」

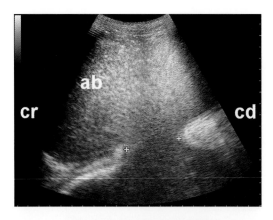

図12-6 12カ月齢ホルスタインフリージアン牛の腹腔内遺残臍帯構造を含んだ臍膿瘍の矢状断像.
体壁の欠損もみられる. プローブは臍尖端で体壁に向けておいている.
ab：膿瘍, cd：尾側, cr：頭側, ＋：体壁欠損尾側の境界, ＋1：体壁欠損頭側の境界.

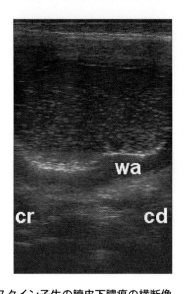

図12-7 10週齢レッドホルスタイン子牛の臍皮下膿瘍の横断像.
膿瘍内容は水様で, 高エコー性粒子を含む無～低エコー性液としてみられる. 超音波像はプローブを臍右側で臍基部と尖端間で臍長軸を横断するようにおいて描出している. cd：尾側, cr：頭側, wa：膿瘍壁.

参照). 長軸に平行な断面像では膀胱は無エコー内容を入れた管状または円錐状にみえる (**図12-9**). 膀胱尖壁が著しく肥厚してみえれば, この部位に炎症が存続していることを示す (**図12-10**). これは正常の膀胱端が円形であることと非常に異なっている[21]. 膿瘍と膀胱尖が持続的に連絡している例では, 膀胱内容は膿瘍内容と同じにみえる. 連絡部は長軸に平行する断面像によって描出される (**図12-11**).

　子牛の尿膜管遺残はまれで, 臨床的には臍の頂点に瘻管が存在し, 尿が滴り落ちる. 超音波横断像では低エコー性の壁と無エコーの中心部からなる円形構造を呈し, 膀胱から臍まで連続している (**図12-12**)[12,20]. 尿膜管シストは遺残尿膜管の遠位末端が臍部で密閉

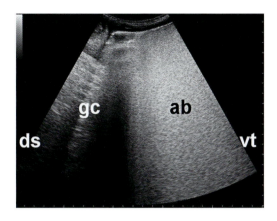

図 12-8　3 カ月齢ホルスタインフリージアン子牛の腹腔外の臍膿瘍の矢状断像.
膿瘍の腹側部ではクリーム状の膿瘍が描出されているが，背側にあるガスには多重反射像がみられる．プローブは膿瘍の前壁で垂直においている．ab：クリーム状内容の膿瘍，ds：背側，gc：ガス体，vt：腹側．

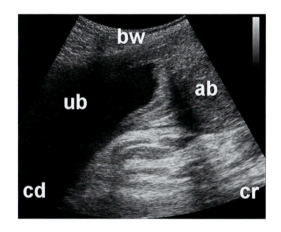

図 12-9　5 週齢レッドホルスタイン子牛の膀胱尖端付近に付着する尿膜管膿瘍の長軸像.
無エコー性の尿は高エコー性の膀胱壁によって膿瘍と隔てられている．膿瘍から膀胱への瘻管はみとめられない．プローブは正中線で体壁に垂直においている．
ab：尿膜管膿瘍，bw：体壁，cd：尾側，cr：頭側，ub：膀胱．

されたものと定義されている[19]。尿膜管シストの超音波像は尿膜管遺残と同じである。しかし無エコーの内腔の直径が数 cm まで増大し，臍の頂点で盲端となり，腹壁に向かって内腔の直径は数 mm に減少する。シストは膀胱尖までその経路をたどることができる[19]。

臍動脈の疾患

臍動脈疾患は尿膜管疾患と比べてまれで，臍動脈周囲血腫および臍動脈の感染／膿瘍がある[22]。臍動脈と尿膜管の膿瘍のどちらも頻尿がみられるので，これらを臨床的に鑑別することは困難である。しかし臍動脈膿瘍は内腸骨動脈まで及ぶものがあり，手術で完全

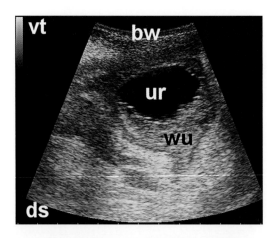

図12-10　図12-9の子牛の膀胱尖端部における尿膜管長軸の横断像.
膀胱壁の背側は肥厚し，無エコー性の尿を囲んでいる．プローブは体壁に垂直にして正中線上においている．
ds：背側，ur：膀胱内の尿，vt：腹側，wu：膀胱壁．

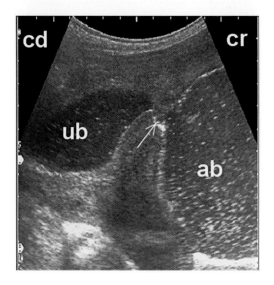

図12-11　3カ月齢ブラウンスイス種子牛の膀胱先端部における尿膜管長軸像.
膿瘍と膀胱間に瘻管（矢印）がみられる．低エコー性背景内に高エコー性粒子があり，尿は膿汁と混合していることを示す．プローブは正中線上で体壁に垂直においている．ab：膿瘍，cr：頭側，cd：尾側，ub：膀胱．

に切除できないこともあるので，尿膜管膿瘍との鑑別が必要である[7]。尿膜管感染と片側または両側の臍動脈感染が合併することはよくある。臍動脈の中心構造が高エコー性で直径が15 mmを超える場合，あるいは膀胱尖より近位で描出される場合，またはこの両方ならば化膿性臍動脈炎と診断される（**図12-13**）。確定診断は罹患臍動脈が膀胱の側方でみとめられることである。

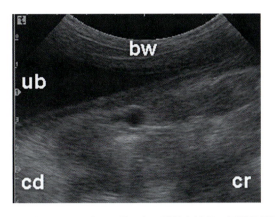

図 12-12　4 週齢ホルスタインフリージアン種子牛の膀胱尖端部の尿膜管遺残の長軸像.
膀胱尖端部は臍に向かう細い無エコー構造である遺残尿膜管と連続している．プローブは正中線上で体壁に垂直においている．bw：体壁，cr：頭側，cd：尾側，ub：膀胱．

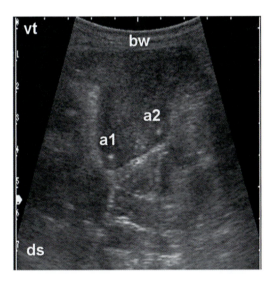

図 12-13　3 週齢ホルスタインフリージアン子牛の膀胱尖端部の臍動脈の長軸横断像.
臍動脈は中心部が高エコー性で，線維組織である低エコー構造に埋め込まれているのが特徴である．プローブは体壁に垂直にして正中線上においている．a1, a2：臍動脈，bw：体壁，ds：背側，vt：腹側．

臍静脈の疾患

　臍静脈の感染は肝に感染が波及しているか否かによって分類することができる。肝に感染があれば，臍静脈に続く単一の膿瘍であるか，あるいは複数の孤立性膿瘍であるかを鑑別する必要がある。肝に感染がなければ，臍静脈は肝を考慮することなく完全に切除することができる。臍静脈から続く単一の肝膿瘍であれば造袋術が実施されるが[6, 8]，肝組織に複数の膿瘍が散在する場合は予後不良であり，治療は推奨されない。このことは門脈に侵入する単一の膿瘍も同様である。肝に感染が及んでいるかどうかは，プローブを右側腹壁肋骨弓において臍静脈が臍静脈溝に入る肝の尾側腹縁の領域を描出することで判断され

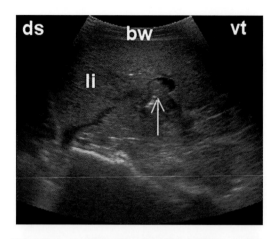

図 12-14　8週齢レッドホルスタイン子牛の第10肋間から描出した肝臓.
門脈内腔は血管内に突出した感染性塞栓（矢印）で顕著に狭まっている．プローブは正中線上で体壁に垂直においている．ds：背側，li：肝組織，vt：腹側．

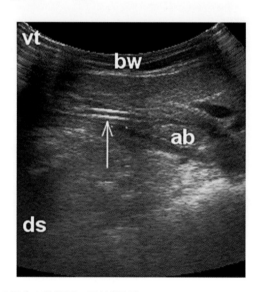

図 12-15　図 12-14 の子牛の臍静脈の長軸縦断像.
臍静脈内にシリコンカテーテル（矢印）尖端を肝膿瘍がみえる峡部手前まで挿入している．プローブは臍頭側の正中右側で，臍静脈に垂直においている．ab：膿瘍，bw：体壁，ds：背側，vt：腹側．

る．最後に標準的な右側膁部からの肝の超音波検査を行う[14〜16]．

　膿瘍は顆粒状で，低エコー性の様々な厚さの壁に囲まれた領域内に高エコー性物質としてみられる．膿汁は細胞充実性や膿の濃度によって様々である．臍静脈の横断像や長軸像で，化膿性の臍静脈が完全に肝組織に囲まれるようであれば肝に感染が波及している証拠である[12]．臍静脈が縦断されるようにプローブを回転させて臍静脈近位部の膿の有無や門脈感染の可能性を判断することができる．門脈への感染の有無は右側からの標準的な肝の描出法でも判断できる（**図 12-14**）．臍の頂点に排液の開口があれば，膿汁を貯留した

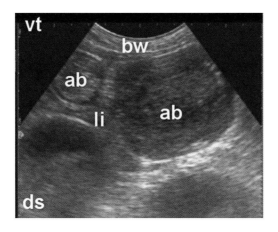

図12-16　7週齢レッドホルスタイン子牛の臍静脈長軸横断像．
肝組織内に2つの膿瘍がみられる．プローブは臍頭側の正中右側肋骨弓付近で，体壁に垂直においている．
ab：膿瘍，bw：体壁，ds：背側，li：肝組織，vt：腹側．

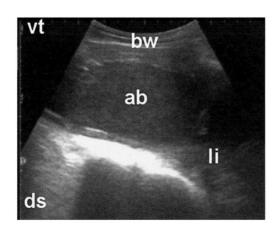

図12-17　4カ月齢ホルスタインフリージアン子牛の臍静脈長軸45度横断像．
描出されている肝の大部分を占める1つの膿瘍がみられる．プローブは臍頭側の正中右側肋骨弓付近においている．ab：膿瘍，bw：体壁，ds：背側，li：肝組織，vt：腹側．

臍静脈腔は非常に狭いために，どこまで化膿が波及しているか分からないかもしれない．このような場合には臍の排液口から生理食塩水を静かに注入すればどこまで内腔が達しているかが分かる．同様の操作は臍静脈膿瘍の造袋術後の治癒経過を確かめ，いつ臍静脈を摘出する第2回目の手術を行うべきかを決める方法としても用いられる（図12-15）[6]．肝の複数の孤立性膿瘍では肝実質内に周囲壁をあまり形成しない多数の高エコー性スポットが散在するか，あるいは低エコー性の明瞭な輪郭壁を有する高エコースポットが数個形成されるのが特徴である（図12-16）[12]．膿瘍が非常に大きく，肝の大部分を占める場合もある（図12-17）．

要約

　臍の超音波は起立位の子牛の右側から決められたプロトコルに従って実施する必要がある。この検査は野外で容易に行うことができ，臍の病変構造を確定できる感度の高い鑑別診断法である。超音波検査は臨床診断に取って代わるものではないが，これを補完する。臍疾患の治療方法，予後，治療費用は疾病経過や罹患構造によって異なるので，臍疾患の明確な診断は極めて重要である。

引用文献

1) Nuss K. Erkrankungen der inneren Nabelstrukturen beim Rind. *Tierarztl Prax* 2007; 35(G): 149–156 [in German].
2) Trent AM, Smith DF. Pollakiuria due to urachal abscesses in two heifers. *J Am Vet Med Assoc* 1984; 184: 984–986.
3) Steiner A, Baumann D, Fluckiger M. [Urachal abscess without pathologic changes in the extra-abdominal navel in a cow. Case report]. *Tierarztl Prax* 1988; 16: 33–36 [in German].
4) Staller GS, Tulleners EP, Reef VB, et al. Concordance of ultrasonographic and physical findings in cattle with an umbilical mass or suspected to have infection of the umbilical cord remnants: 32 cases (1987–1989). *J Am Vet Med Assoc* 1995; 206: 77–82.
5) Braun U, Nuss K, Wapf P, et al. Clinical and ultrasonographic findings in five cows with a ruptured urachal remnant. *Vet Rec* 2006; 159: 780–782.
6) Steiner A, Lischer CJ, Oertle C. Marsupialization of umbilical vein abscesses with involvement of the liver in 13 calves. *Vet Surg* 1993; 22: 184–189.
7) Lopez MJ, Markel MD. Umbilical artery marsupialization in a calf. *Can Vet J* 1996; 37: 170–171.
8) Edwards RB, Fubini SL. A one-stage marsupialization procedure for management of infected umbilical vein remnants in calves and foals. *Vet Surg* 1995; 24: 32–35.
9) Flock M. [Ultrasonic diagnosis of inflammation of the umbilical cord structures, persistent urachus and umbilical hernia in calves]. *Berl Munch Tierarztl Wochenschr* 2003; 116: 2–11 [in German].
10) Watson E, Mahaffey MB, Crowell W, et al. Ultrasonography of the umbilical structures in clinically normal calves. *Am J Vet Res* 1994; 55: 773–780.
11) Lischer CJ, Steiner A. Ultrasonography of umbilical structures in calves. Part I: ultrasonographic description of umbilical involution in clinically healthy calves. *Schweiz Arch Tierheilkd* 1993; 135: 221–230.
12) Lischer CJ, Steiner A. Ultrasonography of the umbilicus in calves. Part 2: ultrasonography, diagnosis and treatment of umbilical diseases. *Schweiz Arch Tierheilkd* 1994; 136: 227–241.
13) Lischer CJ, Steiner A. Nabel. In: Braun U, editor. *Atlas und Lehrbuch der Ultraschalldiagnostik beim Rind*. 1st edition. Berlin: Parey Buchverlag; 1997. p. 227–252 [in German].
14) Braun U. Ultrasonographic examination of the liver in cows. *Am J Vet Res* 1990; 51: 1522–1526.
15) Braun U, Pusterla N, Wild K. Ultrasonographic findings in 11 cows with a hepatic abscess. *Vet Rec* 1995; 137: 284–290.
16) Braun U. Leber. In: Braun U, editor. *Atlas und Lehrbuch der Ultraschalldiagnostik beim Rind*. 1st edition. Berlin: Parey Buchverlag; 1997. p. 35–68 [in German].
17) Priester WA, Glass AG, Waggoner NS. Congenital defects in domesticated animals: general considerations. *Am J Vet Res* 1970; 31: 1871–1879.
18) Baxter GM. Umbilical masses in calves: diagnosis, treatment, and complications. *Compend Contin Educ Pract Vet* 1989; 11: 505–513.
19) Lischer CJ, Iselin U, Steiner A. Ultrasonographic diagnosis of urachal cyst in three calves. *J Am Vet Med Assoc* 1994; 204: 1801–1804.

20) Steiner A, Fluckiger M, Oertle C, et al. [Urachal disorders in calves: clinical and sonographic findings, therapy and prognosis]. *Schweiz Arch Tierheilkd* 1990; 132: 187–195 [in German].
21) Braun U. Harnblase. In: Braun U, editor. *Atlas und Lehrbuch der Ultraschalldiagnostik beim Rind*. 1st edition. Berlin: Parey Buchverlag; 1997. p. 147–148 [in German].
22) Rademacher G. Von den Nabelarterien ausgehende periarterielle Hämatome beim Kalb—Diagnose, Prognose, Therapie [Perivascular hematomas of the navel arteries in calves. Diagnosis, prognosis and treatment]. *Tierarztl Umsch* 2006; 61: 3–15 [in German].

索　引

あ

アーチファクト	15
移植プログラム	204
異物	131
右室流出路	68
牛の心エコーの臨床適用	73
右腎の経皮的検査	107
エイリアシング	21
遠位指（趾）節間関節	144
雄牛の生殖管検査	220
黄体	190
雄子牛の尿道	108
音響陰影	17
音響増強	19

か

外傷性心膜炎	73
外傷性第二胃腹膜炎	27
塊状病変	95
外側陰影	19
拡張性心筋症	79
画像輝度	13
画像分解能	14
肩	149
滑液包	174
滑液包炎	176
カニツリグササイレージ	77
下部呼吸器系の超音波	90
カラードプラ	20
肝構造の主観的評価	48
間質症候群	102
間質性腎炎	112
肝重量	56
肝腫瘍	54
関節炎	176
関節の超音波検査	167
関節包	169
肝蛭症	52
肝の鬱血	56
肝膿瘍	53
肝膿瘍の吸引	54
肝膿瘍の治療	54
肝の瀰漫性疾患	56
気胸	95
気胆	61
吸収	12
急性腎不全の超音波像	115
胸壁の病変	91
胸膜の肥厚	93
胸膜の不整	93
胸膜病変	91
筋	175
近位指（趾）節間関節	144
筋骨系疾患の超音波像	175
筋肉病変	180
筋の超音波	180
屈折	11
クローン妊娠胎子の健康評価	216
結合乳頭	137
血腫	131, 178
結節性病変	95
血栓性静脈炎	79
血瘤	229
腱	174
腱炎	178
腱滑膜炎	176
腱鞘	174, 175
睾丸瘤	229

後大静脈	49, 61	手根部	147
喉頭の超音波検査	88	小腸	39
高リスク妊娠	208, 215	小腸イレウス	40
高リスク妊娠時の胎子の健康評価	215	静脈炎	79
股関節	161	腎盂腎炎	114
骨炎	181	心筋炎	79
骨周囲炎	181	心室中隔欠損	77
骨髄炎	181	心室の右側短軸像	70
骨折	181	心臓の右側長軸像（4室像）	68
骨盤	161	心臓の左側尾方の長軸像	70
コメットテールアーチファクト	16, 102	心臓の腫瘍	77
		靭帯	174
		靭帯炎	178

さ

細菌性心内膜炎	75	心内膜疾患	75
臍構造の生理的退縮	236	腎嚢胞	116
臍疾患	234	心の超音波検査	66
臍静脈膿瘍の造袋術	245	腎の超音波検査	109
臍静脈の疾患	243	心膜炎	73
臍動脈の疾患	241	心膜の滲出	73
サイドローブ	16	水腎症	117
臍の膿瘍形成	239	スタンドオフパッド	143
臍病変の超音波像	237	スライス幅によるアーチファクト	16
臍ヘルニア	237	精索静脈瘤	231
左室短縮率	71	精索の異常	231
左室流出路	68	精索の捻転	231
左腎の経直腸検査	107	正常な筋骨系構造の超音波像	161
左腎の経皮的検査	108	生殖突起	200
産褥性子宮炎	196	精巣炎	229
散乱	12	精巣上体の異常	230
子宮液の評価	209	精巣嚢胞	229
糸球体腎炎	116	精巣の超音波検査	223
子宮蓄膿症	197	精巣の評価	222
子宮内膜炎	197	精巣の変性	229
子宮の病的状態	196	精嚢炎	231
指（趾）の屈腱鞘	146	精嚢の異常	231
脂肪肝	56	セネキオーシス	57
雌雄鑑別	200	潜在性子宮内膜炎	196

先天性心疾患……………………………… 77
早期妊娠診断……………………………… 198
双子診断…………………………………… 200
双子妊娠…………………………………… 201
塞栓性腎炎………………………………… 112
鼠径ヘルニア……………………………… 231
足根部……………………………………… 155

た

第一胃……………………………………… 27
体外受精…………………………………… 204
第三胃……………………………………… 33
胎子期……………………………………… 198
胎子胸部大動脈直径値…………………… 213
胎子死……………………………………… 202
胎子心拍数………………………………… 209
胎子の異常………………………………… 204
胎子の超音波像…………………………… 213
胎子の評価………………………………… 211
大腸………………………………………… 44
胎動………………………………………… 212
大動脈の騎乗……………………………… 78
第二胃運動の制御………………………… 27
第二胃の超音波検査……………………… 24
胎盤節……………………………………… 209
胎盤の機能不全…………………………… 209
胎盤の評価………………………………… 209
第四胃……………………………………… 33
第四胃右方変位…………………………… 36
第四胃炎…………………………………… 38
第四胃潰瘍………………………………… 38
第四胃左方変位…………………………… 36
第四胃穿刺………………………………… 36
第四胃内容排出不全……………………… 38
第四胃捻転………………………………… 36
多重反射…………………………………… 15
胆管………………………………………… 58
胆管の石灰化……………………………… 58
胆汁の鬱滞………………………………… 59
胆嚢…………………………………… 50, 58
胆嚢の拡張………………………………… 59
中手骨の腱………………………………… 146
中手骨の靱帯……………………………… 146
中手指節関節……………………………… 145
中足骨の腱………………………………… 146
中足骨の靱帯……………………………… 146
中足趾節関節……………………………… 145
超音波ガイド下穿刺の適用……………… 182
超音波ガイド下の胆嚢穿刺……………… 52
ツインライン……………………………… 202
特発性の出血性心膜炎…………………… 73
ドプラの原理……………………………… 19

な

乳腺実質………………………… 124, 129, 131
乳腺実質の超音波………………………… 127
乳腺の超音波検査の適応症……………… 127
乳腺の超音波像…………………………… 126
乳頭……………………………… 125, 129, 131
乳頭乳槽…………………………………… 134
乳頭の検査………………………………… 128
乳頭の三次元超音波像…………………… 138
乳頭の超音波検査………………………… 127
乳頭壁……………………………………… 136
乳房炎……………………………………… 131
乳房の二次元超音波像の臨床的意味…… 137
尿管の異常………………………………… 119
尿石症……………………………………… 117
尿道結石…………………………………… 118
尿道の経皮的検査………………………… 108
尿腹………………………………………… 118
尿膜液……………………………………… 210
尿膜管遺残………………………………… 239
尿膜管シスト……………………………… 239, 240

尿膜管の疾患	239	膀胱の経皮的検査	108
尿路の先天性欠損	121	膀胱の超音波検査	108
妊娠後期牛の胎盤節の超音波像	210	骨の超音波	181
妊娠後期の子宮液の超音波像	211		
妊娠後期の腹部超音波像	209		

ま

妊娠子宮の超音波検査	197
ネフローゼ	115
膿瘍	178

無気肺	102
無発情期	194
盲腸拡張	44
門脈	49, 63
門脈大静脈シャント	81

は

や・ら

胚回収	204
胚期	198
胚死	202
肺性心	78
肺の硬化	97
肺病変	95
波長	10
発情前後の期間	193
バブルテスト	78
パルスドプラ	20
パワードプラ	21
反射	11
繁殖健全性検査	220
膝	157
肘	147
脾臓	27
非妊娠子宮の超音波検査	193
ファローの四徴	78
プローブ	12
分娩時体重	213
閉塞性の胆汁鬱滞	59
ペニスの異常	231
膀胱アトニー	122
膀胱炎	119
膀胱結石	117
膀胱腫瘍	121
膀胱の経直腸検査	107

羊水	210
卵巣静止	192
卵巣嚢腫	193
卵巣の超音波検査	189
卵胞	190
流動現象	144
臨床型子宮炎	196
臨床型子宮内膜炎	197

A to Z

BSE	220
B モード	13
FHR	209
FS	71
IHP	73
LVOT	68
LVOT の右側長軸像	69
LVOT の左側傍胸骨部長軸像	71
M モード	15
RVOT	68
RVOT の左側像	72
RVOT の長軸像	71
RVOT の右側傍胸骨頭側長軸像	69
VSD	77

●翻訳者プロフィール
田口 清 たぐち きよし

1954年東京生まれ。1977年日本獣医畜産大学（現・日本獣医生命科学大学）卒業後，北海道のNOSAIで臨床獣医師として約15年間働く。1993年帯広畜産大学，2000年から酪農学園大学で大動物臨床教育と研究に従事する。専門は大動物外科学。現在，酪農学園大学獣医学群獣医学類生産動物医療分野教授。

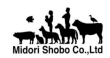

牛疾病の超音波診断ガイドブック

2015年1月10日　第1刷発行 ©

編著者	Sébastien Buczinski（セバスティアン ブツィンスキー）
翻訳者	田口　清
発行者	森田　猛
発行所	株式会社緑書房
	〒103-0004　東京都中央区東日本橋2丁目8番3号
	TEL 03-6833-0560
	http://www.pet-honpo.com
印刷所	三美印刷株式会社

ISBN 978-4-89531-209-7　Printed in Japan

落丁，乱丁本は弊社送料負担にてお取り替えいたします。
本書の複写にかかる複製，上映，譲渡，公衆送信（送信可能化を含む）の各権利は株式会社緑書房が管理の委託を受けています。

JCOPY 〈（一社）出版者著作権管理機構　委託出版物〉
本書を無断で複写複製（電子化を含む）することは，著作権法上での例外を除き，禁じられています。本書を複写される場合は，そのつど事前に，（一社）出版者著作権管理機構（電話 03-3513-6969，FAX03-3513-6979，e-mail：info@jcopy.or.jp）の許諾を得てください。また本書を代行業者等の第三者に依頼してスキャンやデジタル化することは，たとえ個人や家庭内の利用であっても一切認められておりません。